잠시 먹기를 멈추면

잠시 먹기를 멈추면

Life in the Fasting Lane

삶을 축제로 만드는
간헐적 단식의 비밀

제이슨 펑·이브 메이어·메건 라모스 지음
이문영 옮김 | **김기덕** (가정의학과 전문의) 감수

라이팅하우스

차례 ──

●   머리말   7

① 단식과 음식 그리고 호르몬

CHAPTER 1   단식의 과학   23

CHAPTER 2   과학을 넘어서: 단식이 정신과 감정에 주는 혜택   42

CHAPTER 3   호르몬과 배고픔이라는 불량배   49

CHAPTER 4   칼로리 제한은 잊어라   66

CHAPTER 5   더 건강한 식사로 가는 길   80

CHAPTER 6   음식에 대한 새로운 생각   92

② 단식 준비하기

CHAPTER 7   여정의 시작: 준비와 목표 설정   111

CHAPTER 8   집을 치우고 가족과 함께 시작하라   124

CHAPTER 9   섹스, 임신 그리고 단식   135

CHAPTER 10   의사의 도움 받기   141

CHAPTER 11   수치심 놓아 버리기   147

③ 단식 계획하기

CHAPTER 12   최대한 단순하게   155

CHAPTER 13   간식을 끊어라   168

CHAPTER 14   단식 시작하기   175

CHAPTER 15   체중이 아니라 건강을 위해 운동하라   187

CHAPTER 16   죄책감 없이 마음껏 먹기   199

CHAPTER 17   목표 달성 그리고 그 이후   219

④ 단식 문제 해결하기

CHAPTER 18   건강 문제 해결하기   233

CHAPTER 19   단식의 심리학   239

CHAPTER 20   사회생활하면서 단식하기   252

CHAPTER 21   다시 제자리로 돌아오기   266

CHAPTER 22   커뮤니티 찾기   272

CHAPTER 23   새로운 삶을 산다는 것   282

•   **후기** : 비만 대사 수술을 고민하는 사람들에게   287

•   **감사의 글**   294

•   **단식 용어**   298

•   **참고 문헌**   305

•   **감수의 글**   308

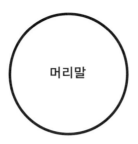

머리말

이브 메이어

나는 루이지애나주 남부, 그러니까 살기 위해 먹는 게 아니라 먹기 위해
사는 곳에서 자랐다! 윌리 웡카(로알드 달이 쓴 『찰리와 초콜릿 공장』의 주인공
이름-역자 주)가 나의 고향 티보도에 가게를 냈다면 어땠을까? 아마도 막
대사탕과 풍선껌, 젤리과자 대신 가재와 검보(닭이나 해산물에 채소의 한 종
류인 오크라를 넣어 걸쭉하게 만든 스튜 요리-역자 주), 부뎅(프랑스식 소시지-역자
주), 에뚜페(프랑스식 찜-역자 주) 전문점을 열었을 것이다.

　게다가 내 엄마는 우주 최고의 요리사 중 한 명인지라 이런 가정에서
자라면서 우리 가족은 '좋은 시간을 보내요(Let the good times roll, 유명한
노래의 제목-역자 주)'라는 격언을 따랐다. 우리는 무슨 일이든 축하를 했고
이런 축제 날에는 친구와 가족, 이웃이 모여 음식을 즐겼다. 케이크는 사
랑이었고, 가재 페투치니는 행복이었다. 슈거파우더가 아낌없이 뿌려진
도넛은 공동체를 의미했다.

내 나이 여덟 살 때 엄마는 알려진 치료법이 없는 대단히 파괴적인 만성질환을 진단받았다. 34년 동안 나는 엄마가 목숨을 부지하기 위해 병과 싸우는 모습을 지켜보았다. 엄마는 전국에 용하다는 의사라면 다 찾아다녔으며 치료와 약으로 인해 오히려 증세가 훨씬 더 심해지는 때가 자주 있었다. 다행히도 2016년(내 나이 42세 때) 마침내 어머니는 병을 정복했다. 하지만 내 인생의 중심에 있는 사람이 다음 해까지 살 수 있을지 알 수 없었던 나는 그동안 건강을 해치는 생활 습관에 빠져 있었다. 나는 음식에 내 감정을 묻었다. 나는 감정을 숨기고, 모르는 척하고, 하루에도 몇 번씩 폭식했다. 나의 뇌가 수북이 쌓인 와플, 프라이드치킨, 케이준 소시지, 집에서 찾을 수 있는 모든 단것에 탐닉하게 함으로써 스스로 내 인생으로부터 도망쳤다. 정신적 안정에는 도움이 되지 않는 '탄수화물 유도 명상(Carbohydrate-induced meditation)'이라는 나만의 브랜드를 고안하기도 했다.

나는 어른이 되고 나서 늘 뚱보였다. 최고로 쪘을 때는 136kg까지 나가서 XXXL 사이즈(미국의 26사이즈)를 입었던 적도 있다. 내가 시도했던 모든 다이어트 방식은 잠깐 동안은 효과가 있었지만, 늘 배고픔을 느꼈기 때문에 그에 굴복해 다이어트를 중단했다. 결과적으로 다이어트로 뺐던 것보다 더 많이 몸무게가 늘어났다. 나와 같은 배를 탄 많은 사람이 그렇듯 나는 자주 패배감을 느꼈다. 진료실에서, 수영장에서, 특대형 사이즈 옷가게에서 수치심을 맛보아야 했다. 체육관에서, 식당에서, 가족 모임에서도 창피하기는 마찬가지였다.

2018년, 나는 다시 살을 빼기로 결심했다. 이번 다이어트 방식은 저탄수화물 고지방(저탄고지) 식단이었다. 나는 내심 또 실패할 거라 생각했지만, 한 달이 지나자 뭔가 다른 느낌이 왔다. 전처럼 매 순간 배가 고프지 않았다. 몇 달 동안 몸무게가 14kg이나 빠졌다. 그런데 과거와 달리 그때부터 체중 변화가 거의 없었다. 항상 그랬듯이 예전 체중으로 다시 돌아갈까 봐 걱정되어 친구인 수잰 슬로닝 박사에게 조언을 구했다. 그녀는 제이슨 펑 박사의 『비만코드』를 읽어 볼 것을 권했다.

펑 박사의 책을 읽기 시작한 건 안전띠를 맨 채 4시간을 꼬박 앉아 있어야 하는 비행기 안에서였다. 몇 분도 지나지 않아 나는 책에 빠져들었다. 『비만코드』는 나의 저탄수화물 고지방 접근법의 효과를 확인시켜 주었다. 그러나 펑 박사는 내가 예상치 못한 것을 제안하고 있었다. 그는 체중과 싸우는 사람들이 효과를 볼 수 있다며 단식을 권했다.

뭐라고? 나는 병원에서 지침을 내린 게 아니라면 평생 한 끼 이상 굶어 본 적이 없다! 하지만 펑 박사가 책에서 인용한 연구들은 설득력이 있었다. 그래서 나는 단식을 한번 해 보기로 했다. 이 결정이 나의 인생을 바꾸어 놓았다. 다시 살이 빠지기 시작한 것이다. 그뿐인가. 나는 그 어느 때보다도 몸이 건강해졌음을 느꼈다. 나의 몸은 내가 상상조차 못했던 방식으로 변화하기 시작했다. 무엇보다도 뇌에서 끊임없이 전송되던 배고픔 신호가 영구히 멈췄다.

그렇다. 나는 걸신들린 사람처럼 늘 배가 고팠던 게 아니었던 것이다. 배고픔을 느꼈을 때도 그것이 실제로 나를 괴롭혔던 건 아니었다. 두 끼 이상 굶으면 졸도할까 봐 걱정했지만, 그런 일은 일어나지 않았다. 단식하면 피곤해지고 브레인 포그(뇌에 안개가 긴 것처럼 머리가 멍해진 느낌이 드는 상태-역자 주)가 일어날 거라 생각했지만, 그렇지 않았다. 먹지 않으면 대사가 느려질 거라 생각했지만, 결과는 정반대였다. 나는 마치 새로운 여성이 된 것 같았다.

　나는 체중 감량과 건강 개선에 관해 그동안 배웠던 모든 지식에 질문을 달기 시작했다. 그리고 분노했다. 그 긴 세월 동안 왜 이런 정보를 몰랐던 거지? 왜 온갖 고통을 다 겪고 난 후에야 이걸 알게 된 거지?

　나는 펑 박사를 찾아갔고, 그와 대화를 하면서 기꺼이 나를 도울 명석하고 친절한 사람을 찾았음을 알게 되었다. 그는 또한 그와 협업하는 의료 교육자인 메건 라모스를 소개해 주었는데, 그녀가 체중과 힘겨운 싸움을 벌여 왔으며 여러 질환을 앓았다고 설명하자마자 나는 바로 공감했다. 한 달 안에 우리는 한 가지 계획을 세웠고, 당신 손에 들린 이 책이 그 결과물이다.

　『잠시 먹기를 멈추면』에서 우리는 당신이 체중 감량과 건강에 대해 완전히 새로운 방식으로 접근하도록 돕고자 한다. 아마도 당신은 단식이라는 단어를 구글에서 검색해 봤거나, 그에 대해 친구와 이야기를 나누었거나, 뉴스에서 봤거나, 누군가에게서는 놀랍다는 이야기를 듣고 다른 누군가에게서는 배고파 죽을 거라는 이야기를 들었을 것이다. 단식에 관한 의견은 하늘의 별만큼이나 많은 것 같다. 또한 대부분의 정보가 너무 복잡하고 이해하기 어려워서 시작도 하기 전에 포기하게 만들 수 있다. 당신 역시 내가 그랬듯이 단식은 비만과 싸우는 사람들에게만 필요하다는 인상을 받을 수 있다. 그렇지 않다. 단식으로 목표에 따라 2~3kg 혹은 그 이하나 이상을 감량하는 데 도움을 받을 수 있다. 어쩌면 당신은 체중 감량을 넘어선 식이 접근법이 필요할 수도 있다. 단식이 정신을 또렷하게 하고 암 위험을 줄이는 데 도움이 될 수 있을까? 분명히 그럴 수 있다. 다낭성 난소 증후군, 제2형 당뇨병, 지방간, 심장병 등을 개선하고픈 마음이 간절한가? 단식이 도울 수 있다.

당신은 단식에 관한 진실을 가감 없이 이야기해 주는 친구가 필요하다. 이 책에 세 명의 친구, 즉 다이어트 전쟁의 노장(나), 자신의 건강 문제와 씨름했던 최고의 단식 연구자(메건 라모스), 선구적인 의사(제이슨 펑 박사)가 있다. 우리는 함께 이 책을 썼으며, 단식에 관해 사탕발림하지 않고 답할 수 있다.

이 책은 단순한 단계별 단식 계획 이상의 내용을 담고 있다. 한마디로 라이프스타일 가이드라 할 수 있다. 이 책에서 가장 중요하게 다루는 것은 독자 여러분 자신과 주방 그리고 여러분의 가족을 새로운 식습관에 맞게 준비시키는 것이다. 또한 휴일이나 휴가는 어떻게 보낼지, 예상치 못한 부작용에는 어떻게 대처할지 등 단식과 관련된 일반적인 문제들을 분석하고 해결하는 데 도움을 줄 것이다.

단식을 시도하기 전에 어떠한 마음가짐을 가져야 하는지도 정확하고 상세하게 설명할 것이다. 여러분이 각자에게 알맞은 단식 방법을 찾도록 도와주고, 새롭고 더 건강한 몸을 유지하기 위한 계획을 알려 줄 것이다. 체중 증가가 왜 당신 탓이 아니며 이번에는 왜 다를지도 확실히 말해 줄 것이다. 이 새롭고 설레는 여정에서 내가 당신의 손을 잡아 줄 것이며, 이 여행이 끝나면 우리가 당신의 성공을 축하할 것이다.

당신은 질문이 있고, 우리 셋은 답을 알고 있다. 의사와 일반인, 연구자가 한 팀이 되어 당신에게 필요한 도움을 줄 것이다. 우리는 당신 편이다. 시작해 보자!

메건 라모스

10년 전쯤만 해도 나는 다낭성 난소 증후군(PCOS)과 비알코올성 지방간(NAFLD), 제2형 당뇨병을 앓았으며 과체중이기도 했다. 하지만 지금 나는 병이 없고 39kg을 감량해서 건강하게 일하고 있다. 나는 예방 의학에 초점을 맞추는 임상 연구자로서 사람들에게 단식을 하고 적절한 영양을 섭취하면 체중을 줄이고 전반적인 건강을 개선할 수 있다고 교육한다.

내 인생의 첫 27년 동안에는 마음대로 입에 당기는 걸 먹어도 30g조차 찌지 않았다. 소녀 시절 나는 한 손에는 소다를, 다른 한 손에는 감자튀김을 들고 0사이즈(한국의 44사이즈-역자 주) 진을 입고 돌아다니는 공공의 적이었다. 내 단짝 친구는 고등학교 졸업 앨범에 '치킨 너겟과 감자튀김을 마음껏 먹고도 살이 안 찌는 네가 미워'라고 썼다. 이렇게 알아주는 말라깽이였을 때 나는 건강하지 않았다. 정신적으로나 신체적으로. 실제로 나는 체중이 신체의 건강을 말해 준다고 생각하며 자신을 계속 속여왔다. 중학교 때 나를 덮친 질병들은 진실을 보여 주는 증거였다.

12세 때 나는 비알코올성 지방간을 진단받았다. 간세포에 지방이 과도하게 생기는 질병이었다. 14세 때는 난소에 생긴 낭종 때문에 배란이 불규칙해지거나 사라지는 다낭성 난소 증후군이 발견되었다. 내가 너무 말랐기 때문에 의사들은 식단을 바꾸라고 권고하지 않았고, 대신 이 병이 나을 것이라 추측했다. 그들은 틀렸다. 시간이 지나도 전혀 나아지지 않았다. 나는 어떤 결과가 나타날지 알지 못한 채 정크푸드로 배를 채우며 건강하지 못한 행동을 계속했고 건강은 점점 더 악화했다. 이브처럼 나도 음식으로 위로받은 걸까? 그럴지도 모른다. 어쨌든 사랑하는 나의 엄마도 아팠으니까.

엄마는 나의 어린 시절 대부분 동안 몇몇 대사 질환과 유전병이 있어서 이 의사 저 의사 찾아다녔고, 수년 동안 횟수를 세기도 힘들 만큼 많은 수술을 받았고 모두 견뎌 냈다. 엄마가 입원을 기다리며 응급실 복도에서 질러 대던 고통스러운 비명은 내게 가장 생생하게 남아 있는 기억 중 하나다. 나는 누구도 그렇게 아파서는 안 되며, 더구나 누구도 자신의 엄마가 그토록 끔찍하게 고통받는 모습을 보아서는 안 된다고 생각했다. 그래서 나는 커서 의사가 되겠다고 다짐했다. 사람들을 낫게 해 줄 수 있는 사람이 되고 싶었다. 15세 때 나는 제이슨 펑 박사를 포함한 신장 전문의들이 있는 사설 의원의 의학 연구소에서 여름 방학 동안 단기 근무를 하게 되었다. 의사들과 일하면서 나는 제2형 당뇨병 때문에 신장이 망가진 품위 있는 환자들을 많이 만났다. 나의 연구는 이러한 신장 손상을 조기에 발견하는 방법을 찾는 일에 중점을 두었다. 그럴 수 있다면 신장이 완전히 손상되는 것을 막을 수 있기 때문이다. 나는 고등학교와 대학교 시절 동안 쭉 이 의사들과 함께 일했는데, 매 순간이 즐거웠다. 하지만 나는 결국 한계에 부딪혔다. 신장병을 언제 발견하는지는 중요하지 않다는 것을 깨달았기 때문이다. 대부분의 경우 신장병은 계속 진행된다. 조기 진단은, 모른 채 사는 것보다 더 나쁘다고 느껴졌다. 자신이 죽어 가는 이유를 알면서 살아간다는 것은 너무나 끔찍하다고 생각했던 기억이 난다.

하지만 나 역시 만성병이 있었음에도 그에 대해 아무것도 하지 않고 있었다. 더구나 예방 의학에 열정을 품었다고 생각하고 있었지만, 나는 음식으로 나 자신을 죽이고 있었다. 나는 새벽 5시에 다이어트 탄산음료

(다이어트 소다)를 벌컥벌컥 들이켜고 달콤한 간식을 입에 달고 살았다. 옛 파트너가 일 보러 간 틈을 타 나는 정크푸드를 허겁지겁 먹어 댔다. 꽤 확신하건대 나는 음식 중독이었다. 차 안에 챙겨 둔 다이어트 탄산음료 상자와 가방에 숨겨 둔 프레첼 봉지가 건강에 해롭다는 걸 알고는 있었지만, 멈출 수가 없었다.

누구에게나 나쁜 습관이 있지만, 나에게는 그것이 (담배나 마약, 알코올이 아니라) 음식이었다. 그래서 나는 안전하다고 정당화했다. 음식은 합법적으로 어디에서나 살 수 있고, 탄수화물은 정부도 의사도 먹으라고 권하는 식품군이었다. 탄수화물은 학교에서도 먹었고, 집에서도 부모님이 식탁에 올리던 것이었다. 탄수화물이 그렇게 나쁠 수 있을까? 그리고 무엇보다도 내가 이렇게 마른 걸 보면 잘하고 있는 게 아닐까?

그렇지 않았다. 22세 때 다낭성 난소 증후군이 너무 악화되어 주치의는 내가 어쩌면 임신을 못 할 수도 있다고 말했다. 엄마가 되는 일은 내 인생 최고의 바람이었는데 그 꿈을 이룰 수 없을지도 몰랐다.

5년 후, 제2형 당뇨병을 진단받은 날은 내 인생 최악의 날이었다. 내가 아이를 가질 수 없을지도 모른다는 말을 들었을 때보다 훨씬 더 끔찍했다. 이 소식을 듣고 심장이 마구 요동치던 그 느낌을 아직도 기억한다. 정말로 심장이 터져 버릴 것만 같았다. 눈앞이 가물가물해지더니 숨을 쉬지 못하고 헉헉거리기 시작했다. 이것이 나의 첫 번째 불안 발작이었다.

겨우 스물일곱이었던 나는 의사가 검사 결과를 건넸을 때 사형선고를 받는 느낌이었다. 내 앞날에 어떤 삶이 펼쳐질까? 내 연구 대상자들처럼 서른다섯에 신장이 망가질까? 마흔에 알츠하이머병에 걸릴까? 아니면 마흔다섯에 심장마비가 오고 오십에 뇌졸중이 찾아올까?

나는 집에 돌아가서 침대에 몸을 던지고 눈물을 터트렸다. 그러곤 생각했다. '의학으로 사람들을 돕겠다는 생각은 잊어버려. 의사라는 꿈은 포기하고 다른 일을 할 거야.'

마침내 안정을 찾은 나는 건강을 되찾는 일이라면 무엇이든 하기로 다짐했다. 첫 단계는 때맞춰 건강한 식사를 하는 것이었다. 캐나다 사람인 나는 캐나다 식품 지침(Canada's Food Guide: 미국 농무부의 식품 권장안과 비슷함)을 살펴보았다. 나는 전문가들이 만든 이 지침을 정확히 따라야 한다고 생각했고 그렇게 했다. 하루 세끼에 몇 번씩 간식을 챙겨 먹었다. 무슨 일이 벌어졌는지 알아맞혀 보라. 깡말랐던 내 몸매가 뚱뚱해졌다.

몇 달 후, 절박하게 해결책을 찾던 나는 제이슨 펑 박사(함께 일했던)가 떠오르자 갑자기 당뇨병 진단이 인생 최고의 축복일지 모른다는 생각이 들었다.

항상 사고의 틀을 깨는 제이슨 펑은 그때 단식 연구를 막 시작한 참이었다. 어느 날 오후, 나는 그가 소그룹 사람들에게 단식으로 제2형 당뇨병을 반전시킬 수 있다고 이야기하는 소리를 듣고 '그럴 리 없어. 그건 너무 극단적이잖아'라고 생각했다. 하지만 손해 볼 건 없었다. 실제로 이득이 많았다.

나는 제이슨과 이야기한 후에 곧바로 단식을 시작했다. 나는 그가 만든 적절한 영양 원칙을 따르면서 다양한 저탄수화물, 건강한 지방, 자연식품을 먹었다. 몇 주 안에 나는 평생 영양에 관해 배웠던 거의 모든 지식이 틀렸다는 것을 깨달았다. 펑 박사의 권고를 따른 지 8년이 지난 지금, 나는 39kg 감량한 체중을 여전히 유지하고 있다. 제2형 당뇨병과 지방간, 다낭성 난소 증후군도 완전히 나았다.

현재 나는 매우 행복하고 건강한 35세의 여성으로서 영광스럽게도 매일 고객들이 성공적으로 체중을 줄이고 제2형 당뇨병을 고치도록 돕고 있다. 나는 여전히 제이슨과 일하며, 우리는 '단식하는 법(Fasting Method)'이라는 프로그램을 함께 만들었다. 이 프로그램은 토론토의 온라인 커뮤니티로서 고객들이 체중을 줄이고 만성질환을 개선하도록 돕는 단식 코치들이 일하고 있다. 나는 또한 고객과 일대일로 상담하면서 과거에 의사들이 나에게 절대 말해 주지 않았던 생명을 구하는 조언을 제공한다. 이 일이 내가 직장에서 가장 만족스러워하는 부분 중 하나인 이유는 제니퍼 같은 여성을 알게 되었기 때문이다.

제니퍼도 나처럼 과체중에 다낭성 난소 증후군을 앓았다. 이 질환 때문에 그녀는 여드름이 나고 남성처럼 털이 났다. 이것은 다낭성 난소 증후군으로 인한 호르몬 변동의 부작용이다. 그녀는 18세까지 생리를 하지 않았으며 18세 이후에는 기껏해야 1년에 한 번 생리했다. 수년간 임신에 실패하자 그녀와 남편은 최다 세 번까지 체외수정을 시도해 보기로 했다. 만일을 대비해 그들은 입양 서류를 작성하고 어떤 방법으로든 아이를 얻기를 바랐다.

체외수정을 세 번 시도하면서 호르몬 주사를 수백 번 맞았지만, 제니퍼의 난포가 끝내 성숙하지 않아 의사들이 난자를 얻을 수 없었다. 다행히도 입양이 성사되어 제니퍼 부부는 니코라는 이름의 귀여운 남자아이를 가족으로 맞이할 수 있었다.

하지만 제니퍼는 체중과 건강이 걱정되어 우리의 단식 코치와 상담한 후에 당을 줄인 저탄수화물 식사와 단식 프로그램을 시작했다. 제니퍼는 체중을 줄였고 생리 주기가 다시 시작되었다. 즉흥적으로 그녀는 네 번째 체외수정을 시도하기로 했다. 그녀는 임신에 성공해 둘째 아들을 얻었다. 니코가 두 살 반일 때 오스카가 태어났다. 그녀는 건강한 습관을 유지했고, 3년 뒤에 자연스럽게 셋째 아들을 임신하게 되었다. 지금 그녀는 생리가 규칙적이며 건강하고 날씬한 세 아이의 엄마로서 상상치도 못했던 행복한 삶을 살고 있다.

단식 덕분에 나도 제니퍼처럼 언젠가 엄마가 되리라고 확신한다. 그때까지 사람들이 더 나은 삶을 살도록 돕는 일을 계속할 수 있어 신이 난다. 펑 박사와 이브 메이어와 함께 나는 당신의 안내자가 되어 연구자의 관점에서 단식이 어떻게 감량을 돕고 만성질환을 멈추는지를 설명할 것이다.

제이슨 펑

나는 신장내과 전문의이다. 토론토의대를 졸업하고 같은 대학에서 내과 전문의 수련을 받은 후에 로스앤젤레스에 있는 캘리포니아대학교에서 펠로우십을 마쳤다. 지난 20년간 나는 밤낮으로 환자의 신장을 치료하면서 중요한 이 장기가 정상으로 기능하도록 도왔다. 나는 적절한 약을 처방하고, 올바른 치료와 수술을 권하며, 정확한 시술을 통해 결석, 당뇨, 암, 염증 등을 포함해 신장에 문제가 있는 사람들을 도왔다. 그래서 지금 내가 사람들이 약을 끊고 외과의의 메스에서 벗어나며, 투석을 피할 수 있도록 최선을 다해 노력하는 비만 의학을 펼치고 있다는 점이 조금 이상하게 느껴지기도 한다. 그러나 기본적으로 내 인생의 사명은 나 같은 신장 전문의가 일을 그만두게 하는 것이다.

왜일까? 10년 전에 내가 충격적인 상황을 알아챘기 때문이다. 과거에는 신장병의 가장 큰 원인이 고혈압이었고, 그다음이 제2형 당뇨병이었다. 시간이 흐르면서 고혈압에 대한 적절한 선별 검사가 이루어지고 혈압 약이 만들어지면서 고혈압에 의해 발생하는 질병들이 감소하자 제2형 당뇨병이 고혈압을 제치고 신장병의 주된 원인이 되었다. 약물과 기술은 환자들에게 도움이 되지 않는 게 명백했고, 나는 점점 약과 투석 등으로 신장병을 치료하려는 나의 노력이 결코 크게 성공할 수 없음을 깨닫게 되었다. 그 이유는 이런 방법들로는 문제의 근원이 해결되지 않기 때문이었다. 제2형 당뇨병을 일으키는 과체중이 진정한 범인임이 분명했다. 따라서 논리적으로 유일한 해결책은 사람들이 과체중을 줄이도록 돕는 것이다.

하지만 어떻게 효과적이고 장기적으로 체중을 감량할 수 있을까? 사람들이 어떻게 감량 목표를 훌륭하게 달성해 건강을 개선할 수 있을까? 수십 년 동안 의사들은 주로 적게 먹고 많이 움직이면 살이 빠진다고 말해 왔다. 하지만 이 방법은 대다수 사람에게 효과가 없으며, 셀 수 없이 많은 과학적 연구(내가 앞으로 이 책에서 인용할)에서 칼로리 제한은 효력이 없음이 입증되었다. 2kg을 빼고 싶었든 9kg을 빼고 싶었든 모두가(나를 포함하여) 이 다이어트 방법을 시도해서 실패했다. 안타깝게도 나는 의대에서 영양과 체중 감량에 관한 지식을 거의 배우지 않았다. 그래서 이 두 가지를 이해하려고 열심히 노력했다. 충분한 근거를 가지고 주장하건대, 체중은 내 고객들의 건강에서 가장 중요한 결정 요인이었고, 그래서 나는 이 주제의 전문가가 되어야만 했다.

하지만 새로운 내용을 배우는 것은 내 머릿속에 박힌 실패한 패러다임을 잊는 것만큼이나 어려웠다. 내가 체중 감량에 관해 안다고 생각했던 (또는 의대에서 배운) 대부분의 지식은 완전히 틀렸다고 밝혀졌다. 칼로리 제한이 좋은 예다. 의대에서 우리는 체중을 줄이려면 단순히 사용하는 칼로리보다 적게 먹으면 된다고 배웠다. '칼로리 인, 칼로리 아웃(Calories In, Calories Out: 체중을 감량하기 위해서는 소비하는 칼로리보다 적게 먹어야 한다는 생각)'이 맞지 않는가? 진실을 말하자면, 이 전략은 체중 감량에 도움이 되지 않으며, 이는 나만의 생각이 아니다. '칼로리 제한'의 성공률은 1% 정도이다. 사람들이 어느 때보다 강박적으로 칼로리를 계산하는데도 비만은 전 세계적으로 유행병이 되고 있다.

건강, 특히 신장 질환에 체중 감량이 중요하다는 점을 고려해 나는 이 조언이 과학적으로 근거가 있는지 검토했다. 칼로리 제한에 관한 모든 이론이 과학적으로 가치가 없다는 것을 발견하고 나는 충격을 받았다. 체내에는 칼로리에 의존하는 생리학적 경로가 없다. 칼로리를 줄이면 체중이 감소한다고 입증한 연구는 없다. 반대로, 모든 연구에서 칼로리 제한이 무용하다고 밝혀졌다. 우리가 이미 칼로리 제한이 무의미하다는 것을 알았다면 왜 의사들은 실패한 이 방법을 옹호했을까? 이 질문을 하면서 나는 놀라 자빠질 지경이었다.

나는 더 성공적인 감량 방법을 찾기로 마음먹었고, 오랜 시간 동안 검증된, 그러나 지금은 잊힌 몇 가지 전략을 발견했다. 곧 나는 고객들에게 당과 정제된 곡물을 덜 먹으라고 권하는 한편, 단식을 도입했다. 이러한 나의 조언은 획기적인 변화를 가져왔다. 그들은 살을 빼고, 건강한 습관을 채택했으며, 많은 만성질환이 개선되었다.

하지만 단식에는 체중을 체크하고 혈액을 검사하는 것을 훨씬 뛰어넘는 한 가지 요소가 있다. 즉 중독과 수치심, 죄책감을 비롯하여 체중 감량과 형편없는 건강을 둘러싼 감정과 정신의 문제다. 이런 힘겨운 마음의 문제를 다루는 것도 의료 문제를 해결하는 일만큼이나 필수적이다.

그렇긴 해도 나는 아마도 체중 감량의 정신적, 감정적 측면을 다룰 최고의 적임자는 아닐 것이다. 나는 고등학교 때부터 거의 같은 체중을 유지했고, 사실 꽤 최근에서야 아내가 남사스럽다며 30년 동안 입은 내 바지를 갖다 버렸다. 물론 나도 주로 휴가 중이나 휴가 후에 몇 파운드(1파운드는 453g) 늘 때가 있고, 정말 바쁠 때는 살이 조금 빠지기도 한다. 그래서 나는 체중 감량이 무척 힘들다는 건 알지만, 뼈저리게 공감하지는 못한다.

하지만 뛰어나고 명석한 이브 메이어가 이러한 감정적 문제에 관해 진심 어린 목소리로 이야기할 수 있고, 오랜 동료인 메건 라모스는 전문가와 비전문가 모두의 관점에서 비만을 알고 있다고 나는 확신한다. 우리 셋은 단식 라이프스타일이 어떤 식으로 몸무게가 불어나 여러 가지 만성 질환에 시달리던 상황을 반전시키도록 돕는지 알리고 싶다. 이것이 우리가 『잠시 먹기를 멈추면』을 집필한 이유이다. 가르치고 배우고 웃고 울기 위해, 공동체를 형성하기 위해, 신화와 오명을 깨부수기 위해 우리는 이 책을 썼다. 이 책은 주로 당신이 길들이려고 하는 짐승, 즉 비만을 이해하는 데 도움을 주려고 우리가 함께 쓴 것이다.

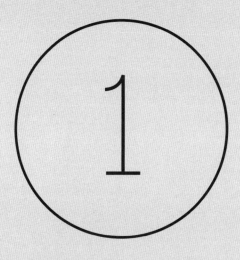

PART

1

단식과 음식 그리고 호르몬

CHAPTER

단식의 과학

이브 메이어

과학, 이것은 예나 지금이나 나에게 두려운 단어다. 고교 시절에도 나는 별다른 노력 없이 꾸준히 A와 B를 받았는데, 성적표에 유일하게 D를 장식하던 고급 화학 점수는 늘 내 골칫거리였다.

기초 과학을 이해하지 못한다는 두려움과 무능은 24년 동안 내가 뚱뚱한 몸매를 유지하는 데 한몫했다. 지금 나는 비만하지 않으며 과학이 두렵지도 않다. 내가 갑자기 과학자가 된 걸까? 그럴 리가! 지금도 나는 가장 간단한 용어조차 헷갈릴 때가 있다. 하지만 뭔가 변화가 있었다. 나는 알고 있다. 내가 살을 많이 빼고 건강해진 이유 중 하나는 내 몸에서 무슨 일이 일어나고 있는지 알려는 호기심이 생겼기 때문이라는 것을.

나는 누군가가 나에게 말해 줬다면 좋았을 방식으로 단식의 과학적 원리를 이야기할 것이다. 매우 쉬운 용어로 말이다. 펑 박사와 메건이 식사 후에 몸에서 어떤 일이 일어나는지 더 심도 있고 상세하게 설명하겠지만, 내 개인적인 경험과 함께 대사와 소화, 호르몬 등을 배워 인생을 바꾸는 데 도움이 되었던 과정을 이야기할 것이다.

나는 뚱보였고, 수년간 미치도록 살을 빼고 싶었다. 나는 당뇨병과 불임, 알레르기 문제, 부비강염, 관절 통증, 기관지염, 폐렴으로도 고생했다. 나는 문제를 해결하기 위해 여기저기 의사들을 찾아다녔고, 뭐든 열심히 하는 성격이라 그들의 말을 충실히 따랐다. 칼로리 섭취량을 줄였고, 운동했으며, 약을 먹었고, 치료를 받으러 다녔으며, 과일과 채소를 더 먹었다. 느린 대사 속도를 높이기 위해 조금씩 더 자주 먹었다. 나는 위 밴드 수술을 두 번 했고 나중에는 위 절제술을 받아 위 크기가 영구적으로 줄었다. 이런 행위들은 제각기 다른 결과를 낳았지만, 대개는 살이 빠지고 나서 다시 체중이 늘었다. 이 모든 일을 겪으면서도 나는 문제의 근원이 무엇인지 알아내지 못했다.

나는 내 몸이 고장 났다고 생각했다. 그래서 나는 새로운 접근법을 시도했다.

2018년 초, 식단에서 당을 제거해서 탄수화물 섭취량을 크게 줄였더니 놀라운 일이 일어났다. 더는 시도 때도 없이 배고프지 않았다. 이는 놀랍고도 매우 환영할 만한 변화여서 갑자기 나는 새로운 접근법이 왜, 어떻게 작용했는지 알고 싶었다. 그러다가 제이슨 펑 박사의 책들을 읽고 머리에 불이 켜졌다. 나는 다음과 같은 사실을 깨달았다.

'살이 찐다는 건 호르몬의 문제야. 무엇을, 언제 먹느냐가 호르몬에 영향을 미치는 거지. 따라서 이 두 가지를 바꾸면 살을 뺄 수 있어.'

의사들은 내가 당뇨병 전단계일 때부터 인슐린에 문제가 있다고 말했지만, 그것이 대체 무엇을 의미하는지는 설명하지 않았다. 인슐린이 왜 중요할까? 인슐린은 몸에서 무슨 일을 할까? 인슐린 저항성이란 무엇일까? 인슐린 증가가 문제라면 당뇨병 환자들에게 인슐린을 더 투여하는 이유는 뭘까? 당뇨병 전단계에서 당뇨병으로 진행되지 않도록 돕는다는 사실 이외에 내가 메트포르민을 복용해야 하는 이유는 뭘까?

펑 박사의 접근법은 나에게 모든 걸 설명해 주었다. 이제 나는 내 몸이 에너지를 저장하거나 에너지를 사용하는 것 중 한 가지에만 집중할 수 있다는 것을 알고 있다. 동시에 두 가지에 집중할 수는 없다. 내가 자주 먹으면 내 몸은 지방을 에너지로 비축하느라 바빠지고, 내가 덜 먹으면 몸에서는 에너지를 태우는 시간이 길어진다. 단식은 내 몸이 에너지를 저장하지 않고 사용하는 것에 더 집중하게 한다. 나는 여전히 체내에 여분의 지방 형태로 저장된 에너지를 갖고 있다. 내 대사계와 소화계는 지방을 에너지로 사용하는 능력에 전혀 문제가 없지만, 일정 기간 먹지 않는 방식으로 몸에 기회를 주지 않는 한, 그런 에너지 소비는 일어나지 않는다.

내가 단식의 과학을 믿는 이유는 내가 몸소 체험했기 때문이다. 나는 건강 문제에서 해방되었다. 나는 이제 당뇨병 전단계가 아니며, 거의 아프지 않고, 매일 약을 먹지 않으며, 아주 건강하다. 음식을 달고 살 때 나는 배고프고, 피곤하고, 우울했다. 그런데 이는 음식 섭취량 때문이 아니라 호르몬 때문이었다. 단식은 숙면하는 것과 비슷하다. 나는 몸과 마음을 쉬게 하려고 잠자리에 든다. 밤에 자면서 내 몸은 깨어 있을 때 해야할 수많은 일 대신 보충과 회복에 집중할 수 있다. 또한 잘 때 내 마음은 일어난 일을 모두 처리하고 이 모든 정보를 가지고 무엇을 할지 정리한다. 단식과 수면은 똑같이 효율적으로 신체를 회복하는 시간이다.

단식의 원리에 매력을 느끼기는 하지만, 어리둥절하여 갈피를 잡을 수없다면(과거의 나처럼) 마음을 편히 갖고 자신을 친절히 대하라. 1kg을 빼고 싶든 100kg을 빼고 싶든, 아니면 단순히 건강을 개선하고 싶든 단식은 탐구할 가치가 있다. 당신이 얻을 수 있는 최고의 과학적 증거는 단식을 시도해 몸의 변화를 느끼는 것이다.

제이슨 펑

단식을 삶의 일부로 만들어야 하는 이유는 많다. 순수하게 의학적인 관점에서 보면, 많은 질병이 어느 정도는 과도한 체지방 때문에 발생한다. 과체중이 되면 심장병과 뇌졸중, 암의 위험이 커진다. 체중을 감량하면 고밀도 지단백(HDL) 콜레스테롤, 즉 '좋은' 콜레스테롤 수치가 높아지고 중성지방 수치가 낮아져 이 같은 질병의 위험을 줄이는 데 도움이 된다. 과체중은 혈압을 상승시키고, 관절염을 유발하거나 악화시키며, 수면을 방해하고, 요통을 일으키며, 간 질환 등을 발생시킬 수 있다. 체지방 증가와 밀접한 관련이 있는 제2형 당뇨병은 실명, 신장 질환, 비외상성 절단, 감염의 가장 큰 원인이기도 하다. 신장 전문의인 나는 40세의 제2형 당뇨병 환자들에게 신부전이 발생해 투석을 해야 하는 모습을 많이 보아 왔다. 투석은 남은 생애 동안 감내해야 하는 생명 유지 치료이다. 나는 혈 액순환이 원활하지 못한 다리를 절단해야 하는 50세의 제2형 당뇨병 환 자들도 보아 왔다. 또한 제2형 당뇨병 환자들이 시력을 잃는 경우를 셀 수 없이 목격했다. 그렇다. 만약 그런 상황에서 내 고객들이 체중을 줄였 더라면 건강이 크게 개선되어 삶의 질을 떨어뜨리는(또는 비극적으로 삶을 마감하게 하는) 질병과 부작용을 피하는 데 큰 도움이 되었을 것이다.

하지만 메건이 머리말에서 이야기했듯이 체질량 지수(BMI)상 과체중 이 아닌데도 대사 건강이 좋지 못한 사람이 많다. 그리고 BMI로는 과체 중이지만, 대사 건강이 양호한 사람도 많다. 이처럼 체중이 전부는 아닐 지라도 단식은 제2형 당뇨병을 포함한 많은 대사 증후군의 유병률을 감 소시키는 데 도움이 되는 것으로 나타났다.

이 말에 엄두가 나지 않거나, 반대로 너무 좋아서 믿기지 않을 수 있음 을 안다. 몇 끼를 거르거나 심지어 하루에 한 끼만 거른다고 어떻게 건강 이 크게 바뀔 수 있을까? 우리의 고객 나타샤의 사례를 보면 단식 라이프 스타일이 얼마나 유익할 수 있는지 알 수 있다.

나타샤는 2012년 초에 제2형 당뇨병 진단을 받았다. 그녀는 식단을 바 꾸고, 운동하고, 메트포르민(당뇨병 치료제로 처방된 약)을 복용하는 등 노력 을 기울였지만, 거의 효과가 없었다. 152cm의 작은 체구인 그녀는 체중 을 줄이지 못했고, 메트포르민은 그녀를 비참하게 만들었으며, 탄수화물 을 아주 조금 먹어도 혈당이 치솟았다.

나타샤는 단식을 시도해 보고 만족했지만, 하루 이상 단식하는 것이 두려웠다. 단식 코치가 장기 단식에 대한 두려움을 줄여 줘 현재 나타샤는 일주일에 두세 번 42시간 동안 음식을 먹지 않는다. 그녀의 혈당 수치는 현재 정상에서 당뇨병 전단계 사이의 정상 범위 내에 있으며, 옷 치수가 2(한국의 44~55사이즈-역자 주)로 줄었다. 그녀는 멋져 보이고 기분도 좋다. 무엇보다 건강이 회복되었다. 단식이 그녀의 삶을 변화시킨 것이다.

몇 시간 동안 금식하는 것을 두려워하는 사람들이 있다는 것을 안다. 간식처럼 단순한 것을 끊는다는 생각만으로도 불안해질 수 있다. 하지만 당신이 나타샤와 같다면, 단지 두려움 때문에 시도하지 못하는 것일 수 있다. 아니면 아마도 왜 단식이 효과가 있는지, 어떤 효과가 있는지 그 원리를 모르기 때문일 것이다. 아는 것이 힘이다. 그러니 음식이 몸에 어떤 영향을 미치는지, 왜 음식이 호르몬을 변화시켜 체중 증가와 만성질환을 일으키는지, 그리고 단식이 어떻게 도움이 되는지 설명하겠다.

소화, 호르몬 그리고 음식이 에너지로 저장되는 방식

음식이 입에 들어가면 몸은 그것을 세포 에너지로 바꾸는 힘든 일을 시작한다. 하지만 그 과정이 항상 쉽거나 간단한 게 아니어서 잘못된 음식을 먹거나 과식하면 몸에 문제가 생길 수 있다.

신체의 내분비계는 호르몬을 혈류로 방출하여 수면, 대사(세포 기능을 위해 음식을 에너지로 전환하는 일), 생식과 성욕, 기분, 배고픔 등 신체의 모든 기능을 조절하는 광대한 분비샘 망을 포함한다. 우리가 음식을 먹으면 췌장, 즉 위의 뒤에 위치한 내분비계와 소화계의 일부인 15cm 길이의 좁다란 기관이 인슐린 호르몬을 분비한다. 이때 인슐린은 에너지로 바뀔 수 있는 음식이 있으니 이 음식 에너지(칼로리)를 미래를 위해 저장해야 한다고 몸의 다른 부분들로 신호를 보낸다.

몸은 두 가지 다른 방법으로 음식 에너지를 저장한다. 바로 당과 체지 방이다. 당은 빠른 에너지로 이용할 수 있다. 그에 반해 지방은 비축되어 있으며 우리 몸에 준비된 혈당이 없을 때 태울 수 있다. 당에 대해 먼저 이야기해 보자. 포도당이라고도 알려진 혈당을 안정되게 조절하는 것이 단식의 주요 이점 중 하나이기 때문이다.

혈당을 급격히 높이는 가장 쉬운 방법 중 하나는 탄수화물을 먹는 것 이다. 화학적으로 표현하자면 탄수화물은 당 사슬이다. 탄수화물을 먹으 면 이 당의 일부가 신장, 간, 뇌 등의 세포에 의해 사용된다. 남은 탄수화 물이 있으면 또 다른 당 사슬인 글리코겐으로 간에 저장된다. 잠시 후 다 시 글리코겐에 관해 설명할 것이다.

우리 몸이 에너지를 저장하는 또 다른 방법은 체지방이다. 식이 지방 (감자칩에서 붉은 고기, 우유에 이르기까지 모든 종류의 식물과 동물 식품에서 발견 됨)을 먹으면 중성지방이라는 개별 지방 분자가 혈류에 직접 흡수되어 지방세포로 전달된다. 포도당을 너무 많이 먹어 간의 글리코겐 저장고에 다 저장할 수 없으면 간은 이 포도당을 중성지방으로 전환한다. 중성지 방은 지방세포의 먹이가 된다.

이 두 가지 에너지 저장 시스템(글리코겐과 지방)은 서로 보완한다. 글리코 겐은 사용하기 쉽고 간이 간단하게 처리하지만, 간에 저장되는 공간이 제 한된다. 체지방은 접근하기가 더 어렵고 간이 분해하기가 더 힘들지만, 저 장 공간이 무제한이라는 장점이 있다. (뱃살이 골치인 사람은 너무 잘 안다!) 글 리코겐을 냉장고라고 생각해 보라. 냉장고는 음식을 쉽게 집어넣고 원할 때마다 곧바로 꺼낼 수 있지만, 그저 선반이 많을 뿐이다. 체지방을 지하실

깊숙이 놓인 냉동고라고 생각해 보라. 접근하기도 더 힘들고 안에 든 음식을 요리하기도 더 어렵지만(냉동 상태라), 크기가 커서 다 채우기가 힘들다.

인슐린 그리고 당뇨병의 발병

앞에서 말했듯이 인슐린은 음식물을 에너지로 바꾸라고 몸에 신호를 보내는 호르몬이다. 하지만 인슐린의 임무는 여기서 끝나지 않는다. 인슐린은 몸의 포도당 수치를 조절하여 이 수치가 치솟거나 갑자기 떨어지는 것도 방지한다. 혈중 포도당을 빼내 간에 글리코겐으로 저장하거나 체지방으로 저장하는 것을 도와주기 때문이다. 굶주릴 때 몸을 보호하고 체온을 유지하며 에너지를 얻으려면 지방이 필요하므로 인슐린은 인체가 에너지원인 체지방을 너무 많이 사용하는 것도 막는다.

인슐린 수치가 높으면 몸은 냉장고와 냉동고에 모두 음식 에너지를 넣을 것이다. 그러나 췌장이 과욕을 부려 인슐린을 과다하게 분비하면 문제가 시작된다. 어떻게 이런 일이 일어날까? 각종 다량 영양소를 함유한 식품은 모두 인슐린 생산을 어느 정도 촉진하겠지만, 어떤 식품은 유독 그 효과가 크다. 그중에서 최고의 악당은 흰 빵, 설탕이 든 음료, 케이크, 쿠키와 같은 정제된 탄수화물이다.

당이나 탄수화물이 풍부한 음식을 너무 자주 먹으면, 탄수화물이 많은 식사나 간식을 하루에 6~7번 먹는 전형적인 서양식 식단에서처럼 인슐린 수치가 급증할 것이다. 인슐린 수준이 높으면 음식 에너지를 계속 저장하라는 신호가 전달되어 몸이 저장된 지방을 태우지 못한다. 요컨대 우리는 냉장고를 계속 채워 넣으면서 지하 냉동고(뱃살)가 왜 넘쳐나는

지 궁금해한다.

결국 인슐린이 너무 많아 인체에 흘러넘치면 이를 생산하는 췌장의 세포가 더는 반응할 수 없어 혈당 수치가 높아진다. 혈당이 계속 높으면 전 세계 5억 명으로 추정되는 제2형 당뇨병 환자 중 한 명이 될 수 있다.

당뇨병의 측정과 치료

당뇨병에 걸리면 갈증, 피로, 흐릿한 시야, 평소보다 많이 먹어도 느끼는 허기, 잦은 배뇨, 얼얼함, 통증, 손발의 무감각, 상처나 타박상의 느린 치유를 겪을 수 있다. 하지만 아무런 증상이 없을 수도 있다. 많은 사람이 혈액검사를 받은 후에야 당뇨병 위험이 있거나 이미 발병했음을 안다.

의사들이 당뇨병 진단에 사용하는 검사는 몇 가지가 있지만, 나는 그중 두 가지를 설명할 것이다. 내 고객 중 다수가 이 두 가지 검사를 정기적으로 받고 있으며, 많은 사람이 단식 후에 극적으로 개선된 결과를 보게 되기 때문이다.

첫 번째 검사는 당화혈색소 검사다. 이 간단한 혈액검사는 당으로 덮여 있는 혈색소(헤모글로빈: 산소를 운반하는 적혈구 안의 단백질)가 몇 퍼센트인지 측정한다. 당화혈색소는 2~3개월 동안 평균 혈당 수치를 측정하기 때문에 탄수화물이 많은 식사를 한 번 했다고 해서 결과에 반드시 영향을 미치지는 않는다. 당뇨병이 없는 사람들은 4%에서 5.6% 사이로 당화혈색소 수치가 낮다. 당화혈색소 수치가 5.7%에서 6.4% 사이라면 당뇨병이 발생할 위험이 있는데, 이를 대개 당뇨병 전단계라고 한다. 그리고 수치가 6.5%를 넘으면 제2형 당뇨병이다.

다른 검사는 공복 혈당 검사, 즉 FPG라고 한다. 이 검사는 혈당 수치를 한 시점에 측정하는데, 8시간 동안 금식한 상태에서 검사하며, 보통은 아침에 한다. 126mg/dL 이상이면 당뇨병을 의미하는 높은 수치다. 100~125mg/dL 사이인 경우 당뇨병 전단계에 해당하며, 100mg/dL 미만은 정상으로 간주한다.

검사 결과가 당뇨병 전단계 범위에 있다면 먹는 음식을 조절하고 아마도 아래에서 내가 설명할 몇 가지 약물 치료를 고려해야 할 것이다(현재 대한민국 심사평가원에서는 당뇨병 전단계에서의 약물 처방에 대해서는 인정하지 않고 있다-감수자 주). 하지만 건강을 증진하기 위한 노력은 당뇨에 국한되는 것이 아니라는 점을 잊지 말자. 중간 범위의 당화혈색소 또는 공복 혈당 수치는 심장 질환이나 뇌졸중, 인지 장애, 인슐린 저항성(몸이 인슐린에 잘 반응하지 않아 혈당이 높아지는 질병)의 위험이 증가함을 의미한다.

체중 감량과 운동, 식단 수정(일반적으로 당과 탄수화물이 적은 식단) 외에 당뇨병의 가장 일반적인 치료법은 처방 약이다. 메트포르민은 당뇨병 치료의 관문 같은 약물로 간에서 포도당으로 전환되는 글리코겐의 양을 줄여 주고, 몸이 인슐린을 더 잘 사용하는 데 도움을 준다. 설포닐유레아를 포함한 다른 약물들은 몸이 인슐린을 더 많이 생산하거나, 인슐린에 더 민감해지거나, 소변으로 포도당을 배설하거나, 소화를 늦추는 데 도움을 준다. 일반적으로 당뇨병 치료의 마지막 수단은 인슐린 (피하)주사다.

하지만 의료계에서 단식을 권장하지 않는다는 건 실망스러운(전혀 과장 없이 말해) 일이다. 왜일까? 단식이 어떤 약물이나 다이어트보다도 인슐린 조절에 도움이 되기 때문이다. 제2형 당뇨병은 근본적으로 당과 인슐린이 과다해서 생긴 병이다. 무엇이 당과 인슐린을 줄일까? 단식이다.

인슐린이 억제되면 혈당이 억제되고, 체중이 안정되거나 감소하며, 만성질환이 발생할 위험이 줄어든다.

단식의 작용

단식을 한 문장으로 요약한다면 나는 이렇게 말할 것이다. 단식은 호르몬을 조절한다. 단식은 다이어트 그 이상이다. 단식하면 체내의 제어 장치가 재설정되어 생명 유지에 필요한 적절 양의 에너지를 태울 수 있다.

우리가 먹지 않으면(즉 단식을 하면) 인슐린 수치가 떨어지고 이것은 우리 몸에 더 이상 이용 가능한 음식이 없다는 신호를 보낸다. 그러면 세포는 생존을 위해 글리코겐이나 지방(글리코겐을 다 소비하면)의 형태로 저장된 에너지를 끌어다 쓴다. 우리가 매일 밤 자는 동안 죽지 않거나, 몇 시간 또는 며칠을 먹지 않고도 살 수 있는 것도 이 때문이다. 우리 몸은 음식을 에너지로 저장했다가 '냉장고'나 '냉동고'에서 이것을 찾아 연소시키는 놀라운 능력을 가지고 있다.

따라서 혈당 수치를 안정시켜 몸이 저장된 에너지를 계속 사용할 수 있게 하는 가장 논리적인 해결책은 단식이라고 판단된다. 먹지 않으면 인슐린 수치가 떨어져 더는 음식을 공급할 수 없으니 냉장고(글리코겐)나 냉동고(체지방)의 음식을 먹을 때라고 몸에 신호가 전달된다. 체중을 감량하고 제2형 당뇨병과 함께 다음 장에서 설명할 여러 가지 만성질환을 예방하려면 비만을 유발하는 호르몬 불균형이라는 근본적인 문제를 바로잡는 일이 핵심이다. 다시 말하지만, 호르몬 불균형이란 높은 인슐린 수치가 너무 오래 유지되는 것을 의미한다.

단식과 대사

그럼 대사는 어떨까? 많이들 들어보았듯이, 단식하면 대사가 저하되지 않을까? 그렇다면 대사란 무엇일까? 인체 대사, 즉 기초대사율(BMR: Basal Metabolic Rate)이란 우리가 쉬는 동안 몸이 생명을 유지하는 데 필요한 에너지(칼로리)의 양이다. BMR은 뇌 활동, 혈액순환, 소화와 같은 신체의 매우 기본적인 기능을 유지하는 데 필요한 에너지의 측정 값이다. 기초대사량이 높으면 몸이 에너지를 더 효율적으로 태워 체중이 빨리 늘지 않는 경향이 있다. 기초대사량이 낮을수록 체중 감량이 더 힘들어진다.

우리의 BMR은 고정적이지 않다. 몸은 식단, 활동 수준, 나이, 체온 등에 따라 BMR을 30~40% 늘리거나 줄일 수 있다. 하지만 식습관의 측면에서 BMR의 가장 중요한 결정 요인은 인슐린이다.

몸은 두 상태, 즉 먹은 후의 '포식' 상태와 먹지 않은 '단식' 상태로만 존재한다. 포식 상태에서는 인슐린 수치가 높아 몸이 음식 에너지를 당이나 지방으로 저장하려고 한다. 우리 몸의 대사는 활발해진다. 단식 상태에서는 인슐린 수치가 낮아지고, 몸은 저장된 음식 에너지를 사용하게 된다. 따라서 우리는 칼로리를 저장하거나 태우는 일 중 한 가지만 할 뿐 두 가지를 동시에 할 수 없다.

우리가 인슐린 수치를 올려(인슐린을 자극하는 음식을 먹음으로써) 그것을 계속 높게 유지한다면(계속 먹음으로써, 그러니까 말하자면 하루에 세끼가 아니라 간식이나 식사를 6~7회 챙겨 먹음으로써) 몸은 '포식' 상태에 머무르게 된다. 몸이 칼로리를 저장하는 이유는 우리가 그렇게 지시하기 때문이다. 모든 칼로리가 저장고로 들어간다면 사용할 칼로리가 줄어들기 때문에 몸은 에너지 소비, 즉 BMR 속도를 늦춰야 한다.

우리가 하루 2000Cal를 먹고 하루 2000Cal를 태운다고 가정해 보자. 우리의 체지방은 늘거나 줄지 않는다. 우리가 많은 의사가 권하는 대로 하루 6~7회 고탄수화물, 저지방 식품을 먹어 칼로리를 1500으로 줄인다고 하자. 그러면 인슐린 수치는 높게 유지되지만, 칼로리는 떨어진다. 그러면 인슐린이 많아 몸이 체지방 저장고를 태울 수 없어 우리는 '포식' 상태가 된다. 1500Cal만 들어오면 몸은 칼로리 소비도 1500Cal로 줄여야 한다. 인슐린이 지방을 태우는 것을 막기 때문에 우리는 이 칼로리 결핍을 보충할 수 없다. 인체는 '지방 저장' 모드가 된다. 이것이 저지방 식단의 알려지고 싶지 않은 불명예스러운 비밀이다. 처음에는 살이 빠지지만, BMR이 떨어져 체중 감량이 정체되다가 결국은 원래 체중까지 돌아온다.

단식 중에 무슨 일이 일어날까? 4일 연속 단식(4일 내내 음식을 전혀 먹지 않음)에 대한 연구 결과, BMR이 약 10% 증가한 것으로 나타났다. 그렇다. 먹지 않을 때 대사율이 높다. 왜일까? 단식하면 인슐린이 감소하는 반면, 인슐린과 반대로 작용하는 호르몬들은 증가한다는 것을 우리는 알고 있다. 인슐린 수치가 떨어지면 이 호르몬들이 상승한다. 인슐린이 상승하면 이 호르몬들이 감소한다. 이처럼 반대로 작용하는 호르몬(Counter-regulatory hormones)에는 노르아드레날린(근육 수축과 심박수를 자극), 성장호르몬(세포 성장과 재생을 자극), 코르티솔(스트레스 호르몬이라고도 함. 동기 부여와 행동 유발을 담당)이 있다. 노르아드레날린이 증가하면 대사율도 높아진다고 예상할 수 있다.

BMR 증가는 아마도 생존 반응일 것이다. 당신이 석기시대에 동굴 속에서 살던 사람이라고 상상해 보라. 겨울이라 먹을 게 없다. 만약 대사율이 감소한다면 이는 먹지 않아 매일 조금씩 약해진다는 뜻이다. 그러면 먹이를 찾고 사냥하는 일이 훨씬 더 어려워진다. 이는 죽음으로 향하는 악순환이다. 몸이 약해질수록 음식을 찾을 확률이 낮아진다. 음식을 찾지 못할수록 몸이 약해진다. 이런 일이 벌어진다면 당신은 살아남지 못할 것이다. 하지만 우리 몸은 그렇게 멍청하지 않다.

이럴 때 몸은 연료원을 바꾼다. 음식에 의존하고 않고, 대신 저장된 음식(체지방)을 사용하면서 가동을 멈추지 않는다. 몸은 노르아드레날린, 코르티솔, 그 밖에 또 다른 '반대로 작용하는 호르몬'을 증가시켜 힘을 얻는다. 다른 연료원을 이용해 몸을 가동하는 것이다. 집중력과 주의력이 향상된다. 그래서 단식 중에 BMR이 상승한다. 하루에 500Cal를 덜 태울 때와는 반대로, 체중이 감소하는 동안 BMR이 유지된다면 이는 굉장한 혜택이다.

따라서 '칼로리 인, 칼로리 아웃'의 에너지 균형 방정식의 핵심은 우리가 먹고 운동할 때의 칼로리 숫자가 아니다. 이는 사실상 관련이 없다. 핵심은 배고픔을 조절하고 기초대사율(BMR)을 유지하는 것이다. 그러기 위해서는 포만감 호르몬을 늘리고 인슐린(지방을 저장하는 호르몬)을 낮게 유지하는 음식을 먹어야 한다. 단식하면 장기적으로 감량하는 데 필요한 호르몬 변화가 성공적으로 이루어진다. BMR이 유지되는 동안 배고픔이 줄어든다. 그래서 어떤 결과를 얻었을까? 단식은 수천 년 동안 사용되었고 그 시간 동안 비만은 인간의 질병의 역사에서 일시적이고 부수적인 것에 지나지 않았다.

메건 라모스

지난 몇 년 동안 만난 모든 고객을 생각해 보면 단식으로 개선된 질환이 셀 수조차 없이 많다. 당뇨병과 비만에서 뚜렷한 효과를 보이지만, 과체중과 청천벽력 같은 제2형 당뇨병 진단 말고도 여드름, 다낭성 난소 증후군, 관절통, 천식, 알레르기, 담낭 질환, 하지 불안 증후군, 감정 기복, 반응성 저혈당, 피로, 속 쓰림, 하시모토 갑상선염, 수면 무호흡증을 앓던 마르타라는 여성도 생각난다. 단식으로 치료에 성공할 때까지 마르타는 이 모든 질환이 서로 관련되어 있다는(또는 단식으로 고칠 수 있다는) 것을 알지 못했다.

만약 마르타가 건강하지 못한 생활 방식을 계속 유지하여 나중에 암이나 알츠하이머병과 같이 더 심각한 질병에 걸리게 되었다면 어떨까? 이제 단식의 이면에 있는 과학이 비만, 당뇨병, 혈당 조절에 국한되지 않는다는 것을 보여 주는, 믿을 수 있고 설득력 있는 과학적 연구들이 존재한다. 단식은 우리가 먹는 음식과는 아무 상관이 없는 것처럼 보이는 만성 질환을 막을 수 있는 라이프스타일이다. 단식하면 뇌와 기분, 암 발병 위험, 그 밖에도 많은 것들에 상당한 혜택을 얻을 수 있다.

단식과 뇌

뇌는 놀랍고 복잡하며 회복력이 좋은 기관이며, 단식으로 부정적인 영향을 받지 않는 기관이기도 하다. 따라서 단식 때문에 정신적으로 느려지거나 둔해지거나 흐리멍덩해질까 봐 우려했다면 그런 걱정은 내려놓기 바란다.

심지어 단식은 뇌에 도움이 될 수도 있다. 내가 '될 수도 있다'고 표현한 것은 불행히도 단식이 뇌에 미치는 영향을 실험한 권위 있는 연구가 존재하지 않기 때문이다. 그러나 인간을 대상으로 24시간과 48시간 단식 후에 뇌 활동을 측정한 두 가지 연구에 따르면, 단식으로 인해 반응 시간, 기억력, 기분, 일반적인 기능이 손상되지 않았다. 그리고 한 연구에서 쥐를 굶긴 결과, 이 포유류의 운동 협응, 인지, 학습, 기억력 점수는 오히려 향상했다. 게다가 쥐들의 뇌 연결과 새로운 뉴런 성장도 증가했다. 물론 쥐가 인간은 아니지만, 이 결과는 단식하면 더 예리해진다는 내 고객들의 말과 일치한다.

진화도 단식이 뇌에 도움을 주는 방식에 대한 몇 가지 단서를 제공한다. 포유류의 열량을 심하게 제한하면 많은 경우 생존을 위해 장기가 줄어든다. 하지만 두 가지 예외가 있다. 뇌와 수컷의 고환이다. 분명히 종(種)의 수컷이 계속 짝짓기를 시도하려면 고환의 크기가 일정하게 유지되어야 할 것이다. 그러면 뇌의 경우는 어떨까? 굶주리면 어떤 상태가 될지 생각해 보라. 음식을 찾으려면 더 예리하고 집중력이 좋아야 할 것이다. 대부분의 단식 중인 포유류에게 그런 일이 일어난다. 반대로 너무 많이 먹으면 브레인 포그나 '식곤증'이라는 것을 경험할 수 있다. 추수감사절 저녁 식사 후에 어떤 느낌이었는지 생각해 보라. 무기력하고 둔하고 낮잠 생각만 났을 것이다.

내가 본 가장 고무적인 연구는 단식한 쥐들이 알츠하이머병과 헌팅턴병, 파킨슨병 모델에서 증상이 더 적었다고 밝힌 동물 실험들이다. 단식은 자가포식을 유도한다. 자가포식은 신체가 오래되거나 손상된 세포 부위를 제거하는 데 도움이 되는 세포 과정이다. 그리고 이러한 연구들에서 단식한 쥐들은 알츠하이머병의 특징인 특정 단백질의 축적이 감소했다. 단식이 가슴 아픈 퇴행성 신경 질환을 예방 또는 치료하거나, 심지어고칠 수 있다고 상상해 보라. 생명을 구하고, 고통을 줄이며, 수백만 달러의 의료비도 절약할 수 있을 것이다.

단식과 암

암은 전 세계 사망 원인 2위로 매년 약 1천만 명이 이 병으로 목숨을 잃는다. 6명 중 1명이 암으로 죽는다. 많은 암이 유전적 요인이나 의도하지않은 독성 노출, 바이러스, 종종 알려지지 않은 다른 원인으로 발생한다.대부분 이런 불행한 경우는 막기 어렵지만, 전에는 피할 수 없다고 생각되었던 암을 단식을 통해 어느 정도 예방할 수 있다는 유망한 연구들이있다.

제2형 당뇨병과 비만이 그렇듯이 이러한 발견의 핵심 중 하나는 인슐린이다. 조직에서 유방암 세포를 떼어 내면 실험실에서 간단히 키울 수있다. 이 암세포에 포도당, 표피성장인자(EGF), 인슐린을 첨가하면 빠르게 증식한다. 인슐린을 제거하면 이 세포가 죽는다. 다시 말하지만, 유방암 세포는 인슐린 수치가 높으면 번식하고, 인슐린이 없으면 죽는다. 무엇이 인슐린 수치를 낮출까? 단식이다.

암에 있어서 교정할 수 있는 두 번째 연결 고리는 비만이다. 미국암학회가 2003년 발표한 연구는 미국의 남녀 90만 명에게서 얻어진 결과를 강조했다. 1982년부터 1998년까지 연구자들은 이 사람들을 수년에 한 번 추적해 누가 사망했는지, 어떻게 사망했는지 확인했다. 기간마다 BMI(체질량 지수)도 반영했다. 연구를 시작했을 때는 아무에게도 암이 없었지만, 16년이 지나자 5만 7000여 명이 암으로 사망했다. 놀랍게도 BMI가 40을 넘은 사람들의 경우, 모든 암으로 인한 사망률이 남성은 52%, 여성은 62% 높았다. BMI는 식도·대장·직장·간·담낭·췌장·신장·비호지킨 림프종·다발성 골수종·유방·위·전립선·자궁 경부·자궁·난소암으로 인한 사망과 상관관계가 있었다. 연구자들은 모든 암으로 인한 사망에 있어서 과체중이나 비만이 남성에서는 14%, 여성에서는 20%를 차지한다고 결론지었다. 증거는 분명했다. 비만은 암의 주요 위험 요소였다. 살을 빼는 데 무엇이 도움이 될까? 단식이다.

마지막으로, 자가포식은 암의 성장을 늦추거나 암의 발생을 막을 수 있다. 이 발견은 이전에 자가포식이 암의 성장을 증가시켰다고 믿었던 과학자들에게 충격을 안겼다. 《네이처》지에 발표된 2019년 연구는 자가포식이 암과 관련된 특정 세포를 죽이는 데 중요한 역할을 했다고 결론지었다. 자가포식이 멈추면 이 해로운 세포들이 계속 증식해 암의 성장을 촉진할 수 있다. 무엇이 자가포식을 일으킬까? 이번에도 단식이다.

단식과 대사 증후군

X증후군이라고도 불리는 대사 증후군은 복부 비만(허리둘레로 측정되는), 고혈당(제2형 당뇨병), 높은 중성지방, 낮은 HDL, 고혈압 등 5가지 기준 중 3가지 기준을 충족하는 질환군이다.

이러한 질환의 공통 요인은 모두 인슐린 과다를 수반한다는 점이다.

인슐린이 너무 오랫동안 높게 유지되면 몸은 필요로 하는 양보다 더 많은 체지방을 저장한다. 세포에는 포도당이 가득 채워지고 인슐린에 잘 반응하지 않게 된다. 혈중 포도당이 더는 세포에 들어갈 수 없어 혈당 수치가 높아진다. 이것이 제2형 당뇨병이라는 질병이다. 간이 포도당으로 가득 채워지면 나머지 당이 지방으로 저장돼 지방간이 발생한다. 이 여분의 지방을 모두 제거하기 위해 간은 포도당을 혈액으로 내보내 혈중 중성지방 수치가 증가하고 HDL 수치가 감소한다. 한마디로 과도한 인슐린은 마치 도미노가 하나하나씩 쓰러지듯 일련의 문제를 일으킨다.

대사 증후군은 인슐린이 과다한 질병이므로 인슐린 수치를 낮추는 일이 이 병을 고치는 데 매우 중요하다. 정제된 탄수화물이 인슐린을 가장 많이 증가시키므로 정제된 탄수화물과 당이 적은 식단을 먹는 것부터 시작하면 좋다. 모든 음식에는 단백질, 탄수화물, 지방이 섞여 있으니 건강한 음식조차도 인슐린 수치를 다소 높일 것이다. 단식이 대사 증후군 치료에 매우 효과적인 이유도 이 때문이다. 음식을 삼가면 인슐린 수치가 떨어져 기준선이 낮게 유지된다.

분명히 단식은 혈당을 안정시키는 데 도움이 된다. 그러나 안정된 혈당 수치는 단식 라이프스타일의 많은 혜택 중 하나일 뿐이다. 곧 설명하겠지만, 단식은 육체뿐 아니라 정신에도 놀라운 일을 할 수 있다.

과학을 넘어서

: 단식이 정신과 감정에 주는 혜택

메건 라모스

우리가 뚱뚱하거나, 아프거나, 약을 과하게 복용하거나, 몹시 지친 상태 (단식으로 개선하고 고칠 수 있는 모든 상황)가 아니라면 더 행복할 것으로 가정하는 건 타당하다. 지난 몇 년간 내가 만난 수천 명의 고객이 그랬다. 체중이 줄기 시작하면서 먹는 약도 줄어들고, 고통스러운 증상도 줄어들고, 기분이 나아진다. 더는 우울하지 않다. 배우자와도 잘 싸우지 않는다. 그들은 자신이 좋아하는 활동을 하기 시작한다.

그저 2kg이나 5kg 또는 10kg 감량만을 원하거나 건강 문제가 거의 없더라도 단식은 여전히 삶을 바꿀 수 있다. 내 고객이었던 67세의 폴이 생각난다. 폴은 심각한 과체중에 제2형 당뇨병의 경계에 있다고 진단받은 아내를 도우려고 단식을 시작했다. 폴은 아내와 달리 건강이 나쁘지 않았고, 초과 체중 9kg은 노화의 자연스러운 결과라고 생각했다. 하지만 아내를 위하는 마음이 극진했던 폴은 간식을 끊고 일주일에 수차례 식사를 걸러 몇 달 안에 초과 체중을 모두 감량했다. 그뿐만 아니라 그는 육체적으로나 정서적으로 아주 좋아졌다.

정서를 안정시키는 단식의 특성은 단지 개인적인 일화 차원이 아니다. 《영양학의 프론티어》지에 발표된 2016년 연구에서는 평균 연령 25세 여성 52명을 대상으로 18시간 단식의 효과를 측정했다. 이 연구는 기분, 짜증, 성취감, 보람, 자긍심, 통제력의 변화를 조사했다. 연구 결과, 18시간이 지난 후 여성들은 단식을 시작하기 전보다 짜증을 더 느끼지만, 전반적으로 보람, 성취감, 자긍심을 훨씬 더 많이 느꼈다.

이 결과는 수년간 내가 임상에서 관찰한 바와 일치한다. 단식을 처음하는 사람들은 불안을 느낄 수 있는데, 이는 단식 중에 분비되는 노르아드레날린 호르몬이 원인일 수 있다. 노르아드레날린은 혈압을 높이고, 심장이 더 빨리 뛰게 하며, 신경계를 더 기민하게 한다. 이러한 효과들이 합쳐져 불안을 느낄 수 있다. 보통 2주 정도가 지나 신체가 증가된 노르아드레날린 수치에 적응하면 불안이 사라진다.

그러나 전 연령대의 내 여성 고객 대부분은 짧은 단식(주 3회 42시간 이하 간헐적 단식을 의미함)을 할 때는 짜증을 느끼지 않는다고 이야기한다. 대신에 나는 그들이 5일 이상의 장기 단식을 하거나, 단식이 처음일 때만 더 감정적이 되거나 짜증을 느낀다는 것을 알아차렸다. 이 여성들이 감정적으로 되는 것은 장기 단식 중에 뱃살이 많이 빠지기 시작하기 때문이다. 과도한 지방세포는 과도한 에스트로겐을 생성하는데, 지방세포가 손실되면 에스트로겐이 저장고에서 혈액으로 방출된다. 그래서 짧은 기간 동안 호르몬이 치솟아서 감정에 영향을 받게 된다.

나는 수분 무게(대개 부기를 유발하는, 조직과 몸의 빈 곳에 축적된 체액)가 가장 많이 빠진 사람들이 기분의 변화와 짜증을 보고할 가능성이 가장 크다는 것을 발견했다. 우리는 이것이 물의 무게가 감소하면 전해질이 손실되기 때문이라고 믿는다. 하지만 이는 단기적인 문제일 뿐이고, 몸에서 여분의 체중이 빠지는 것이 멈추면 기분이 안정되는 경향이 있다.

제이슨 펑

과체중은 신체 건강에만 영향을 미치는 게 아니다. 정신과 정서의 건강에도 영향을 준다. 나는 우리가 몸무게와 상관없이 자신과 타인을 받아들여야 한다고 강하게 믿지만, 이 점에서 우리 문화는 갈 길이 멀다. 사실은 체중에 대한 잘못된 태도가 우리 사회 전반에 퍼져 있다.

이러한 생각이 무의식적인 편견을 만들어 많은 차별을 낳는다. 많은 사람이 자신도 모르게 과체중인 사람들을 게으르고, 식욕이 왕성하며, 의지력이 부족하다고 인식한다. 이는 대부분의 의사와 연구자들이 지지하는 '칼로리-인, 칼로리-아웃' 사고방식의 직접적인 결과물이다. 잘못된 '에너지 균형 방정식'을 믿는 사람들은 체중 감량은 너무 단순한 공식이라서 노력만 한다면 누구나 체중을 줄일 지식과 능력을 갖출 수 있다고 생각한다. '몸에 넣는 에너지보다 더 많은 에너지를 소비하면 된다. 따라서 살이 찌는 것은 소파에서 일어나거나, 포크와 나이프를 내려놓거나, 몸을 더 움직일 의지력이 부족하기 때문이다.' 이처럼 성격적인 결함을 과체중의 원인으로 보기 때문에, 칼로리 제한 식단을 시도하는 사람의 99%가 장기적으로 살을 빼지 못한다는 점이나 '적게 먹고 더 움직여라' 방식을 검토한 연구가 모두 실패했다는 사실은 중요하지 않은 것 같다. 하나같이 모두 실패했는데도 말이다.

내 생각을 말하자면, 칼로리 제한을 믿는 사람들은 잘못된 정보를 얻었다. 문제는 미국 성인의 70%가 과체중이거나 비만이라는 사실이 아니라 우리가 얻은 식단 조언에 있다. 실제로 1977년에 미국인을 위한 식단 지침이 등장한 이후 미국 농무부의 섭취량 자료를 보면 미국인들이 이 지침을 정확히 지키고 있음을 알 수 있다. 미국인들은 고기와 유제품을 덜 소비했고 동물 지방 대신 식물 기름을 먹었다. 미국인들은 곡물과 과일, 채소를 더 많이 먹었다. 그러고 나서 무슨 일이 일어났을까? 역사상 유례없는 비만의 쓰나미가 몰려왔다.

그런데도 비만이 개인적 결함이라는 일반적인 견해 때문에 비만한 사람들이 직장에서 덜 바람직한 부하, 동료, 상사로 여겨진다는 점이 연구에서 계속 밝혀지고 있다. 그들은 불쾌하고, 감정적으로 불안정하며, 게으르고, 자제심이 부족하다고 인식된다. 나는 항상 이 점이 약간 이상하다고 생각했다. 사람들이 살을 빼려고 노력한 기간을 고려하면 '자제심 부족'은 내가 진료한 대부분의 과체중 고객들을 가장 부정확하게 설명한 것이다. 여성은 흔히 그렇듯이 남성보다 더 가혹한 평가를 받는다. 과체중 여성의 60%가 체중 차별을 받고 있다고 생각하는 반면, 남성은 40%에 그쳤다.

대부분의 '칼로리 인, 칼로리 아웃' 지지자들의 문제는 인체를 너무 단순하게 생각한다는 것이다. 그들은 비만이 더 복잡한 문제가 아닌 단순한 수학 공식에 불과하다고 믿는다. 방정식의 '칼로리 인' 부분부터 시작해 보자. 대부분의 영양 '전문가'는 칼로리 섭취는 우리가 먹는 음식에 의해 결정된다고 말한다. 사실이다. 하지만 이는 일차원적이고 단순한 생각이다. 무엇 때문에 그 음식을 입에 넣었을까? 답은 여러 가지가 될 수 있다. 그 이유는 배고픔일 수도 있고, 감정적인 것일 수도 있으며, 스트레스일 수도 있고, 약물일 수도 있다. 우리는 단순한 원인이 아니라 문제의 근원을 들여다보아야 한다.

방정식의 '칼로리 아웃' 부분은 어떨까? 대부분의 영양 전문가는 칼로리 소비가 운동이나 하루에 걷는 걸음 수로 정해진다고 믿는다. 이런 것들은 하루에 태우는 칼로리의 작은 부분만을 차지한다. 훨씬 많은 칼로리가 대사, 즉 뇌, 심장, 폐, 신장, 간, 다른 장기와 체계에 필요한 에너지에 사용된다.

비만이라는 질병에서 '칼로리 인'이 '칼로리 아웃'을 넘어 지방 축적을 일으키는 원인은 무엇일까? 헛똑똑이는 '음식 섭취량과 운동량'이라고 말할 것이다. 인체 생리학적 의미를 더 잘 이해하게 된다면 '배고픔과 대사'가 주된 문제임을 알 수 있다. 그렇다. 우리는 무엇을 먹을지 결정할 수는 있지만, 배가 덜 배고프겠다고 선택할 수는 없다. 우리는 운동하겠다고 결정할 수 있지만, 간이 더 많은 에너지를 사용하도록 결정할 수는 없다. 따라서 우리가 의식적으로 배고픔과 대사에 관한 결정을 내릴 수 없다면 체중이 증가하는 더 중요한 근본 원인은 개인의 잘못이 아니다. 원인은 의지력 부족이 아니라 지식 부족이다.

체중에 대한 편견이라는 문제를 다시 살펴보자. 체중이 잠재 수입에 미치는 파급력은 어마어마해서 연봉에 큰 영향을 주지만, 그 결과는 남녀가 다르다. 여자의 경우 날씬할수록 돈을 더 버는데, 놀랍게도 평균 체중보다 약 32kg 적을 때까지 그렇다. 실제로 여성들은 체중이 많을수록 수입이 줄고, 매우 날씬한 여성들은 평균 체중 여성보다 약 2만 2000달러를 더 번다. 체구가 매우 큰 여성들은 평균보다 약 1만 9000달러를 덜 번다.

남성은 이와 반대다. 직업의 최고 위치에 도달했을 때를 제외하고는 남성들은 체중이 더 나갈수록 임금이 높다. 남녀 모두 BMI 30 이상의 비만일 때 소위 말하는 유리 천장에 부딪혔다. (서양인의 경우 BMI 30을 비만의 기준으로 삼지만, 우리나라를 포함한 아시아 태평양 지역의 경우 25를 기준으로 한다. 아시아인의 경우 BMI가 25~30에 해당하더라도 서양인보다 대사 질환 발병 위험이 높기 때문이다. 비만의 기준은 외적인 모습보다는 질병 발생 위험이 증가하는 지점으로 결정하므로 인구 집단에 따라 차이가 있을 수 있다. 마찬가지로 과체중의 경우에도 서양의 경우 25~30, 우리나라의 경우 23~25를 기준으로 하고 있다.–감수자 주) 2009년 연구에 따르면 남성 최고 경영자 중 비만인은 4%에 불과했지만, 남성 일반 인구 중에는 36%가 비만이었다. 그러나 남성 최고 경영자의 61%가 과체중(BMI 25~29.9)으로 평균보다 약간 통통한 남성에게는 관대하다고 밝혀졌다. 여성 간 차이는 훨씬 더 극명했다. 여성 최고 경영자는 고작 3%가 비만이었고, 일반 인구는 38%가 비만이었다. 하지만 여성 일반 인구 29%가 과체중인 데 비해, 여성 최고 경영자의 22%만이 과체중이었다.

이 통계들은 충격적이어서 내가 비만의 오명을 벗기고 모든 이에게 최대한 건강한 삶을 살 수 있는 도구를 주려고 노력하는 것도 어느 정도는 이런 이유 때문이다.

│ 단식은 다른 체중 감량법과 어떻게 다를까 │

1. **지속해서 할 수 있다.** 이는 단기적인 식사법, 즉 체중을 줄일 때까지 몇 주 동안 한 가지 식품군을 제거하는 방식이 아니다. 단식은 장기적이고 지속 가능한 라이프스타일이다.

2. **무료다.** 특별히 구입해야 할 음식이나 기구가 없다. 실제로 단식하면 돈이 굳을 것이다.

3. **유연하다.** 그저 간식을 먹지 않거나, 한 끼를 거르거나, 온종일 단식하라. 각자 상황에 맞게 계획을 바꿔라.

CHAPTER

3

호르몬과 배고픔이라는 불량배

이브 메이어

나는 배고픔을 불량배라고 생각하곤 했다. 이 불량배는 나보다 크고, 강하고, 비열했으며 내 집, 직장, 부모님의 집, 거리 등등 어디에든 있었다. 하지만 어린 시절에 만난 불량배들과는 달리 나는 이 불량배에게서 벗어나거나 선생님에게 알릴 수 없었다. 나는 배고픔이라는 불량배를 쫓아내는 방법은 단 하나뿐이라고 믿었다.

불량배에게 먹을 것을 주는 것!

배고픔이라는 불량배는 내가 건강에 좋지 않은 음식을 대량으로 섭취해 만족감을 느껴야 한다고 주장했고, 몇 년 동안 나는 너무나 많이 먹어서 포만감을 느끼는 데 필요한 양이 점점 더 늘어났다. 심지어 위 절제술을 세 번이나 받았어도 나는 여전히 만족감을 느끼지 못했다. 이 불량배는 언제나 적절치 않은 순간, 말하자면 먹고 싶은 음식이 아니라 내 인생에서 일어나고 있는 일에 총력을 기울여야 하는 순간에 나타나는 것 같았다. 사촌의 졸업식과 딸의 유치원 연극, 나를 부유하게 만드는 데 도움이 될 수 있는 고객과의 대형 판촉 회의에서 내 위장은 시끄럽게 꼬르륵 소리를 냈다.

배고픔이라는 불량배가 하루에도 수백 번 내 뇌를 두드렸기 때문에 나는 그것을 잠재우려고 과식했다. 보통 6번에서 10번을 먹었다. 가끔은 당이 당겨서 기분이 좋아지고 배고픔이 진정될 만큼 충분히 먹었다. 몇 년동안 기분이 좋아지는 시간이 점점 더 짧아져서 나는 점점 더 단것을 많이 먹게 되었다. 곧, 당이 주는 만족감은 과식으로 인한 고통과 나를 달콤한 해방감에서 잠시 떼어 놓는 혼수상태 같은 깊은 잠으로 대체되었다.

내가 배고픔을 항상 불량배로 생각한 것은 아니었다. 어렸을 때 나는 배고픔을 자연스러운 삶의 일부로 보았다. 하지만 성인이 되어서 더 뚱뚱해지고 더 배고파졌을 때 내가 다른 사람들보다 배고픔을 다루는 데 더 서툴 뿐이라는 것을 받아들였다. 나는 내가 의지력이 없고, 내 몸과 마음이 고장 났다고 믿었다. 나는 내 삶의 다른 모든 상황에서 대부분의 사람들을 능가할 수 있었기 때문에 이것이 이상해 보였다. 체중과 건강에 관한 한 왜 나는 이다지도 무력한 걸까? 이해가 되지 않았다.

마침내 나에게 답을 준 사람은 딸 루나였다. 초등학교 때 루나는 학교

폭력의 표적이 되었다. 특히 한 아이가 끊임없이 문제가 되었고, 괴롭힘이 너무 심해져서 학교 행정관들이 개입해야 했다. 아무것도 변하지 않았고 그 아이의 괴롭힘은 점점 더 심해졌다. 학교는 새로운 방식을 취했고 우리는 집에서도 그렇게 하기로 했다. 나는 루나와 함께 앞으로 괴롭힘을 당할 가능성을 줄이기 위해 루나가 어떤 행동을 바꿀 수 있는지 알아보기 시작했다.

내가 루나와 이야기를 나누고 딸이 어떤 아이인지 열심히 생각하자 루나의 뚜렷한 특징 중 하나가 적응 욕구임을 깨닫게 되었다. 루나는 적응하기 위해서라면 무슨 일이든 기꺼이 하려고 했다. 받아들여지고 싶다는 욕구로 인해 그녀는 불량 학생의 조롱을 마음에 새기게 되었다. 루나는 그 아이의 말에 집착했고, 그 아이가 자신에 대해 말한 모든 것이 사실일 거라 판단했으며, 반격하는 대신 그 아이가 주위에 있으면 무력해졌다. 루나는 그 아이가 원하는 것을 줄 수 있다면 고통이 끝날 것이라고 추론했다. 물론 그렇지 않았다. 불량 학생의 목표는 권력을 얻기 위해 고통을 가하는 것이다.

루나와 함께 그 불량 학생에 대한 루나의 동기와 반응을 이야기하면서 나도 이 교훈을 배워야 한다는 것을 깨달았다. 배고픔은 나에게 불량배였고, 나의 행동과 반응만이 그것에 힘을 줄 수 있었다. 원하는 음식을 주어야만 배고픔이 멈출 것이라는 나의 믿음은 터무니없었다. 내가 배고픔을 무시한다면 대부분의 불량배처럼 그것은 사라질 것이다.

배고픔은 일시적이라고 말하겠다. 음식을 충분히 준다고 해서 항상 배고픔이 사라지지는 않을 것이다. 식사 방식을 바꾸고 나서 이 불량배가 하루에 네다섯 번만 나타나자 나는 그것을 두려워하지 않고 그저 알아차리기 시작했다. 배고픔에 굴복하지 않아도 된다. 단지 건강에 해롭고 오래된 습관에서 오는 끊임없는 배고픔을 인식하고, 단식으로 그것을 되돌리려고 노력하는 중임을 이해하라.

현재 나는 내가 단식할 때 내 몸이 저장된 지방을 에너지로 태우기로 선택하는 과정을 시각화한다. 심지어 내 몸에서 지방이 많은 부위(허벅지 같은)에 일회용 밴드를 붙여 단식 중임을 상기한다. '나는 절제하는 게 아니야. 배가 고플지라도 나는 굶주리는 게 아니야. 나는 내 오른쪽 허벅지에 저장된 지방을 먹고 있을 뿐이야! 바로 오늘을 위해 저축해 놓은 거지!' 당신도 똑같이 할 수 있다. 만약 당신의 몸에 여분의 지방이 있다면 이미 하루, 3일, 일주일 이상 견딜 수 있는 에너지가 있다! 음식은 필요하지 않으며 단지 배고픔이라는 불량배가 당신을 속이고 있을 뿐이다.

│ 배고픔이라는 불량배에 관해 알게 된 7가지 사실 │

1. **배고픔은 습관이다.** 배고픔은 평소 식사 시간 즈음에 찾아오는 일이 많다. 먹는 빈도를 낮추면 배고픔은 곧 사라진다.
2. **배고픔은 다루기가 쉽다.** 음식에 대해 더 나은 선택을 하기 시작하면 시간이 지나면서 배고픔이 줄어든다.
3. **배고픔은 사라진다.** 배고플 때 먹지 않으면 결국 배고픔이 지나간다.
4. **배고픔은 굶주림이 아니다.** 단식할 때 충분한 여분의 체지방에 의지해 몸을 지탱할 수 있고 그렇게 될 것이다.
5. **배고픔의 원인은 여러 가지다.** 배고픔은 뇌 혹은 몸, 또는 둘 다가 보내는 메시지일 수 있다.

6. **배고프다고 항상 먹을 필요는 없다.** 배고픔이라는 불량배에게 음식을 줄 필요가 없다. 불량배가 나타나면 물이나 다른 액체를 주거나 완전히 무시하면 된다.

7. **배고픔이 강조될 필요는 없다.** 강한 정신 훈련과 새로운 습관으로 '불량배 배고픔'을 '그냥 배고픔'으로 바꿀 수 있다.

제이슨 펑

아마도 간헐적 단식 요법을 시작하기 전에 대부분의 사람들이 배가 고플지를 가장 걱정할 것이다. 대답은 '그렇다'이지만, 대다수가 믿는 것만큼 힘들지는 않을 것이다. 배고픔을 관리하고, 다루고, 과거와 다르게 생각한다면 배고픔은 문제가 되지 않는다. 배고픔을 두려워할 필요도 없다. 배고픔을 이해하는 것이 그것을 극복하는 열쇠가 될 수 있다.

배고픔과 호르몬

우리는 왜 먹을까? 배고프기 때문이다. 무엇이 배고픔을 멈추게 할까? 포만감을 느끼게 하는 호르몬이 있다. 포만감 호르몬이라고 하는 이 호르몬은 매우 강력하다. 또한 위에는 늘어나는 것을 감지하는 신장 수용체가 있다. 위가 수용량 이상으로 늘어난다면 신장 수용체가 포만감 신호를 보내 뇌에 식사를 멈추라고 말할 것이다.

종종 사람들은 우리가 생각 없이 먹는 기계처럼 음식이 눈앞에 있다는 이유만으로 먹는다고 여긴다. 그러나 이것은 사실과 매우 다르다. 당신이 600g짜리 커다란 스테이크를 방금 먹었다고 상상해 보라. 당신은 그러지 못할 거라 생각했지만, 고기가 너무 맛있어서 다 먹어 치웠다. 배가 터질 것 같고 더 먹을 생각만으로도 속이 메스꺼워진다. 이때 누군가가 공짜 스테이크를 하나 더 갖다 주면 먹을 수 있을까? 힘들 것이다.

우리 몸은 포만감 호르몬을 분비해 숟가락 내려놓을 때를 알려 준다. 그리고 이런 과정이 시작되기만 하면 더 먹기가 무진장 어려워진다. 이것이 한번 앉은 자리에서 1200g짜리 스테이크를 먹으면 무료 음식을 주는 식당들이 있는 이유이다. 날 믿어라. 식당은 공짜로 많은 음식을 주지 않는다.

주요 포만감 호르몬은 단백질에 주로 반응하는 펩타이드 YY와 지방에 주로 반응하는 콜레시스토키닌이다. 배고픔과 관련 있는 마지막 호르몬은 그렐린으로, '배고픔 호르몬'이라고도 불린다. 곧 그렐린을 설명할 것이다.

대부분 사람들이 늘 배가 고픈 이유는 체중을 감량하려면 단지 칼로리 소비량보다 칼로리 섭취량을 줄이는 것이 중요하다고 믿게 되었기 때문이다. 서구의 정부들은 배고픔을 일으키는 바로 그 물질인 탄수화물이 많은 식단을 권장해 왔다. 생각해 보라. 당신이 흰 빵 두 조각과 잼 같은 탄수화물 위주로 구성된 저칼로리 아침 식사 앞에 앉아 있다고 가정해 보자. 이 식사는 포만감에 어떤 영향을 미칠까? 물론 칼로리 섭취량은 많지 않지만, 배고픔을 제어할까? 아니다. 이 식사에는 펩타이드 YY를 활성화하는 단백질이 없다. 콜레시스토키닌을 자극하는 지방이 없다. 위의 신장 수용체를 자극하는 덩어리도 없다. 이 식사의 녹말(혈관을 통해 혈액으로 들어가는 포도당 사슬)은 인슐린을 증가시킨다. 우리는 배고프지 말라는 신호를 몸에 보내지 않았기 때문에 여전히 배가 고프다. 10시 30분에 우리는 저지방 머핀을 먹으려고 하는 자신을 발견할 수 있으며, 이 머핀은 다시 한번 정오까지 우리를 걸신들린 사람으로 만들 것이다. 점심시간에는 푸짐한 저지방 파스타와 소스를 찾을 것이다. 이미 우리는 세끼를 충분히 먹는 대신 여섯 끼나 일곱 끼를 조금씩 먹는 것이 목표다. 2시 30분까지 우리는 다시 한번 굶기 때문에 저지방 그래놀라 바를 먹고, 저녁으로 쌀밥을 먹는다. 그러고는 냉장고를 살살이 뒤져 야식을 먹는다. 왜냐하면 우리는 너무너무 배가 고프기 때문이다.

하지만 베이컨과 달걀을 아침 식사로 먹는다면, 즉 식이 지방과 단백질이 많은 식사를 한다면 10시 30분에 다시 먹고 싶을까? 그렇지 않다.

대부분의 사람들이 그렇듯이 우리가 가공되고 정제된 탄수화물을 먹고 있다면 문제가 증폭된다. 정제된 탄수화물을 섭취하면 혈당 수치가 치솟아 췌장에게 인슐린을 급증시키라고 한다. 인슐린의 임무는 몸에게 음식 에너지를 당(간의 글리코겐)이나 체지방으로 저장하라고 지시하는 것이다. 인슐린이 엄청나게 급증하면 들어오는 대부분의 음식 에너지(칼로리)가 저장의 형태(체지방)로 즉시 전환된다. 이로 인해 대사를 위한 음식 에너지가 비교적 적게 남는다. 근육과 간, 뇌는 에너지를 위해 여전히 포도당이 필요하므로 방금 먹었는데도 배가 고프다. 체중을 유지하거나 빼려고 한다면 이는 최악의 도미노 효과다.

게다가 이런 가공식품들은 섬유질을 대부분 또는 전부 제거했기 때문에 위장에 들어가서 공간을 많이 차지하지 않는다. 따라서 이 음식들은 위의 신장 수용체를 활성화하지 않는다. 간식 시간 즈음이면 섭취한 음식 에너지의 칼로리 대부분이 이미 지방세포에 들어가 있으니 당신이 빨리 배가 고픈 것은 놀랄 일이 아니다!

배고픔, 단식 그리고 그렐린

단식 중에는 배고픔에 어떤 일이 벌어질까? 사람들은 항상 감당할 수 없을 때까지 배고픔이 증가할 것이라고 가정한다. 진실은 항상 사람들을 놀라게 한다. 단식하는 동안에 배고픔이 감소하는 경향이 있다. 왜일까? 두 가지 이유가 있는데, 첫째는 몸이 음식 에너지를 얻는 두 가지 수단과 관련이 있다.

단식하는 동안 몸은 연료원을 바꾼다. 에너지를 얻기 위해 혈당(음식에서 얻은)에 의존하는 대신, 몸은 (저장된 음식 에너지인) 체지방을 태우기 시작한다. 그 스위치는 몸이 케토시스라고 불리는 상태로 바뀌는 것이다. 케토시스가 시작되면 몸은 지방에 저장된 수십만 칼로리에 접근할 수 있다. 당신이 필요한 것을 모두 줘 몸을 먹여 살리는데 배고플 이유가 있을까?

배고픔 호르몬인 그렐린은 펩타이드 YY와 콜레시스토키닌과는 달리 식욕을 증가시킨다. 그래서 장기적으로 살을 빼려면 그렐린을 낮게 조절해야 한다. 어떻게 그럴 수 있을까? 한 연구의 피실험자들이 33시간 단식을 하면서 20분마다 그렐린을 측정했다.

그렐린 수치는 아침 9시경에 가장 낮은데, 이는 24시간 생체 리듬 연구에서 배고픔을 가장 덜 느끼는 시간과 일치한다. 이는 일반적으로 하루 중 가장 긴 공복 기간이 끝나는 때이기도 하다. 따라서 배고픔이 단순히 '얼마간 먹지 않아서' 발생하는 효과가 아니라는 사실을 다시 한번 강조한다. 14시간 공복 상태인 오전 9시에 우리는 배가 고프지 않다. 우리가 잠에서 깨어나기 전에 급증하는, 인슐린과 반대로 작용하는 호르몬들도 식욕을 떨어뜨리는 역할을 한다.

따라서 다시 말하지만, 배고픔이 단순히 속이 비어서 나타나는 결과가 아니라 인체 호르몬의 산물이라면 먹는다고 해서 반드시 덜 배고프지 않을 것이다.

점심과 저녁, 다음 날 아침 식사 시간에 그렐린이 뚜렷하게 상승하는데, 이는 배고픔이 학습된 반응일 수 있음을 암시한다. 우리는 하루 세끼 먹는 것에 익숙해져 있어 '먹을 시간'이라는 이유만으로 배가 고프기 시작한다. 하지만 그 시간에 먹지 않으면 그렐린이 지속해서 증가하지 않는다. 초기에 밀려왔던 배고픔이 지나가면 그 수위가 점점 낮아지다가 음식을 먹지 않은 지 약 2시간 후에는 배고픔이 저절로 사라진다. 여러 연구의 결과도 배고픔을 무시하면 배고픔이 사라진다는 것이다.

잠시 생각해 보면 우리에게 그렐린의 반응이 감소했던 경험이 있다. 너무 바빠서 점심도 못 먹고 일했던 때를 생각해 보라. 아마 1시쯤에는 배가 고팠을 테지만, 차만 마시고 열심히 일하다 오후 3시가 되자 배고픔이 사라졌을 것이다. 그 두 시간 동안 당신은 자신의 체지방을 한 끼 '먹었다'. 당신의 몸이 음식 에너지 저장고에 의존하여 놓친 식사를 해결했다. 그리고 이는 더할 나위 없이 자연스럽다. 우리에게 체지방이 있는 것도 바로 그 때문이다. 배고픔의 파도가 밀려왔지만, 인체가 스스로 해결했기 때문에 그것이 지나갔다.

24시간 단식을 하는 동안 평균 그렐린 수치가 감소하는데, 이는 긴 시간 동안 먹지 않으면 배가 덜 고프다는 의미다. 이는 매우 긴 단식에서도 마찬가지다. 최근의 한 연구에서 3일 단식한 후에 그렐린과 배고픔이 점차 감소한다고 밝혀졌다. 사실이다. 당신이 잘못 읽은 게 아니다. 실험 대상자들이 사흘 동안 먹지 않자 훨씬 덜 배고팠다. 이 이상한 말은 우리의 장기 단식 고객들을 관찰한 임상 경험과 완벽하게 일치한다.

마지막으로, 그렐린에 관한 한, 남녀 사이에 상당한 차이가 있음을 주목할 필요가 있다. 남성이 단식할 때는 배고픔 호르몬인 그렐린이 조금 감소하지만, 여성은 많이 감소한다. 따라서 여성들이 단식으로 훨씬 더 큰 혜택을 얻을 것이라고 예상할 수 있다. 훨씬 덜 배고플 테니 말이다. 내가 발견한바 이는 사실이었다. 많은 여성이 단식 기간이 길면 음식에 대한 갈망이 완전히 사라지는 것 같다고 나에게 말해 주었다.

결론적으로, 단식을 시작하는 대부분의 사람들은 배고픔을 단지 참을 수 있는 게 아니라 실제로 배고픔이 줄었다는 사실에 매우 놀란다. 그들은 보통 "위가 줄어든 것 같아요", "더는 많이 먹을 수 없어요" 같은 말을 한다. 이는 더 바랄 게 없다. 더는 배고프지 않다면 몸과 끊임없이 싸우는 대신 몸과 협력하는 중이기 때문이다. 간헐적 장기 단식은 칼로리 제한 식단과 달리 체중 증가의 주요 문제인 배고픔을 해결하는 데 도움이 된다. 단식하면 배고픔을 일으키는 주요 호르몬인 그렐린이 감소해 배고픔이라는 문제를 다루기가 쉬워진다. 실제로 배고픔은 전혀 문제가 되지 않을 수 있다. 그러니 준비하고 두려워 마라. 단식을 시작하자마자 배고픔이라는 불량배를 이기는 법을 배울 것이다. 그리고 이는 생각보다 훨씬, 훨씬 더 쉬울 것이다.

메건 라모스

마늘빵 몇 조각과 파스타 한 접시, 아이스크림 한 그릇을 먹어 치운 다음에도 계속 배가 고팠던 적이 있는가? 저녁 정찬 후에 집에 돌아와서 잠자기 전 몰래 팝콘 한 봉지를 게걸스럽게 먹어 치운 적이 있는가? 당신만 그런 게 아니다. 나는 매일 사람들로부터 이런 이야기를 듣고, 나 역시 그런 적이 있다. 허리띠를 풀어야 하니 배가 부른 게 맞지만, 위는 여전히 배고프다고 불평한다. 이런 사람들은 허기를 채우지 못한다는 걸 알면서도 폭식을 하고 동시에 무력감과 통제 불능을 느낀다.

완전히 정반대인 사람들이 있다. 점심시간에 샌드위치 반 개나 작은 샐러드 한 접시를 먹고 나서 배가 부르다고 말하는 사람들이다. 그들이 겸손을 떠는 게 아니다! 그들은 배가 불러서 더 먹지 않는 것이다. 더 먹으면 불편하기 때문이다.

내 고객 중 많은 사람이 비만 대사 수술을 받았다. 그들은 왕성한 식욕을 통제할 수가 없어 수술이라도 해서 몸을 조절해야 한다고 생각했다. 체중을 줄이고 건강을 증진하는 데 도움이 될 것이라는 의사들의 장밋빛 전망에도 이 수술은 거의 늘 실패로 돌아간다. 처음에는 대부분이 살을 좀 빼지만, 몇 달 후에는 다시 찐다. 더군다나 그들은 예전처럼 식욕을 통제할 수 없다고 느낀다. "어떻게 이럴 수가 있죠?" 그들은 절망적으로 묻는다. "내 위를 묶어서 줄였다고요!"

이 예로 우리가 배고픔이라는 개념을 얼마나 잘못 이해하고 있는지 알 수 있다. 우리는 너무 큰 위를 채울 수 없어서 배고픈 것이 아니다. 배고픔은 자기 통제의 문제도 아니다. 우리는 배고프지 않게 할 수 없다. 우리는 덜 배고프겠다고 결심할 수 없다. 우리는 그저 배가 고프거나, 배가 고프지 않다. 식욕은 호르몬에 의해 자극되기 때문에 우리가 바꿀 것은 호르몬이다. 수술로 장을 바꿀 게 아니다. 칼로리를 계산할 게 아니다. 우리가 호르몬 수준에서 식욕을 조절하지 않으면 위가 아무리 작아도 결코 통제력을 되찾지 못할 것이다. 체중 감량은 근본적으로 칼로리가 아니라 배고픔을 조절하는 것이다.

배고픔은 습관이다

승무원이 방금 준 미니 프레첼 한 봉지를 다 먹지 않았다는 이유로 비행기 안에서 한 여자를 미워하게 되었을 때 나는 내가 배고픔과 관련해 문제가 있음을 알게 되었다. 나는 작은 프레첼 봉지를 60초 이내에 먹어 치웠고 그 여자가 어떻게 프레첼을 두 개만 먹고 나머지는 그대로 둘 수 있는지 이해할 수 없었다. 혼란과 분노, 좌절 그리고 무엇보다도 배고픔이 남은 비행시간 동안 내 몸에 밀려들었고 착륙한 비행기에서 내리자 나는 울기 시작했다. 나는 자기 연민을 느꼈다. 하지만 그보다 중요한 것이 있었다. 내 뇌의 임상적, 이성적인 부분이 도를 넘어섰다는 것이다.

무슨 일이 벌어지고 있는 걸까? 나는 성공한 의학 연구자였지만, 무료 프레첼 한 봉지에 흥분했다. 나는 내 삶의 다른 모든 면에서 자제력을 발휘해 왔기에 음식에 대해서 그러지 못할 이유가 없었다. 뭔가 심각하게 잘못된 것이 확실했지만, 의지력이나 자제심이 부족해서가 아니었다. 성격상의 결함도 아니었다. 내 배고픔은 조건화된 반응이었다. 간단히 말해서 그것은 나쁜 습관이었다.

매일 오전 7시에 아침, 12시에 점심, 오후 6시에 저녁을 꾸준히 먹는다면 그 시간이 되면 배가 고파진다. 점심에 엄청난 양의 식사를 했다면 저녁 식사 시간에 배가 고프지 않아야 마땅하지만, 우리는 여전히 오후 6시, 즉 '저녁 먹을 시간'이 되면 '배가 고플' 수 있다. 아직 이런 습관이 들지 않은 어린아이들은 식사 시간에 음식을 거부하는 경우가 많지만, 더 큰 아이들은 이런 습관이 몸에 배어 배고프지 않아도 먹을 것이다.

요즘에는 하루에 세 번만 먹지 않는다. 우리 대부분은 지금 하루에 여섯 번 이상 간식을 먹거나 식사를 한다. 예를 들어 내가 최근에 참석한 회의에서 참석자들은 소시지, 베이컨, 계란과 빵 등으로 구성된 푸짐한 아침을 먹었다. 10시 30분에는 오전 간식이 제공되어 대부분이 의사인 청중이 무언가를 조금씩 먹었다. 북미 전역의 직장 사무실에서는 오전 중반이나 오후 중반 미팅에 누군가가 머핀이나 베이글을 가져올 것이다. 이렇게 생각해 보자. 우리는 좀 전에 먹었다. 왜 또 먹어야 할까? 그럴 이유가 전혀 없다. 배고플 리가 없는데도 우리는 쉬지 않고 먹는 습관을 들이고 있다.

마지막으로, 배고픔은 외부 영향에 휩쓸리기가 매우 쉬운 상태이기도 하다. 즉 1초도 배고프지 않을 때라도 쇼핑몰 푸드 코트를 걸으면서 치즈가 듬뿍 들어간 따끈하고 맛난 피자 냄새를 맡으면 입에 침이 고일 수 있다. 이는 자연스러운 자극이다. 나에게는 그 작은 프레첼 봉지 뜯는 소리가 저녁 식사 벨 소리처럼 들렸다. 나는 배고프지 않았지만, 음식이라고 생각하니 거부할 수가 없었다. 그것은 반사작용이었고 자제심이나 성격의 강인함과는 아무런 상관이 없었다.

그렇다면 이런 질문을 던지게 된다. 어떻게 하면 이렇게 되는 걸 방지

할 수 있을까? 단식은 독특한 해결책을 제공한다. 임의로 식사를 건너뛰고 식사 간격을 다양화하면 하루에 세 번에서 여섯 번 먹는 현재의 습관을 깨는 데 도움이 된다. 먹을 시간이라서 배고프기보다는 정말로, 그리고 진심으로 배가 고플 때만 허기가 느껴진다. 마찬가지로 온종일 먹지 않음으로써 우리는 음식과 자극(TV 시청, 영화 관람, 오랜 시간 자동차 타기, 자녀의 스포츠 연습 등) 사이의 뿌리 깊은 연결 고리를 끊을 수 있다. 내 경우에 비행기 탑승은 자극이었다. 작은 프레첼 봉지가 나를 배고프게 했으니까 말이다. 승무원이 나에게 다가올 때 나는 이미 침을 흘리고 있었다.

단식으로 이러한 모든 조건화된 반응을 끊을 수 있다. 두 시간마다 먹는 것에 익숙하지 않다면 파블로프의 개처럼 두 시간마다 침을 흘리지 않을 것이다. 우리가 두 시간마다 먹는 습관을 들인다면 당연히 길을 걸을 때 패스트푸드점들을 거부하기가 점점 더 어려워진다. 우리는 매일 음식 이미지와 음식 이야기, 음식점에 둘러싸여 산다. 편리한 식품과 손쉬운 구매, 뿌리 깊은 파블로프 반응이 합쳐져 우리의 건강에 치명적인 영향을 미친다.

하지만 익숙한 행동을 갑자기 중단하면 습관을 성공적으로 끊기가 어렵다. 연구와 나의 임상 경험에 따르면, 건강에 좋지 않은 습관을 덜 해로운 습관으로 바꾸는 것이 더 효과적인 전략 같다. 예를 들어 TV를 보면서 감자칩이나 팝콘을 우적우적 먹는 습관이 있다고 가정해 보자. 이 행동을 그만두면 왠지 모를 헛헛함이 느껴질 수 있다. 그보다는 살찌는 간식을 허브 차나 녹차 한 잔으로 바꿔 보라. 처음에는 달갑지 않겠지만 '허한' 느낌이 훨씬 덜할 것이다. 시간이 흐르면서 내가 재스민 녹차를 정말 좋아한다는 것을 알게 되었고 결국 나는 이 차를 이용해 음식 욕구를 풀었다. 이는 흡연자들이 금연하기 위해 껌을 씹는 것과 같은 이치다. 단식하는 동안 점심을 생으로 건너뛰는 대신 커피 한 잔을 마셔 보자. 저녁 식사를 집에서 만든 사골 육수 한 그릇으로 대신해 보라. 갑자기 끊지 않고 다른 습관으로 바꾸는 것이 장기적으로 더 쉬울 것이다.

사회적 영향도 식습관에 큰 역할을 한다. 우리는 친구들 모임에서 종종 식사와 커피, 칵테일을 즐긴다. 이는 정상적이고 자연스러우며 전 세계 인간 문화의 일부이다. 이에 저항하는 것은 분명히 이기는 전략이 아니다. 모임과 친구들을 일체 피하는 것도 건강하지 않다. 싸우려고 하지 마라. 20장에서 설명하겠지만, 단식을 내 일정에 맞추면 된다.

호르몬이 배고픔을 치유했음을 알았던 날이 생각난다. 그날은 혈액검사나 체지방 분석 결과 그리고 옷 치수와는 아무 상관이 없었다. 자매처럼 가깝게 지내는 친구가 애를 낳다가 생사를 넘나들었다. 혼비백산한 나는 갓 태어난 아들을 중환자실에 맡긴 채 회복실로 옮겨진 친구를 문병하러 갔다. 친구 얼굴을 보고 나오자 갑자기 재스민 녹차 생각이 간절해져 병원 구내식당으로 갔다.

차를 마시면서 나는 주위에 나를 편하게 만들어 주던 익숙한 음식들이 즐비하다는 사실을 깨달았다. 사방에 프레첼, 감자칩, 베이글, 감자튀김이 보였다. 하지만 내가 원했던 건 차뿐이었다. 나는 다른 음식에 관심이 없었고 옆 테이블에서 볼이 터질 듯 음식을 욱여넣고 있는 사람들에게도 신경을 쓰지 않았다. 너무나 길고 힘든 싸움이었지만, 내가 이긴 것이다. 나는 파괴적인 습관(정크푸드 먹기)을 해가 없는 습관(차 마시기)으로 바꾸었다.

단식을 통해 나는 내 몸을 다시 통제할 수 있었다. 나는 그것이 내게 얼마나 많은 힘을 주는지 말로 다 설명할 수 없었다. 한편으로는 가끔 '애당초 그러지 않아도 됐을 텐데 내가 이런 것들과 씨름을 했다니' 하는 생각이 들면 여전히 슬프다. 또 다른 한편으로는 우리의 전체적인 식량 시스템에 대해, 또 그것을 용인한 이 세상에 화가 난다. 하지만 내가 이를 극복할 방법을 알고 그 성공 방식을 다른 사람들에게 알려 줄 수 있다고 생각하면 마음이 누그러진다.

내가 아는 젊은 의사는 여러 해 동안 비만으로 고생했지만, 결국 저탄수화물 식단으로 체중을 좀 줄였다. 그는 이상적인 체중은 아니었지만, 성공을 경험하고 있다는 것에 충분히 행복감을 느꼈다. 하지만 불행히도 그는 여전히 건강에 좋지 않은 음식을 피하기가 어려웠다.

나와 함께 일주일을 보내면서 내 고객들이 단식으로 효과를 보는 모습을 본 후 그는 7일 단식을 시도하기로 마음먹었다. 즉 일주일 내내 먹지 않는다는 의미였다. 그는 큰 어려움 없이 단식을 시작했지만, 자신이 배고픔을 느낀다는 걸 알기에 초조해했다. 나는 그에게 "걱정하지 말아요", "그저 기다려요"라고 말해 주었다. 단식 기간이 끝난 뒤 나와 이야기를 나누던 중에 그가 미소를 지으며 말했다. "난생처음 내가 음식을 거절했어요. 단식 때문에 참는 게 아니라 정말로 배가 고프지 않았어요. 식욕이 줄었다고요! 메건, 난 그런 음식을 거절한 적이 없어요."

나는 매일 이런 고객들을 본다. 고객들이 내 사무실에 들어와 눈물을 흘리는 이유는 몇 년 만에 처음으로 자신의 몸을 통제한다고 느끼기 때문이다. 나는 그들의 자세가 점점 바뀌는 것을 본다. 그들은 가슴을 더 꼿꼿하게 세운 채 서 있어서 마치 키가 커진 것처럼 보인다. 그들은 머리를 더 높이 든다. 눈도 더 맑아 보인다. 하루 중에 이런 변화를 목격하는 일이 나에게는 가장 즐겁다.

| '배고픔 습관'을 끊는 방법 |

배고픔은 많은 경우 항상 먹던 시간이나 장소 또는 행사 때 고개를 쳐든다. 다음은 배고픔이라는 조건반사를 끊기 위한 몇 가지 쉬운 방법이다.

1. 식탁에서만 먹어라. 책상에서 먹지 마라. 차 안에서 먹지 마라. 소파에서 먹지 마라. 침대에서 먹지 마라. 수업 시간에 먹지 마라. 영화관이나 스포츠 행사에서 먹지 마라.

2. 예를 들어 3시 30분에 항상 간식을 먹는 버릇이 있어서 이 시각에 유혹을 느낀다면 그 시각에 알람을 설정하라. 알람이 울리면 음식을 먹는 대신 물 한 잔이나 차 한 잔을 마셔라. 아마 배가 부를 것이다.

3. 비행기에서는 승무원이 지나갈 때 헤드폰을 끼고 간식 제의를 거절하라.

칼로리 제한은 잊어라

이브 메이어

나는 "얘야, 포크 좀 내려놔라. 그래야 살이 빠지지!" 같은 말을 수없이 들으며 자랐다.

당신이 나와 같다면 수천 번 덜 먹으려 했겠지만, 매번 실패했을 것이다. 뚱보가 되는 것이 처음으로 걱정되었던 여덟 살 때부터 나는 이런저런 다이어트 방법을 시도했다. 내가 했던 다이어트는 주로 칼로리를 줄이는 것이었다.

│ '칼로리 제한'의 다른 표현 │

- 칼로리-인 vs 칼로리-아웃

- 적게 먹거나 조금씩 자주 먹기

- 에너지 균형 방정식

- 식사량 조절

- 과학 용어로는, 열역학 법칙

나의 첫 번째 진짜 다이어트는 아마 여러분이 상상할 수 있는 가장 우스꽝스러운 칼로리 제한의 버전이었을 것이다. 10대 초반에 나는 7kg이 더 불었다. 평소에 어떤 음식을 먹으면 항상 배가 부른지 세심하게 고려한 후 나는 의기양양하게 그 음식을 먹는 다이어트를 고안했다. 신사 숙녀 여러분, 내가 만든 다이어트는 '캔디 바 다이어트'였다.

나는 아침과 점심을 거르고 매일 밤 저녁 식탁에서 접시 위의 음식을 뒤적대며 말을 하지 않을 때 한두 입씩 먹으면서 엄마를 속였다. 오후에 학교에 있을 때 배에서 꼬르륵 소리가 나면 자판기가 서 있는 계단으로 살금살금 걸어가서 슬쩍 킷캣(KitKat) 한 개를 샀다. 나는 킷캣에서 종이를 벗겨 내고 겉에 싸인 초콜릿을 깨문 다음 각각의 층을 하나씩 떼어 내어 따로 먹으면서 마지막 20분 동안 맛있는 '식사'를 만들어야 했다. 나는 하루에 1000Cal를 먹을 수 있다면 살이 빠질 거라는 걸 알고 있었다. 킷캣은 고작 218Cal여서 나는 곧 비쩍 마를 터였다!

킷캣 다이어트는 일주일 동안 계속됐고 나는 3kg을 줄였다. 일주일 내내 극심한 배고픔과 허기에 시달리다가 공식적으로 다이어트를 포기하고 평소의 식사로 돌아갔다. 그 후 2주 동안 4kg이 늘었다.

내가 다이어트를 결심하는 방식은 늘 같았다. 나는 볼록한 뱃살을 내려다보거나 양 허벅지가 부딪힌다고 느낄 때 새로운 인생을 꿈꿨다. 하루 이틀 정도 계획을 세운 다음, 나는 희망차게 다이어트를 시작했다. 몇 년 동안 나는 슬림패스트(SlimFast), 뉴트리시스템(Nutrisystem), 웨이트 워처스(Weight Watchers), 양배추 수프 다이어트를 했고 해독 주스도 숱하게 먹어 보았다. 나는 음식을 적게 담은 접시의 화려한 사진이 실려 있는 잡지에서 여러 다이어트 식사를 발견했고, 스파와 보건 기관이 설계한 다이어트를 골랐으며, 의사가 만든 다이어트 프로그램을 따랐다. 나는 칼로리 제한 다이어트를 적어도 50가지 해 보았고 지방, 나트륨, 물, 단백질, 탄수화물 등 거의 모든 영양소를 계산했다. 나는 하루에 200Cal나 600Cal, 800Cal, 1200Cal, 1800Cal를 먹어서 처음에는 항상 살을 뺐다. 하지만 다이어트를 하면서 나는 늘 기분이 좋지 않고, 피곤하고, 화가 나고, 좌절하고, 산만하고, 비참했다.

나는 덜 먹을수록 더 배고팠고, 살을 빼지 못할수록 실패자라는 생각에 시달렸다. 절망감에 빠진 나는 다이어트하지 않을 때 먹고 싶은 대로 먹어 체중이 다시 돌아왔을 뿐만 아니라 몇 kg이 더 늘었다. 내가 이를 '뚱보로 가는 절망의 악순환'이라고 부르는 이유는, 이것이 내가 결코 안전하게 빠져나올 수 없는 위험한 여정이며, 내가 행복감을 느끼는 시간은 오직 새로운 다이어트를 시작하기 하루나 이틀 전뿐이기 때문이다.

몇 년 전 단식을 시작하기 전에는 나도 몰랐지만, 칼로리 제한은 거짓말이다. 다이어트를 수없이 실패하며 비참한 날들을 보내는 동안 나는 끊임없이 배가 고팠고 비만에서 해방될 수 없었지만, 그 이유를 전혀 알지 못했다.

메건 라모스

왜일까? 칼로리의 개념이 지나치게 단순하고, 칼로리 제한을 뒷받침하는 이론이 완전히 틀렸기 때문이다. 내가 차근차근 설명해 보겠다.

칼로리와 대사

유명한 비만 가설인 '칼로리 인, 칼로리 아웃(Calories In, Calories Out : 더 공식적인 표현으로 에너지 균형 방정식이라고 함)'은 지방 축적 = 칼로리 섭취 (In) – 칼로리 소비(Out)라는 간단한 공식이다. 우리는 운동 외에는 '칼로리 아웃'을 많이 생각하지 않고 '칼로리 인'에 집착하며 대부분의 시간을 보낸다. 대부분 사람들이 칼로리 소비를 더 복잡하게 생각하지 않는 이유는 인체의 기초대사율, 즉 BMR을 이해하기가 어렵기 때문이다. 앞에서 설명했듯이 BMR은 단지 생존을 위해 몸이 태우는 에너지(칼로리)의 양이다. BMR에는 운동이 포함되지 않는다. 오로지 장기들이 기능하는 데 필요한 에너지다. BMR은 측정하기가 어려우므로 대부분의 '전문가'들은 이 수치가 변하지 않는다고 가정한다.

이는 전혀 사실이 아니다. BMR은 호흡과 같은 다른 요인과 총 에너지 소비뿐만 아니라 칼로리 섭취에 따라 50% 상승하거나 낮아질 수 있다.

칼로리 제한 식단이 효과가 없는 이유도 이 때문이다. 칼로리를 줄이면 기초대사율이 느려지기 시작한다. 이때 인체의 장기 체계는 전체적으로 예산 에너지를 절감하기 시작해 생식 체계, 호흡 체계, 인지 기능에서 각각 약간씩 줄여 곧 칼로리를 덜 소비하게 된다. 예를 들자면 500칼로리를 덜 먹어도 몸이 500칼로리를 덜 태우면 체지방이 줄지 않을 것이다. 이것이 칼로리 제한 다이어트의 숨기고 싶은 불명예스러운 비밀이다.

나는 이런 다이어트를 한 번 이상 시도해 보지 않은 사람을 단 한 명도 알지 못하는데, 대부분 처음에는 체중이 빠지다가 정체된다. 이브처럼 그들은 날이 갈수록 배고픔을 더 느끼고, 몸이 칼로리를 적게 태워 춥고 피곤해진다. 대사율이 바닥으로 떨어지면 그들은 두 배 더 노력하지만, 단기적인 효과만 얻는다. 그러면 그들은 포기하고 몸이 망가졌다고 확신하여 예전 식사 방식으로 돌아간다. 몇 주 안에 다이어트를 시작하기 전보다 체중이 더 는다. 그 후 몇 달 혹은 1년이 지나면 그들은 다른 식단을 따른다. 하지만 그 식단은 또 다른 형태의 칼로리 제한이며 BMR이라는 개념을 완전히 무시한 것이다.

익숙한 이야기인가?

칼로리를 더 잘 이해하는 방법을 알려 주겠다.

칼로리마다 다르다

새로운 고객을 만나면 나는 우선 이렇게 묻는다. "살을 빼려면 정크푸드 말고 식단에서 제거해야 할 다섯 가지 음식이 무엇일까요?" 그들은 일반적으로 "빵, 쌀, 파스타, 감자, 옥수수"라고 대답한다. 그러면 나는 이 음식들은 확실히 살을 찌우지만, 지방과 칼로리 역시 극도로 낮다고 설명한다. 제대로 읽은 것이 맞다. 이 음식들은 당신을 살찌게 하는 음식이면서 칼로리는 낮다.

고객들 대부분은 내 말에 충격을 받는 듯하지만, 나는 곧바로 설명하지 않는다. 하지만 나는 그들이 수년 동안 들은 영양 정보의 상당 부분이 완전히 틀렸다는 사실을 충분히 고려한다. 그리고 나서 그들에게 두 가지 질문을 더 던진다.

"탄산음료 한 캔과 생아몬드 한 줌 중에 뭐가 더 살을 찌울 거 같아요?"

예외 없이 고객들은 대답에 자신감이 생겨 갑자기 활기를 띤다. 물론 그들은 '탄산음료'를 선택한다.

그러면 내가 묻는다.

"생아몬드 한 줌은 체중 감량에 좋을까요, 나쁠까요?"

거의 모든 사람이 '좋아요'라고 대답한다.

이때가 내가 나설 차례다!

탄산음료 한 캔은 160Cal로 체중 증가를 유발할 가능성이 크다. 하지만 생아몬드 한 줌은 역시 160Cal이지만 체중을 줄일 가능성이 크다. 어떻게 같은 양의 칼로리가 완전히 다른 결과를 낳을 수 있을까? 이처럼 칼로리가 같아도 결과가 크게 다르다면 칼로리는 체중 증가나 감소에 어떤 영향을 미치는 걸까? 그리고 무엇을 먹는지가 중요하지 않다면 사람이 탄산음료(이브 메이어의 경우라면 킷캣)로 살면서 살을 뺄 수 있다는 말인가?

물론 그렇지 않다. 우리 몸이 음식을 처리하는 방식은 더 복잡하다.

칼로리가 동일한 두 가지 식품에 대한 인체의 호르몬 반응은 음식의 구성 성분에 따라 뚜렷이 다르다. 탄산음료의 당은 혈당 수치를 높여 췌장이 엄청난 양의 인슐린을 생산하게 할 것이다. 단백질과 지방을 포함한 아몬드의 영양소는 그렇지 않을 것이다. 아몬드가 소화되면 인체의 혈당 수치가 약간 증가할 뿐이다.

따라서 개가 개이지만 다양한 종류의 개들이 있는 것처럼, 칼로리 역시 그렇다. 탄산음료와 아몬드에 대한 신체의 호르몬과 대사 반응이 완전히 달라 이 두 음식의 체중 증가 효과도 각기 다르다. 게다가 혈당 조절에서 체온에 이르기까지 모든 인체 기능은 호르몬 체계의 연락망에 의해 조절된다. 비만에 관한 '칼로리 인, 칼로리 아웃' 가설에서는 지방세포가 조절되지 않는다고 가정한다. 호르몬이 왜 지방세포만 빼고 인체의 모든 기능을 통제할까? 이 생각은 앞뒤가 맞지 않는다.

그렇다면, 칼로리가 중요하지 않다면 살은 어떻게 찌는 걸까? 이 질문에 답하는 것은 제2형 당뇨병 환자에게 인슐린을 처방한 적이 있는 의사에게는 분명 놀랄 일이 아니다. 인슐린을 투여하자마자 환자들은 살이 찌고 투여량이 증가할 때마다 체중이 점점 더 증가한다. 그들이 덜 먹든 더 움직이든 상관없다. 어쨌거나 그들의 체중은 는다.

따라서 체중 조절에 대한 해답은 인슐린에 있다.

단식은 어떻게 다른가

대사를 끌어올리기 위해 지방을 피하고 조금씩 자주 먹으라는 일반적인 식이 조언은 배고픔을 조절하는 데 아무런 도움이 되지 않았다. 수년 동안 우리는 식사량을 줄이지 못하는 건 의지력이 부족한 탓이므로 과체중은 우리의 잘못이라고 들어 왔다. 이보다 진실과 더 동떨어진 이야기가 있을까. 여러분의 대사가 기어가듯이 느려지게 만드는 것이 칼로리 제한 식단이다.

단식은 정반대다. 단식 기간에 생산되는 노르아드레날린 호르몬은 대사율을 높인다. 시간이 지나면서 단식을 더 규칙적으로 하면 대사율이 높아지고 체중이 더 많이 빠진다.

예를 들어 우리가 진료한 47세의 여성은 미국에서 인기 있는 다이어트라면 모두 다 시도했지만, 결국 하루 487Cal의 기초대사율(BMR)이 되었다.* 이는 극도로 낮은 수치다. 61kg에 키 152cm인 47세 여성은 BMR이 약 1200Cal여야 한다. 6개월 동안 간헐적 단식을 하고 저탄수화물 고지방 식단을 섭취한 후 이 고객의 BMR은 약 800Cal로 올라갈 수 있었다. 1년 후에는 약 1200Cal로 상승했다. 그녀는 이 새로운 라이프스타일을 실천하고 6개월이 지나서야 살이 빠지기 시작했지만, 단식의 원리를 이해하고 단식과 새로운 식단이 해결책임을 알고 있었다. 그녀는 인내심이 있었고 나는 그녀가 인내했다는 사실이 너무 기뻤다! 8~12개월이 지나자 그녀는 정말로 체중이 줄기 시작했고 현재 무려 27kg이 빠졌다. 칼로리를 제한하는 식단으로는 결코 이런 결과를 내지 못했을 것이다!

제이슨 펑

내가 『독소를 비우는 몸』과 『비만코드』라는 책에서 주장했듯이 칼로리에 강박적으로 집착하는 것은 옳지 않다. 칼로리에 대해 생각해 보자.

---

* BMR 측정은 대개 의사가 한다. 측정을 완료하려면, 12시간 동안 금식하고 적어도 8시간 잠을 잔 후에 이산화탄소와 산소 농도를 측정해 기록한다. 각자의 이상적인 BMR은 다음의 공식을 사용하여 대략 측정할 수 있다.
  남성의 경우: BMR = 10 × 체중(kg) + 6.25 × 키(cm) − 5 × 나이(~세) + 5
  여성의 경우: BMR = 10 × 체중(kg) + 6.25 × 키(cm) − 5 × 나이(~세) − 161

1970년대까지만 해도 비만은 거의 없었고, 사람들은 자신이 칼로리를 얼마나 섭취했는지 사실상 알지 못했다. 그들은 칼로리를 얼마나 태웠는지에도 관심이 없었다. 재미를 위해 운동하는 문화가 아니었지만, 전 세계 사람들은 지금보다 훨씬 더 건강하고 날씬했다. 전 세계 대다수 인구가 칼로리를 계산하지 않고도 비만을 피할 수 있었다면 오늘날에는 어째서 칼로리 계산이 체중 안정성에 매우 중요한 요소가 된 걸까? 우리 사회는 5천 년 이상 전반적으로 과체중이 아니었다. 그런데 1980년 이후가 되자 칼로리와 만보기 없이 살 수 없다? 말이 안 된다.

1970년대 이후 미국 식단에 두 가지 커다란 변화가 있었다. 첫째, 식단에서 지방을 줄이고 탄수화물 섭취량을 늘리라는 권고가 있었다. 밝혀진 바, 빵과 파스타를 더 먹으라는 이 조언으로 특별히 체중이 줄지 않았다. 그러나 우리가 인식하지 못하는 또 다른 문제가 있었다. 먹는 횟수가 늘어났다.

과잉 섭취를 부르는 문화

1980년대 이전에는 일반적으로 하루에 아침, 점심, 저녁 세끼를 먹었다. 배가 고프지 않으면 식사를 걸러도 누구도 뭐라 하지 않았다. 2004년에는 하루에 먹는 횟수가 거의 두 배인 6회로 늘어났다. 이제 간식은 단순히 먹는 즐거움이 아니라 건강한 행동으로 장려된다. 식사를 거를라치면 여기저기서 눈살을 찌푸린다. 살을 빼기 위해 끊임없이 먹어야 하는 이런 이상한 세상이 있을까?

의사와 영양사, 잡지는 끔찍한 결과를 피하려면 절대로 끼니를 거르지 말라고 경고했다. 하지만 그들이 매우 나쁘다고 하는, 끼니 거르는 행동을 하면 어떤 일이 벌어질까? 살펴보자. 먹지 않으면 필요한 에너지를 얻기 위해 몸이 저장된 체지방을 태운다. 그게 전부다. 인체는 나중에 사용할 수 있도록 지방을 저장해 놓고 우리가 먹지 않을 때 이 체지방을 사용한다.

소매업과 문화(사회와 가정, 기업)는 이런 과잉 섭취 습관과 함께 급속히 커졌다. 오늘날에는 조식, 머핀과 베이글이 제공되는 오전 미팅, 점심 식사, 오후의 커피 브레이크, 저녁 식사, 저녁 식사 후의 음료(간식과 함께), 그러고 나서 간식을 들고 TV 앞에서 몸을 웅크리고 있는 시간 등 하루에도 수십 번 먹을 기회가 있다.

이는 비교적 새로운 현상으로 값싸고 질 낮은 식품이 대량 생산되는 문화의 산물이다. 생각해 보면 먹는 것이 표준이고 음식을 자제하려면 노력해야 한다는 것이 이상하지 않은가? 과거에 도넛을 먹으려면 무엇이 필요했을지 생각해 보라. 당신이 19세기 미국의 농장에서 살았다면 밀을 심고, 우유를 생산하기 위해 소를 기르고, 설탕을 사야 했을 것이다. 6개월 후 밀을 수확하여 밀가루로 만들어 우유와 설탕을 섞은 다음, 맛있는 간식을 즐기기 위해 요리에 몇 시간을 더 소비했을 것이다. 당신은 이 모든 과정이 번거롭다고 느끼지 않았을 것이다. 그렇지 않은가?

요즘은 그렇지 않다. 고속도로 출구마다 던킨 도너츠가 있다. 심지어 내가 일하는 병원에도 도넛 가게가 있다.

비만이 유행하기 전인 1970년대는 어땠을까? 1800년대보다는 도넛을 얻기가 훨씬 쉬웠지만, 사회적으로 여전히 허용되지 않았다. 방과 후에 간식으로 도넛을 달라고 하면 엄마는 보통 "안 돼. 그러면 저녁을 못 먹는다"라고 말하곤 했다. 잠자리에 들기 전에 간식을 찾으면 엄마는 "안 돼. 저녁을 더 먹었어야지"라고 말했다. 직장에서 오후 미팅에 머핀을 가져오면 동료들은 무례하거나 미친 사람처럼 쳐다보곤 했다. 장난꾸러기 아이가 저녁을 먹지 않고 잠자리에 든다 해도 한 끼 식사를 걸렀다는 이유로 돌이킬 수 없을 정도로 건강을 해칠까 봐 걱정하는 사람은 아무도 없었다. 영양사와 의사, 다른 모든 영양 전문가들은 우리가 하루 세끼를 챙겨 먹어야 한다는 점을 매우 분명히 했다.

모든 게 바뀌었다.

더구나 단식을 이해하고 지지하던 사람들이 주변으로 밀려났다. 과거에는 같은 생각을 지닌 공동체 안에서 단식을 했다. 예를 들어 가톨릭 신자라면 사순절 기간에 신부의 검토를 거쳐 가족과 교회 친구들과 함께 단식했다. 모든 회의실 탁자 위에 음식 접시가 놓여 있지 않았고, 복도마다 간식 자판기도 없었으며, 먹는 사람이 아무도 없었기 때문에 요리할 필요가 없었다. 이슬람교도와 유대인, 불교도, 힌두교인 그리고 다른 종교를 가진 사람들도 자신들만의 단식 기간 동안에는 마찬가지였다.

이런 환경에서 단식은 그리 어렵지 않았다. 물론 배고팠을지 모르지만, 다른 사람들도 똑같다는 것을 알았기에 위안이 되었다. '몰래 먹고픈' 음식이 없었고, 불편하다는 걸 알았지만 단식은 사순절의 핵심이었다. 단식은 자연스러운 연중행사였다. 맘껏 먹을 때가 있었고, 단식할 때가 있었다.

지금은 어떤가. 우리가 비만의 위기로 신음하는 동안에도 건강에 유익하다며 간식이 적극 권장된다. 우리가 아이들에게 간식을 주지 않으면 사람들은 사실상 그것을 아동 학대로 여긴다. 차 안에서, 책상에서, 걸어

가면서, 통화하면서, 영화관에서 먹는 것이 사회적으로 허용된다. 우리는 더 쉽게 먹기 위해 차에 컵 홀더를 부착했다. 의사, 영양학자, 영양사들은 온종일 끊임없이 먹지 않으면 '기아 모드'로 들어갈 것이라고 말한다. 그들은 식사를 거르면 뚱뚱해질 거라고 주장한다.

우리는 종종 자기가 내리는 결정을 통제할 수 있다고 생각하지만, 행동심리학에서는 동기가 상당 부분 사회적 영향에서 비롯된다고 말한다. 행동경제학자 대니얼 카너먼과 리처드 탈러는 노벨상 수상 저서에서 인간은, 댄 애리얼리가 썼듯이, 예측 가능하게 비이성적이라고 밝혔다.

일례로 장기 기증률을 생각해 보자.

덴마크의 장기 기증률은 약 4%이다. 이웃 나라 스웨덴은 89%이다. 덴마크와 스웨덴은 거의 모든 면에서 매우 유사한데 이런 엄청난 차이는 무엇 때문일까? 그 답은 '기본값(Default)' 설정에 있다. 덴마크에서는 장기 기증 프로그램을 선택하고 싶으면 네모 칸에 표시하게 되어 있다. 스웨덴에서는 장기 기증자 프로그램을 중단하고 싶으면 네모 칸에 표시한다. 국민이나 그들의 가치관이 다른 것이 아니다.

이런 예도 있다. 얼마 전에 나는 아마존 프라임(아마존이 제공하는 유료 구독 서비스의 하나–역자 주) 무료 체험을 신청해서 자동으로 가입되었다. 이 기능이 쓸모가 없어진 지 오래지만, 나는 아직도 회원이다. 물론 이 현상은 잘 알려져 있다. 문제가 너무 복잡하거나 감당하기 벅차다면 관성이 대신한다. 무엇을 해야 할지 모를 때 우리는 이미 만들어진 선택을 한다.

그렇다면 어떻게 1970년대에는 저절로 체중이 감소하고, 2000년대에는 저절로 체중이 증가한 것일까? 문제는 사람이 아니라 시스템이나 '기본값' 설정에 있다. 가장 큰 문제는 우리가 비만을 시스템의 문제가 아니라 개인의 문제로 본다는 것이다. 예를 들어 1970년대보다 오늘날에 비만인이 더 많다면 이 시대 사람들의 의지력이 약한 것이라는 논리를 생각해 보자. 이게 말이 될까? 하지만 이 시대는 뚱뚱한 것을 부끄러워하게 만든다.

1970년대와 오늘날의 주요 차이점은 지금은 '먹는다'가 기본이지만, 1970년대는 '먹지 않는다'가 기본이었다는 것이다. 이는 장기 기증 문제처럼 개인이 극복하기 어려운 문제다. 다행히도 이 행동 모델을 바꾸는 데는 의지력이 전혀 필요하지 않다. 이건 기본값 설정의 문제다. 우리는 환경을 바꿀 필요가 있다. 이는 자신을 바꾸기보다 훨씬 쉽다. 기본값을 '먹지 않는다'로 설정하면 먹는 데 의지력이 필요하다.

예를 들어 당신이 오후 중반에 회의에 참석했다고 상상해 보자. 지루하고 딱히 배가 고프지는 않지만, 맛있는 초콜릿 칩 쿠키가 생각나기 시작한다. 당신은 갑자기 무례하게 회의를 박차고 나가 동네 빵집으로 차를 몰고 가서 쿠키를 사는가? 소름 끼치도록 못마땅해하는 동료들의 눈초리를 받으며 셔츠에 빵 부스러기를 묻힌 채 회의실로 다시 걸어 들어가는가? 물론 당신은 이런 행동을 하지 않을 것이다. 하지만 만약 팀장이 회의를 위해 쿠키 한 접시와 커피를 주문했다면 어쩔 것인가? 아마도 우리 중 90%는 먹음직스럽게 놓인 쿠키를 아무 생각 없이 집어 먹을 것이다. 먹는 것과 안 먹는 것의 차이점은 무엇일까? 덴마크와 스웨덴의 장기 기증률과 마찬가지로 기본값 설정이다. 당신은 원하는 시간에 언제든지 간식을 가지러 갈 수 있지만, 회의 중에는 반드시 앞에 두고 먹어야 한다. 기본값을 수정하면 체중 감량은 저절로 따라온다. 물론 간헐적 단식은 기본값을 '먹지 않는다'로 설정해 사람들의 체중 감량을 돕는다. '먹지 않는다'가 새로운 '먹는다(식습관)'가 되는 것이다.

　우리가 먹는 음식의 양과 종류, 그리고 식사 시간과 빈도수에 대한 관점을 바꾼다면 큰 위안이 될 거라고 나는 믿는다. 우리가 '항상 먹는 것'이 정상이 아니라는 것을 인식하면서 우리를 둘러싼 환경을 다른 관점에서 바라본다면 스트레스가 심한 식품 환경에서 오는 많은 압박과 선택이 사라진다. 끊임없이 먹어야 한다는 부담이 없어진다. 계속 음식을 사고 간식을 먹기 위해 하던 일을 멈춰야 한다는 긴장감이 없다. 배고픔이 더는 짐이 아니다. 배고픔은 인체 생리에서 자연스러운 부분이다. 처음에는 단식이 어렵게 느껴질지 모르지만, 단식은 궁극적으로는 몸과 마음, 라이프스타일을 해방시킨다.

더 건강한 식사로 가는 길

이브 메이어

단식을 성공시키는 가장 확실한 방법 하나는 무엇을 먹을지 그림을 확실히 그리는 것이다. 그렇다. 단식 중에 일어나는 체중 감량은 '무엇을 먹지 않는가'만큼이나 '무엇을 먹는가'에 달려 있다.

흥미롭게도 이러한 발상은 몇몇 연구와 정면충돌하는 것 같다. 식단을 바꾸지 않더라도 단식이 효과를 발휘할 수 있다는 의학 연구가 많이 있다. 이런 연구는 단식 자체가 혈당 수치를 낮추고 체중 감량을 돕는 데 도움이 될 수 있다고 말한다. 식단과 상관없이 말이다. 나는 20대 후반의 샐리를 포함해 체중을 안정적으로 유지하기 위해 간헐적 단식을 이용하는 사람을 몇몇 만났다. 샐리는 일주일에 세 번 카디오 운동(심장 강화 운동-감수자 주)과 근력 운동을 한다. 그녀는 몸매가 아주 좋고 도넛, 케이크, 고구마, 스테이크, 프라이드치킨 등 원하는 것을 항상 먹는다. 하지만 샐리는 좋아하는 음식을 먹기는 하지만, 매우 전략적으로 대개 하루에 한두 번만 먹고 저녁 8시 이후에는 절대 먹지 않는다고 설명했다.

나는 64세의 신사 잭과도 이야기를 나누었는데, 그는 설탕 섭취량, 특히 아이스크림과 쿠키를 줄이려고 여러 번 시도했지만 불가능하다는 것을 알게 되었다고 했다. 그러나 잭은 간헐적 단식을 할 때 단것들 대부분을 거절할 수 있으며, 단것을 제외하고 먹기보다는 간식을 '완전히' 끊기가 더 쉽다는 걸 알게 되었다. 잭은 아침을 거르고 매일 두 번 정오와 오후 7시에 식사를 하기 시작해서 두 달 만에 11kg을 줄이고 혈압 약을 끊었다.

그렇다면, 만약 먹는 것을 바꾸지 않고 단식을 하는 것이 성공으로 이어질 수 있다는 것이 증명되었다면, 우리는 왜 음식에 대해 이야기하고 있는 걸까? 내가 만나는 사람들 대부분이 샐리와 잭 같지 않기 때문이다. 내가 만난 사람들 대부분은 거의 평생을 형편없는 음식 선택으로 고생해 왔고, 단식만으로도 어느 정도 성공할 수는 있지만, 음식을 더 잘 선택한다면 건강에 더 나은 결과를 가져올 수 있다. 실제로 더 건강한 식단과 단식을 결합하면 대부분의 사람들이 더 오래 지속되는 더 큰 성공을 맛볼 수 있다.

내 경우가 그렇다. 나는 즐겨 먹던 검보(닭이나 해산물에 대개 오크라를 넣어 걸쭉하게 만든 수프-역자 주)와 베녜(프랑스식 튀김 도넛-역자 주)를 먹지 않게 되었다. 나는 요즘 90%의 시간 동안 탄수화물을 멀리하고 아보카도, 치즈, 고기, 해산물의 형태로 단백질이나 지방을 주로 먹고 녹색 채소와 가끔 베리류를 먹는다. 나머지 10%의 시간에는 케이크, 빵이나 튀긴 음식, 초콜릿, 과일, 곡물 등 내가 원하는 것은 무엇이든지 허용한다. 내가 90%의 시간 동안 저탄수화물 고지방 식단을 충실히 지킨다면 체중이 줄거나 유지된다고 기대할 수 있다. 지금 나는 몸이 강건하게 느껴지고, 식습관이 형편없을 때 자주 경험하던 두통이나 부비동염도 거의 발생하지 않는다. 하루에 가끔씩만 배고픔을 느끼는데, 이는 내게 경이로운 일이다. 왜냐하면 내 인생 대부분 동안 거의 매일 매 순간 배고픔을 느꼈기 때문이다. 고지방 음식 섭취를 늘린 것도 포만감을 더 오래 유지하는 데 도움이 되었다.

이제 어떤 음식이 당신에게 포만감을 주는지 알아내서 몸을 건강하게 만들 최고의 기회를 잡아야 한다. 메건이 '저탄수화물 및 건강한 지방 식단'이 어떻게 단식 라이프스타일을 더 쉽게 만들 수 있는지에 대한 명확하고 실천 가능한 조언을 해 줄 것이다. 하지만 자신에게 최선의 음식이 무엇인지 주의 깊게 살피면서 이 음식들을 스스로 선택하고 시험해야 할 것이다.

메건 라모스

과학은 명확하다. 체중 감량이 잘되지 않는 것, 그리고 이와 연관된 다른 모든 건강 문제, 가령 심혈관계 질환, 제2형 당뇨병, 몇 가지 특정 암, 뇌졸중, 대사증후군, 다낭성 난소 증후군 등등은 모두 호르몬이 불안정하다는 신호다. 당신이 선택하는 음식들이 혈당과 인슐린 수치를 높여 지방 연소를 억제하고 체내의 포만감 신호를 방해할 수 있다. 단식이 이런 문제들을 해결하는 데 도움이 될 것이다. 하지만 이브가 말했듯이 접시에 무엇을 올려놓느냐는 종종 무엇을 먹지 않을지 그리고 언제 먹지 않을지만큼이나 중요하다.

이번 장에서 고정된 식사 계획이나 단계별 식단을 제시하지는 않겠지만, 우리 공저자들은 많은 의사와 연구자들처럼 '건강한 지방이 풍부한 저탄수화물 식단'을 고수하면 단식을 꾸준히 실천하는 데 도움이 될 것이라고 강력히 주장한다. 단식을 얼마나 자주 해야 하는지는 당신에게 달려 있고, 이는 모든 사람이 다 다르다. 이브는 저탄고지 식단을 90% 시간 동안 유지한다. 내 고객 중에는 가공되지 않은 탄수화물 근처에도 갈 수 없는 사람들이 있다. 언제나 말이다. 잠시 후에 우리는 '저탄수화물, 건강한 지방 라이프스타일'의 이점을 간략하게 설명하고, 선택할 수 있는 몇 가지 범주의 음식을 알려 줄 것이다.

저탄수화물이란?

탄수화물은 당, 녹말, 섬유질로 이루어진 화합물이다. 감자에서 빵, 쌀, 탄산음료에 이르기까지 온갖 종류의 음식에서 발견되는 이 영양소는 풍부한 인체 에너지원이 될 수 있다. 그러나 음식 피라미드와는 달리 탄수화물이 꼭 필요한 것은 아니다. 탄수화물이 없을 때 인체는 단백질을 최소 필요량의 포도당으로 전환한다.

탄수화물에는 정제된 탄수화물과 정제되지 않은 탄수화물 두 가지 종류가 있다. 두 개의 당 분자를 함유한 정제된 탄수화물은 겨와 섬유질, 영양소들이 제거되어 있다. 여기에는 파스타와 순수 당류가 포함되며, 이런 음식은 혈당의 급상승을 야기한다. 정제된 탄수화물이 위에 들어가면 췌장이 인슐린 분비를 증가시켜 탄수화물이 빠르게 포도당으로 전환된다.

통곡물과 콩, 감자 등에서 발견되는 정제되지 않은 탄수화물은 더 긴 당 사슬로 이루어져 있다. 이 탄수화물은 정제된 탄수화물보다 체내에서 더 천천히 연소하지만, 여전히 췌장의 갑작스러운 인슐린 분비를 유도한다. 정제되지 않은 탄수화물도 혈당을 상승시킨다.

앞에서 언급했듯이 혈당 수치가 계속 높게 유지되면 제2형 당뇨병이 발생할 수 있으며, 심장병과 뇌졸중 등의 위험이 커질 수 있다. 몸은 탄수화물이 생산하는 포도당을 빠르게 태우기 때문에 지방 연소 모드로 들어갈 기회가 적다. 탄수화물을 섭취하면 혈당이 갑자기 상승했다가 똑같이 갑자기 떨어진다. 그래서 배가 고프다. 더 먹고 싶어진다. 더 많이 먹고, 더 자주 먹는다. 결국 살이 찐다.

그렇다면 저탄수화물이란 정확히 무엇일까? 목표 섭취량은 얼마일까? 공식적인 정의는 없고 모든 식단 계획의 수치가 서로 다르지만, 보통 50~100g의 탄수화물로 구성되면 자유분방한 저탄수화물 식단이라 여긴다. 적당한 저탄수화물 식단은 하루에 21~50g이며, 엄격한 케토제닉 식단은 하루에 20g 이하다. 서구의 남성은 일반적으로 하루에 약 200~330g, 여성은 약 180~230g의 탄수화물을 먹는다. 이 숫자들로 우리 식문화의 탄수화물 과잉 섭취가 얼마나 심각하며, 대부분의 사람들이 탄수화물을 줄여야 한다는 사실을 알 수 있다.

하지만 우리는 탄수화물을 강박적으로 계산하는 것을 권하지 않는다. 이는 시간 낭비일 뿐 아니라 먹는 음식의 질보다는 숫자에 초점을 맞추게 한다. 저탄수화물 식단이라고 해서 다른 탄수화물 식품은 먹지 말고 하루에 밀키웨이 바(개당 40g의 탄수화물 함유) 3개를 먹으라는 말이 아니다. 단순히 다음 목록의 음식들을 피하면서 유제품, 생선, 해산물, 가금류, 붉은 고기, 땅 위에서 자라는 채소와 견과류에 중점을 두라. 이런 음식들로 건강한 탄수화물을 과하지 않게 섭취할 수 있을 것이다.

| 이런 탄수화물은 피하라! |

사탕: 탄수화물 70g (이는 식품당 100g 제공 시 탄수화물의 양임. 이하 동일함)

도넛: 49g

일반적으로 정제된 (흰) 설탕이 들어 있는 제품은 모두 피하라. 여기에는 스포츠 음료, 탄산음료, 케이크, 쿠키, 아이스크림, 시리얼, 머핀 등이 포함된다.

흰 빵: 46g

익힌 파스타: 29g

모든 녹말을 피하라. 여기에는 빵, 번(bun), 파스타, 모든 밀가루(통밀가루를 포함해) 음식이 포함된다. 어떤 녹말에 정제되지 않은 탄수화물 혹은 정제된 탄수화물이 들었는지 판단하기가 어려운 경우가 많다. 그러니 모두 피하면 걱정을 없앨 수 있다. 덧붙여 '글루텐-프리'는 '탄수화물-프리'

가 아니니 이 제품들을 멀리하라.

쌀밥 : 28g

쌀은 현미라 할지라도 고탄수화물이고 표백, 가공되며 영양소가 제거된다. 저탄수화물 식단에서는 쌀을 아예 피하라.

감자 : 15g

여기에는 감자, 감자칩, 프렌치프라이가 포함된다.

콩 : 많은 사람이 놀라겠지만, 콩에는 탄수화물이 많다. 따라서 채식주의나 완전 채식주의자가 아닌 한, 저탄수화물 식단에서는 콩을 피하는 게 최선이다.

과일 : 블루베리, 라즈베리, 딸기 같은 베리류는 보통 하루에 한 번 정도 먹는 것은 괜찮다. 다른 과일은 피하라. 바나나, 망고, 오렌지는 비타민이 가득할 수 있지만, 혈당을 올리는 탄수화물 함량이 높다.

당 지수와 당 부하

탄수화물이 혈당에 미치는 영향을 완전히 이해하려면 당 지수(GI, Glycemic Index)와 당 부하(GL, Glycemic Load)라는 두 용어를 이해해야 한다. GI는 탄수화물이 든 음식 50g이 소화되는 속도와 그것이 혈당 수치에 미치는 영향을 측정한 수치다. 모든 음식의 당 지수는 1에서 100점

사이이며 수치가 낮을수록 혈당을 급격하게 상승시키지 않는 음식임을, 수치가 높을수록 혈당을 급격하게 상승시키는 음식임을 의미한다. (음식의 GI 지수를 알려면 온라인으로 검색하라. 이 지수는 식품 포장지에 거의 표시되지 않는다.) 놀랄 것도 없이, 탄수화물이 풍부한 많은 음식이 당 지수가 높다.

그러나 혈당 수치 관점에서 중요한 것은 음식의 GI 지수뿐만 아니라 음식의 섭취량이다. 똑같이 50g인데 일반적인 1인분 양보다 훨씬 더 많은 식품이 있는가 하면, 더 적은 식품도 있다. GI 값과 1인분의 양을 결합한 수치를 당 부하(GL)라고 하는데, 이는 인슐린 수치가 얼마나 높아질지, 이 수치가 얼마나 오래 유지될지를 나타낸다. 이 수치를 계산하는 방법은 다음과 같다.

$$GL = (GI \times 탄수화물 g)을 100으로 나눈 수$$

예를 들어 사과는 GI가 38이고 탄수화물이 13g 들어 있다. 따라서 사과의 GL = (38 × 13)/100 = 5이다. 스니커즈는 GI가 55이며 탄수화물이 64g 들어 있으므로 GL = (55 × 64)/100 = 35이다. 이런 설명을 하려고 GL 수치까지 동원할 필요는 없을 텐데, 말하자면 스니커즈는 혈당을 급격히 치솟게 하고, 사과보다 훨씬 빨리 떨어뜨린다.

GL이 낮은 식단을 유지하면 살만 빠지는 것이 아니다. GL 수치가 20 미만인 오트밀이나 보리와 같은 탄수화물은 당뇨병, 심장병, 특정 암의 위험을 줄이는 등 건강에도 도움이 될 것이다.

| 단식 중에 먹을 수 있는 당 부하가 매우 낮은 음식 |

이 음식들은 GL이 10 이하이며, 어떤 식사에도 포함하기가 아주 좋다. 아니면, 이 음식만 먹어도 된다!

- 당근
- 견과류
- 육류와 해산물
- 베리류
- 플레인 요구르트
- 치즈

지방의 중요성

내가 자랄 때는 식이 지방을 악마 취급했다. 대부분의 사람들이 지방이 많은 음식을 먹으면 살이 찐다고 믿었기 때문에 건강에 조금이라도 신경을 쓰는 사람이라면 버터, 치즈, 기름, 달걀, 붉은 고기 그리고 기름기가 있는 모든 음식은 금지 식품이었다. 지방이 최고의 적이 된 원인 중 하나는 심혈관 건강에 미치는 지방의 역할을 오해했기 때문이다. 사람들은 지방이 콜레스테롤 수치를 높인다고 믿었다. '콜레스테롤이 동맥을 막는다. 동맥이 막히면 심장마비가 온다. 심장마비가 오면 죽는다.'

이는 1960년대 이후 누구나 아는 상식이었지만, 명백히 틀렸다.

지방에는 포화지방과 불포화지방 두 종류가 있다. 실온에서 굳는 포화지방은 동물 고기, 치즈, 버터에 들어 있다. 불포화지방은 상온에서 액체이며 아보카도유, 카놀라유, 올리브유 같은 오일이 이에 해당한다. 사람들은 포화지방이 저밀도 지방 단백질(LDL) 콜레스테롤 수치를 높여 동맥이 막히고 심장병이 생긴다며 두려워했다. 그러나 심장병이 발병한 235명의 여성을 3년간 추적한 2005년 연구에 따르면, 지방 섭취와 동맥 막힘의 증가 사이에는 상관관계가 없었다. 실제로 지방을 덜 먹는 여성들에 비해 '포화지방을 가장 많이 먹는 여성들'이 오히려 막혔던 동맥이 좋아졌다!

포화지방이 건강에 해롭지 않다는 것을 보여 준 연구는 이뿐만이 아니었다. 2010년 일본의 한 연구는 14.1년 동안 5만 8543명의 남녀를 추적해서 포화지방을 더 많이 먹으면 심장마비와 뇌졸중을 막는 데 도움이 된다는 것을 밝혀냈다. 수년간 우리가 잘못 알고 있었다! 포화지방을 포함한 모든 종류의 지방이 사실은 몸에 '좋다'.

최고의 지방 공급원을 어디서 찾을 수 있을까? 나는 다음 범주에서 다양한 음식을 선택하기를 권장한다.

- **육류** : 쇠고기, 돼지고기, 양고기, 야생동물, 가금류를 선택하라. 고기의 비계와 닭의 껍질을 먹어도 된다. 가능하면 풀을 먹고 자란 고기를 선택하라. 호르몬이 적게 함유되어 있다.
- **생선과 해산물** : 어떤 종류든 좋지만, 특히 오메가-3 지방산이 풍부한 연어, 고등어, 정어리, 청어가 좋다.
- **달걀** : 취향대로 요리하라.
- **요리용 지방** : 코코넛유, 올리브유, 버터, 기(Ghee: 동남아시아, 중동, 인도에서 사용되는 맑은 버터), 아보카도유, 소고기 수지는 모두 건강한 선택이다.

- **유제품** : 전지 유제품, 요구르트, 미가공 치즈를 선택하라.
- **견과류** : 마카다미아, 잣, 브라질너트, 호두, 아몬드를 선택하라. 땅콩과 캐슈는 피하라.
- **과일** : 올리브와 아보카도. 하루에 한 번 넘게 베리류를 먹지 마라.

케토시스와 단식

케토시스는 몸이 포도당 연소를 멈추고 지방을 태우기 시작하는 상태다. 이는 음식 없이 약 24시간을 보낸 후 단식하는 동안 일어나는 완벽하게 정상적인 대사 과정이다. 케톤은 혈액-뇌 장벽을 넘어 단식 중에 뇌가 작동하기 위해 필요한 에너지의 대부분을 제공한다. 케톤은 몸의 다른 기관이나 근육에서 사용되지 않지만, 단식하는 동안 뇌에 필수적이다.

케토시스와 지방 적응을 혼동하는 사람들이 있어서 정리해 보겠다. 지방 적응은 적어도 4주간의 케토시스 후에 일어나는 과정이다. 저탄수화물 다이어트로 바꾸는 전환기가 끝난 것이다. 지방 적응 기간에 몸은 지방만 태우는 것에 완전히 적응한다. 그러면 더는 탄수화물을 갈망하지 않고, 포만감이 빨리 오며 더 오래 유지되는 경향이 있다. 탄수화물을 먹어도 예전처럼 혈당이 급등하지 않고, 혈당이 더 빨리 정상 상태로 돌아간다. 자신이 알지 못하는 사이에 몸이 지방에 적응할 수도 있다.

기타 고려할 식단

단식하는 동안 식단에서 가장 중요한 것은 균형이다. 문제가 되지 않을 것이라는 생각으로 식사에 지방을 고의로 첨가해서는 안 된다. 예를 들어 지방이 건강에 좋다는 이유로 돼지갈비에 버터를 더 바르지 마라. 물론 버터의 지방처럼 돼지고기의 지방은 유익하지만, 몸은 여분의 지방이 필요하지 않다. 여분의 지방이 있다고 해서 몸이 그것을 태우지는 않는다.

채소도 식사에 포함해야 한다. 채소를 자유롭게 첨가하고 다양하게 시도해 보라. 콜리플라워, 브로콜리, 양배추, 방울양배추, 케일, 콜라드, 청경채, 시금치, 아스파라거스, 애호박, 가지, 버섯, 오이, 양파, 고추, 잎이 많은 녹색 채소(상추 포함) 등 땅 위에서 자라는 채소에는 몸에 필요한 비타민과 미네랄이 가득하다. 이런 채소는 탄수화물 함유량도 아주 적다. 건강한 지방이 풍부한 아보카도와 올리브는 맘껏 먹어도 좋지만, 베리류는 하루에 한 번을 넘기지 않되 과일이 몹시 먹고 싶을 때만 먹어라.

가공 당류와 가공식품을 멀리하라. 이는 아무리 강조해도 지나치지 않다. 사탕, 쿠키, 칩, 탄산음료를 먹지 마라. 포장지에 수십 가지 재료가 적혀 있으면 먹지 마라. 가능하면 신선한 재료를 고르고 목이 마를 때마다 물을 많이 마셔라. 우리는 종종 갈증을 배고픔으로 착각하니 항상 물을 들고 다녀라. 수분을 유지하면 공복통을 물리치는 데 도움이 될 것이다.

음식에 대한 새로운 생각

이브 메이어

피칸 조각을 깨물자 따뜻하고 투명한 설탕 덩어리가 담요처럼 내 혀 위로 퍼져 나갔다. 나무 밑에서 크리스마스 선물 꾸러미를 찾을 때와 버금가는 천진난만한 즐거움에 휩싸여 나는 눈이 휘둥그레졌다.

일곱 살이던 나는 엄마가 프랄린 냄비를 뒤적였던 숟가락을 핥고 있었다.

프랄린은 루이지애나에서 가장 유명한 단 음식 중 하나로 설탕, 농축

우유, 버터, 피칸 그리고 몇 가지 비밀 재료로 만든다. 케이준(프랑스인 후손으로 프랑스어 고어의 한 형태인 케이준어를 사용하는 미국 루이지애나 사람-역자 주) 신들의 달콤한 과즙을 육중한 냄비에 넣고 정확한 온도에 이를 때까지 저으면 꿈꿀 수 있는 가장 달콤한 캔디 나라 저편의 향기가 풍긴다. 엄마가 만든 프랄린은 너무 맛있어서 캔디 회사까지 창업했는데, 부모님이 직장에서 돌아오고 우리가 숙제를 마친 후에 우리 가족은 식탁에 둘러앉아 프랄린을 봉지에 넣고 라벨을 붙여 배송 포장을 했다.

식탁 위에 떨어진 프랄린 부스러기를 주워 먹으면서 함께 있던 밤들은 내게 가족을 의미했다. 음식은 내 몸이 에너지를 만드는 수단이 아니라, 최고의 즐거움이었고 내가 가장 사랑하는 사람들과 함께하는 시간이었다. 내게 음식은 감정을 충전하는 것이었다. 좋은 시절에는 흥분으로 가득했고, 엄마가 아플 때는 쓰라린 위안으로 가득했다. 그리고 뿌리 깊은 이 믿음 때문에 나는 뚱뚱해졌다. 단식을 시작했을 때 나는 이 믿음과 이별해야 했고, 그래서 나는 음식을 다르게 생각하기로 했다.

음식은 에너지를 위한 것이다

음식에 대한 생각을 바꾸는 첫 번째 단계는 음식을 잠재적인 에너지원으로 보는 것이다. 이게 전부다. 음식은 맛있을 수 있고(그래야 한다!) 로즈 숙모의 데빌드 에그와 레바논식 키베, 구운 고기가 모든 가족 모임에 차려져서 안 될 이유는 없지만, 이런 음식에서는 사랑이라는 느낌이 들지 않았다. 맛있는 프랄린 부스러기를 먹는다고 가족들이 대화를 더 잘하는 것도 아니고, 입안에 있는 부스러기들이 요리사에게 감사함을 전하는 것도 아니다. 단식을 시작했을 때 나는 의식적으로, 그리고 의도적으로 음식을 에너지 그 이상도 이하도 아닌 것으로 생각함으로써 내 마음속에서 음식을 그것이 상징했던 더 복잡한 영역으로부터 분리해야 했다. 또한 이미 지방으로 저장된 에너지가 충분하고, 단식이 이것을 태우는 데 도움이 된다고 나 자신에게 계속 말해야 했다.

당신에게 음식은 어떤 의미인가?

우리 중 많은 사람에게 음식은 보상이다. 우리 가족은 좋은 일이 있을 때마다, 예를 들어 시험에서 A를 받거나, 소프트볼 경기에서 잘 뛰거나, 밴드에서 솔로를 연주하거나, 심지어 날씨가 좋아도 상다리가 휘도록 먹었다. 음식은 항상 내 친구였고, 내가 축하하도록 도왔으며, 좋은 일이 있을 때 나를 더 기쁘게 했다.

또한 음식은 절대 변덕스러운 친구가 아니었다. 음식은 나쁜 시기에도 등장했다. 베데스다에 있는 국립보건원 의자에 앉아서 아빠가 반쪽 미소를 지은 채 눈물을 글썽이며 나를 껴안고 엄마가 그토록 많이 아픈 이유를 알기 위해 검사를 받는 중이라고 말했을 때처럼 말이다. 우리는 그날 점심에 카페테리아에 들렀고, 나는 프로볼로네 치즈가 듬뿍 들어가고 육즙이 가득한 최고의 치즈버거를 먹었다. 그 햄버거는 여덟 살짜리 아이의 감정을 날려 버렸고 가장 큰 두려움으로부터 나를 보호했다.

나와 같은 많은 다른 사람들은 지루하거나 외로울 때, 마음이 헛헛하거나 일정에 공백이 생길 때 친구 삼아 또는 기분 전환을 하려고 음식을 먹는다. 대학교에 입학했을 때 나는 고등학교 시절에 들락거렸던 모든 클럽에 싫증이 났고, 나 자신을 한계까지 몰아붙이는 데 지쳐 있었다. 나는 그저 게을러지고 싶었고, 음식은 내 친구가 되었다. 나는 혼자 있건, 친구와 있건 포만감을 유지하기 위해 계속 먹었다. 손은 바쁘게 움직였고 마음은 즐거웠다. 두 학기 만에 나는 23kg이 늘었다. 20세에 102kg이 되자 데이트가 힘들어졌다. 자신감이 땅에 떨어졌고 나는 나와 맞지 않는 남자들과 데이트하기 시작했다. 그들이 내가 선택할 수 있는 유일한 대상이라고 믿었기 때문이다. 일이 뜻대로 풀리지 않을 때면 음식이 내 곁에 있었고, 컵케이크로 이겨 내지 못할 고통은 없었다. 성인이 될 무렵 내 체중은 136kg으로 불어 26사이즈(XXXL)를 입어야 했다.

음식은 확실히 적이 아니지만 가장 친한 친구, 위안, 보상, 기분 전환용으로 이용해서는 안 된다. 음식이 당신에게 어떤 의미인지 어떻게 탐구해야 할까? 한 가지 방법은 당신이 음식에 지나치게 탐닉했던 때를 극단적인 방식으로 회상하는 것이다. 가장 친한 친구의 결혼식 날, 흥에 겨워 케이크 세 조각을 먹었는가? 아니면 사랑하는 할머니의 장례식이 끝나고 절망에 빠져 있을 때 애피타이저 테이블에 놓인 크랩 딥(Crab dip, 게살 그라탱)만 눈에 들어왔는가? 아니면 훨씬 더 단순하게, 책상에 앉아서 분주하게 업무를 처리하다가 머리를 식힐 필요가 있을 때 기분을 전환할 무언가를 원할 수도 있다. 당신이 나와 같다면, 음식이 감정의 버팀목이 된 이런 순간들이 기억하기도 힘들 만큼 너무나 많을 것이다. 혹은 아마도 그 기억들이 너무 고통스러울 것이다. 내가 더 쉬운 방법을 알려 주겠다.

일요일에 수첩을 집어 들고 월요일에서 일요일까지 한 쪽에 하나의 요일(총 7쪽)을 적어라. 다음 날부터 아침, 점심, 저녁 그리고 끼니 사이에 먹은 모든 음식과 음료를 적기 시작하라. 하나도 빠트리지 말고 모두 적어

라. 각각의 식사나 간식을 적은 것 옆에 먹거나 마실 때 어떤 기분이었는지, 왜 먹거나 마셨는지 기록하라. 모든 감정이나 마음 상태를 적어라. 물론 명백한 상태, 즉 배고픔이라고 적어도 된다. 식사 후 바로 기록해야 하니 가방에 쏙 들어가는 작은 노트를 권장한다. 아니면 주방과 차, 사무실에 각각 수첩을 놔두어도 될 것이다. 전화기에 적어도 좋다! 전날 적은 내용을 보면 과거로 돌아가고 싶은 유혹을 뿌리칠 수 있다. 정직해야 한다. 내용을 바꾸지 마라!

주말에 당신이 느꼈던 감정들을 하나의 목록으로 만들어라. 필요하다면 내용을 편집하라. '정신적으로 피곤하고 생산성이 떨어졌을 때 오레오 세 개를 먹음. 그래서 기분이 좋아짐'을 '정신이 느림. 무기력. 즉각적이고 단기적인 에너지'로 바꿀 수도 있다. 단식을 시작하면 이런 감정들이 음식과 연결되면서 그것을 확인하고 처리함으로써 식사에서 감정을 제거할 수 있다.

기분이 좋아지는 음식을 찾아라

단식하는 동안 적절하고 건강한 음식을 선택하는 것도 중요하지만, 포만감과 활력을 주는 음식이 있는가 하면, 몸을 굼뜨게 하거나 소화가 잘 안 되는 음식이 있을 수 있으므로 몸이 보내는 신호에 귀를 기울여 그것을 따르는 것도 중요하다. 나는 원할 때마다 휴대폰에 음식을 추가로 기록하면 목록을 유지하는 데 도움이 된다는 것을 발견했다. 나는 기분 좋게 하는 음식 목록과 기분이 나빠지는 음식 목록을 갖고 있다. 이 목록을 추가할수록 패턴을 더 빨리 볼 수 있고, 그러면 기분이 좋아질 음식들로 가득 찬 장보기 목록을 만들 수 있다.

이 두 목록을 한 달 동안 보관한 후에 다시 검토하라. 기분이 나빠지는 식품 목록에 '가치가 있을까?'라는 제목을 붙여라. 이 음식들 맛이 변했는지 혹은 자신이 어떻게 반응하는지 다시 먹어 보고 시험해 볼 수 있다. 예를 들어 쌀은 내 '가치가 있을까?' 목록에 있었지만, 최근에 일본에 갔을 때 나는 쌀이 내가 예상하는 맛 그대로인지 너무나 알고 싶어 작은 밥공기로 먹어 보기로 했다. 나는 밥을 먹고 나서 기분이 좋지 않더라도 그쯤은 받아들이겠다고 마음먹었다. 운 좋게도 밥은 맛있었고, 기분이 나빠지지 않았다! 이제 나는 가끔 쌀을 먹는다. 반면 최근에 나는 가장 좋아하는 음식 중 하나였던 솜사탕을 먹었다. 솜사탕을 먹지 않은 지(설탕도 거의 먹지 않았다) 1년이 지난 후에 나는 그 맛이 별로라는 것을 알고 충격을 받았다! 한 자리에서 솜사탕 네 봉지를 먹었던 기억이 나지만, 지금은 한 입도 먹고 싶지 않다. 솜사탕을 내 인생에서 아예 끊어 낸 덕분이다.

│ **나의 음식 목록** │

- **기분이 좋아지는 음식**

상추, 베이컨, 치즈, 스테이크, 연어, 아보카도, 토마토, 목초를 먹고 자란 쇠고기, 달걀, 소시지, 닭고기, 브로콜리, 라즈베리, 딜 피클, 참치, 갈비, 양배추, 스테비아로 단맛을 낸 다크 초콜릿

- **기분이 나빠지는 음식**

아이스크림, 솜사탕, 감자, 빵, 바나나, 밀가루, 고구마, 진한 크림, 복숭아, 스테비아로 단맛을 낸 키라임 파이.

당신이 진정으로 즐기는 음식이 많지 않다면 이제는 더 다양한 음식을 먹어 보라. 자신을 벌주지 마라. 먹는 일은 '항상' 즐거운 활동이어야 한다.

메건 라모스

세계 역사상 음식은 모든 문화의 축하 행사에서 한몫을 담당한다. 명절에는 한낮에 잔치를 벌인다. 생일에는 케이크로 축하한다. 뒷마당 바비큐, 테일게이트(옥외에서 스테이션왜건의 뒷문을 열어 그 위에 음식을 차려 놓고 벌이는 파티-역자 주), 동네 포틀럭(각자 음식을 조금씩 가져 와서 나누어 먹는 식사-역자 주) 등등 음식은 모임과 교류를 위해 사용된다. 좋은 소식을 말하자면, 단식한다고 해서 이런 특별한 행사를 건너뛸 필요는 없다. 하지만 가끔이 아니라 매일 케이크를 먹거나 잔치를 벌인다면 문제가 생긴다. 단순한 음식의 즐거움에서 중독으로 선을 넘어갔기 때문이다.

즐거움이 중독이 될 때

즐거움과 중독 사이에는 아주 미세한 차이가 있다. 사람들은 태초부터 먹는 것을 즐겼지만, 음식 중독은 거의 전적으로 현대인의 문제다.

이 행성에서 진화하는 동안 우리는 영양을 공급하고, 에너지를 제공하며, 온종일 그리고 장기간 몸을 지탱할 수 있는 음식을 먹기 위해 맛을 발달시켰다. 우리는 먹는 것을 멈추는 법도 배웠다. 동굴 속에 살던 우리 조상들은 남녀를 불문하고 너무 뚱뚱했다면 살아남지 못했을 것이다. 살이 찌면 먹이를 잡을 수 없고 사자, 호랑이, 곰 같은 포식자로부터 도망칠 수도 없었다. 우리 종의 생존은 항상 충분히 먹는 것과 과하게 먹지 않는 것에 달려 있었다. 단순히 먹을 수 있는 음식이 있다고 해서 먹었던 것이 아니다.

그만 먹어야 할 때가 되면 우리 몸에서 저절로 포만감 메커니즘이 작동한다. 소갈비 스테이크와 같은 자연식품은 맛있고 오랫동안 사용할 수 있는 에너지와 지방 저장을 위한 많은 영양소를 제공한다. 하지만 한 자리에서 14kg짜리 거대한 스테이크를 먹을 수 있을까? 말도 안 된다! 배가 부르면 더 먹을 수 없다. 거대한 스테이크의 단백질과 지방은 우리가 과식하는 것을 막기 위해 자연적으로 강력한 포만감을 활성화한다. 과일과 같이 원래 달콤한 음식조차도 몸에 포만감을 유발하는 속성을 지녀 우리가 과일에 중독되기는 어렵다. 사과에 중독된 사람이 있다는 말을 들어보았는가? 아니면 당근에 푹 빠져 있다는 사람은? 들어 본 적이 없을 것이다.

생존을 위해 포식자로부터 도망치거나 먹이를 사냥하는 사람은 이제 거의 없다. 대신 우리는 식료품점에 가서 냉동식품 판매대를 살피거나, 감자칩 한 그릇을 갖다 놓고 텔레비전 앞에 앉아 있다. 설탕이 든 음료, 단것, 감자칩, 크래커, 흰 빵과 같은 가공식품이 주위에 널려 있으며, 현대인은 이런 식품에 중독되어 있다.

공장에서 식품을 가공할 때 단백질과 지방, 섬유질을 포함한 많은 천연 영양소가 제거된다. 그래서 인체의 자연스러운 포만감 메커니즘이 제 역할을 못하게 된다. 지방과 단백질이 없으면 포만감 호르몬인 펩티드 YY와 콜레시스토키닌이 활성화되지 않아 배가 부르다는 신호를 보낼 수 없다. 섬유질이 없으면 음식물의 부피가 늘어나지 않아 위가 늘어나는 것을 감지하는 위의 신장 수용체가 반응하지 않는다. 기본적으로 정제 탄수화물(포도당)과 당만 남게 되는데, 이들은 췌장의 인슐린 분비를 급증시키고 이 인슐린으로 인해 당분은 지방으로 저장된다. 혈당이 급격히 떨어져 몸은 더 많은 당을 갈망한다. 이 주기가 반복된다.

정해진 절차라 할 자연적인 포만 메커니즘을 건너뛰는 것 외에도, 음식이 중독성이 있으려면 보상이 매우 커야 한다. 우리의 뇌는 모든 쾌락을 비슷한 방식으로 인식한다. 향정신성 약물이든, 금전적인 보상이든, 성적 교류든, 만족스러운 식사든 상관없이 말이다. 쾌락은 매우 뚜렷한 특징을 지니는데, 대뇌피질 아래의 신경 세포 덩어리인 측좌핵에서 신경 전달물질인 도파민이 방출되는 것이다. 이 영역을 뇌의 쾌락 중추라고 한다.

헤로인과 같은 불법 약물은 뇌에 특별히 강력한 도파민 급증을 일으킨다. 당분도 정확히 같은 작용을 한다. 새로운 기억을 형성하는 뇌의 한 부분인 해마는 이처럼 짧은 시간 내에 급격한 속도로 느끼게 되는 만족감을 기억에 저장해 사탕, 쿠키, 탄산음료를 꿈꾸게 만든다.

현대인의 가공식품 중독은 우연이 아니다. 식품업계는 연구 개발에 수조 원을 투자해 고객을 최대한으로 유혹하기 위한 염분과 설탕, 지방, 인공 향의 정확한 조합을 알아낸 다음, 실험실에서 식품을 조리해 컨베이어 벨트에 굴려 완벽히 포장한 후에 동네 상점으로 운송한다.

내 고객들은 종종 음식보다는 술이나 마약에 중독되는 편이 낫다고 눈물겹게 고백한다. 왜일까? 친구나 가족으로부터 더 많은 이해와 공감을 얻을 수 있기 때문이다. 회복 중인 알코올 중독자를 축하할 때 우리는 맥주를 사 주지 않는다. 마약 중독자가 애도할 때 우리는 헤로인으로 위로하지 않는다. 하지만 사람들은 당 중독자들에게 뭐라고 말하는가? "축하해. 단것을 먹으면 기분이 좋아지니까 음식이 너의 가장 친한 친구지."

다른 고객들은 지천에 널린 게 음식이다 보니 다른 중독보다 음식 중독을 끊기가 훨씬 더 어렵다고 이야기한다. 예를 들어 나는 마약과 알코올 중독에서 회복 중인 62세 여성을 상담했다. 그녀는 20대 시절에 재활원에 두 번 갔고 외래 치료로 회복에 성공했다. 그런 그녀도 당처럼 끊기 어려운 중독이 없었다고 말한다. 그 이유는 이렇다. 커피숍에 들어가면 헤로인은 없지만, 금전 출납기 옆에 머핀과 달콤한 롤이 있다. 교회에 가면 예배 후 리셉션 장소에 코카인은 없지만, 쿠키와 케이크는 많이 있다. 엄마 집을 방문해서 포도주 한 잔은 안 마셔도 그만이지만, 추수감사절 때 '내가 호박파이를 한 조각도 먹을 수 없는 건 그것이 나를 죽이기 때문'이라는 것을 엄마에게 이해시킬 수는 없다. 이 모든 것이 그녀가 정상 체중보다 72kg을 초과하고 인슐린을 투여하는 제2형 당뇨병 환자가 된 이유이다.

오랫동안 중독 상태에 있었으므로 그녀는 자신이 당과 음식 중독자임을 알았고 인정했다. 그녀는 자신의 건강과 안녕, 가족을 위해 중독에서 벗어나겠다고 결심했다. 그녀는 식단을 바꿨다. 하지만 셀 수 없이 자신과의 약속을 어기고 과식한 후에야 감자칩 하나 또는 케이크 한 조각도 절대로 먹어서는 안 된다는 것을 깨달았다. 지금 그녀는 자신을 유혹에 빠트리는 음식을 먹지 않으며, 당뇨병에서 회복되었고, 과체중을 넘은 딱 그 72kg만큼 감량했다.

음식 중독을 끊는 것이 중요하다

이 일을 하면서 나는 건강한 변화를 일으켜 살을 빼려는 수천 명의 고객을 상담했다. 많은 사람이 말하길, 더 나은 음식을 선택하는 것이 힘든 이유 중 하나는 가족, 친구, 동료들이 자신이 피하려고 노력하는 음식, 특히 설탕이 든 음식을 먹도록 강요하기 때문이었다. 그들의 배우자는 생일 파티에서 "내가 당신을 위해 힘들게 구운 케이크를 입에도 안 대다니!" 와 같은 말을 할 것이다. 그리고 누구나 "크리스마스잖아. 쿠키 몇 개는 먹어도 괜찮아!"라고 말하는 친구나 친척 하나쯤은 있다. 나 역시 다른 사람들을 기쁘게 하려면 먹어야 한다고 느끼기 때문에 공감할 수 있다. 엄마는 나를 만날 때면 늘 (내가 과거에 중독에 빠졌던) 파스타, 빵, 프레첼, 팝콘 같은 음식들로 축하해야 한다고 생각한다.

대부분의 사람들은 당 중독이 얼마나 위험한지 알지 못한다. 누누이 말하지만, 연구에 따르면 당은 비만, 심혈관 질환, 당뇨병, 암, 다른 많은 만성질환과 직결된다. 하지만 우리의 뇌는 가공식품을 즉각적인 즐거움, 행복, 소속감과 연관시키는 속성이 있다. 이런 음식을 포기할 수 없다고 느낀다. 짧은 단식 기간일지라도 말이다.

당을 제거하면 10년간의 치료보다 자기 자신에 대해, 그리고 그간 맺었던 관계에 대해 더 많은 것을 알 수 있다. 나에게 중요한 변화가 있기 전까지 나 역시 이 사실을 깨닫지 못했다. 하지만 실제로 어린 시절 내내 나는 뇌가 음식에 쾌락 반응을 일으킨다는 개념을 알고 있었다. 아빠는 평소 스트레스로 얼굴이 벌겋게 달아오른 채 집에 돌아왔고, 눈은 분노로 가득 차 있었다. 그는 어린 우리들에게 불만을 털어놓고 싶지 않아 처음 한 시간 정도는 우리를 피하곤 했다. 엄마는 초콜릿 우유 한 잔, 파스타 한 접시, 감자칩 한 봉지를 조용히 준비했다. 엄마가 음식을 차리면 아빠는 앉아서 묵묵히 드셨다.

아빠는 위안을 주는 커다란 탄수화물 접시를 다 비우고 나서는 우리가 그날 어떻게 지냈는지 무척 궁금해했다. 어린 시절 나는 분명히 알 수 있었다. 맛있는 음식으로 아빠의 기분이 풀렸다는 것을. 정제된, 고도로 가공된 음식은 우리 가족의 친구였다.

중독성 있는 10대 식품

2015년, 한 연구팀이 중독성이 가장 강한 음식들을 알아내 순위를 매기기 시작했다. 그들은 전 연령대의 피험자 500명을 인터뷰하면서 어떤 음식들이 중독, 즉 생물학적인 행동 반응을 유발했는지 말해 달라고 요청했다. 놀랄 것도 없이 10개 중 9개, 즉 거의 전부가 가공된 재료로 만든 식품이었다!

1. 피자
2. 초콜릿
3. 감자칩
4. 쿠키
5. 아이스크림
6. 프렌치프라이
7. 치즈버거
8. 다이어트 음료가 아닌 탄산음료

9. 케이크

10. 치즈

음식 중독과 건강에 해로운 습관 끊기

습관은 신호, 반복 행동(루틴), 구체적인 보상으로 인해 형성된다. 스트레스 같은 신호는 편안함이나 행복감 같은 보상으로 이어지는 반복 행동을 촉발한다. 예를 들어 당신이 시댁에 가는 걸 싫어한다면 시댁에 갔을 때마다 주방을 어슬렁거리며 달고 짠 간식을 찾아서 야금야금 먹을 것이다. 고도로 가공된 음식을 먹으면 뇌의 쾌락 중추가 활성화되어 뇌에 행복감이 넘쳐나는데, 그 행복감이 도망치고 싶은 시댁에 있어야 하는 스트레스를 압도한다. 이 반복 행동(이 경우에는 먹기)은 신호와 보상의 매우 중요한 매개자이다. 만약 당신이 이 반복 행동을 중단하거나 다른 행동을 한다면 인지된 보상을 피할 수 있다. 즉 기존 보상에 상관없이 생활할 수 있게 된다.

온갖 종류의 신호가 있다. 결혼하거나, 멋진 휴가를 보내거나, 꿈꾸던 직업을 얻는 것과 같은 긍정적인 신호가 있다. 직장 스트레스, 슬픔, 외로움, 병과 같은 부정적인 신호도 있다. 그러나 신호가 무엇이든 반복 행동은 항상 같다. 고도로 가공되고 정제된 탄수화물을 먹는 것이다. '아이스크림으로 축하하자! 기분이 우울하니 아이스크림을 사 먹어야겠다!' 습관을 바꾸려면 반복 행동을 바꿔야 한다. 기분을 좋아지게 만드는 보상으로, 가공된 탄수화물이나 단 음식이 필요한 것은 아니다.

나는 음식에 의존하지 않고 편안함과 행복감을 느낄 수 있는(즉 '진정한' 보상) 다른 방법이 무엇일지 고객과 상담하면서 대부분의 시간을 보낸다. 우리는 두 가지 전략을 사용하여 그들이 악순환을 극복하도록 도와준다. 첫째, 우리는 음식이 몹시 당길 때마다 당을 지방으로 대체한다. 지방은 배가 부르니 식욕을 없애라고 뇌에 신호를 보낸다. 둘째, 우리는 단식한다. 단식도 마찬가지로 호르몬 조절을 도와 식욕을 통제하게 해 준다. 그러면서 자유를 준다. 자유는 고객들이 나에게 보고하는 단식의 가장 큰 이점이다.

나는 회사 중역인 52세의 피터를 상담한 적이 있다. 피터는 이탈리아 가정에서 자랐고 학업을 마칠 때까지 부모님과 함께 살았다. 그의 엄마는 그에게 언짢은 일이 있을 때 그가 가장 좋아하는 라자냐와 케이크를 만들어 주었다. 그에게 좋은 일이 생겨도 그녀는 똑같은 방식으로 축하했다. 이런 상황은 내 고객 대부분(그리고 그들의 모든 가족)과 비슷하다. 피터가 음식에 집착하는 것은 중독이 아니라 뿌리 깊은 습관이었다. 우리는 성공을 축하하는 다른 방법, 그리고 힘든 순간에 스트레스를 해소하는 다른 방법을 찾으려고 노력했고, 약 3개월간 계획하고 시도하고 실수한 끝에 피터는 좋은 습관을 들일 수 있었다. 케이크와 파스타 대신에 그는 맛있는 소갈비라든지 구운 베이컨과 달걀로 보상을 받았다. 그는 골프 연습장과 복싱 수업, 명상 수련회, 태극권 등을 실험해 보고 몇 가지 활동에서 마음이 진정된다는 것을 발견했다. 이제 그는 성공을 축하하기 위해서 얼굴이 빵빵해지도록 음식을 잔뜩 먹어 치우기보다는 새 골프 클럽을 자신에게 선물하거나 딸에게 좋은 소식을 전할 시간을 갖곤 한다.

단식하는 중에 직장에서 스트레스가 많은 날이라면 나는 점심을 먹지 않아도 된다. 대신 점심시간에 산책을 할 수 있다. 산책은 스트레스 수준을 낮추고 기분과 에너지를 상승시키는 데 도움이 될 것이다. 게다가 햇빛을 쬐며 비타민 D를 얻을 수 있는데, 이는 직장 구내식당에 있었다면 얻지 못할 혜택이다. 점심시간 후에 나는 휴식과 재충전으로 머리가 맑아져서 업무에 복귀한다. 내 몸과 마음의 행복에 긍정적인 영향을 미치는 활동을 하는 데 시간을 썼기 때문이다. 단식은 나 자신을 위해 무언가를 하고, 다른 사람들과 다시 연결될 수 있는 자유를 준다.

| 보상을 주는 다른 반복 행동 |

- 마사지 받기
- 엡섬 솔트와 라벤더 오일을 넣어 기분 좋게 목욕하기
- 운동
- 매니큐어나 페디큐어 받기
- 영화관 가기
- 친구와 만나 커피 마시기
- 친구에게 전화하기
- 새로운 팟캐스트 듣기
- 책 읽기
- 밖에 나가 산책하거나 자전거 타기
- 계속 미루던 일 하기
- 명상하기
- 감사 일기 쓰기

배우자나 가족과 잘 지내기 위해 음식을 먹지 않아도 되고, 불쾌한 일을 잊기 위해 간식을 먹지 않아도 된다. 남편과 나는 음식 대신 등산과 보드게임, 퍼즐을 함께 즐기면서 정을 쌓는다. 형편없는 음식을 대신할 자신만의 반복 행동을 생각해 보라.

준비가 성공의 비결이다. 나는 모든 고객에게 신호와 원하는 보상을 적고, 음식과 관련이 없는 반복 행동 목록을 생각해 보라고 요청한다. 예를 들어 어떤 사람은 스트레스로 가득 찬 일과를 끝내고 집에 도착하는 것이 신호이며, 원하는 보상이 음식이라고 말할 것이다. 나는 음식을 먹는 대신 밖에 나가서 산책하라고 제안할 수 있다. 방향을 튼 이 보상은 그들의 로드맵에서 성공으로 가는 첫 번째 정거장이다. 당신만의 반복 행동 목록을 만들어서 지갑이나 핸드백, 서류 가방에 넣고 다니라. 냉장고에 포스트잇을 붙여라. 다음을 기억하라. 성공은 우연이 아니다. 계획이 있다면 성공할 수 있다.

당신은 단식의 숨은 원리, 어떤 음식을 먹을지, 어떤 음식을 피할지, 음식과의 관계를 어떻게 다르게 생각할지 알게 되었다. 이제 올바른 마음가짐으로 계획을 구체화해 보자. 과식 차선에서 빠져나와 단식 차선으로 진입할 시간이다!

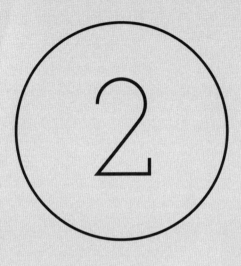

PART

2

단식 준비하기

CHAPTER

여정의 시작
: 준비와 목표 설정

이브 메이어

당신은 흥미진진한 여행의 출발점에 서 있다. 당신은 긴장하고 있고 또한 열정에 차 있을 것이다. 단식이라는 도전을 향해 발을 내딛을 수 있도록, '준비 땅!' 하면 바로 출발할 준비가 되어 있을 것이다. 혹은 당신이 몇 년 동안 체중과 건강 문제와 씨름해 온 우리 대부분과 같다면 앞으로 무슨 일이 벌어질지 불안해할지도 모른다.

　자포자기와 자기 의심은 나에게 가장 친숙한 동반자다. 그들은 내 옆에 앉아 세상 사람들 눈에는 보이지 않게 내 귀에 낙담의 말을 부드럽게 속삭인다. 그들은 내가 성인이 된 이후 대부분의 시간 동안 더 잘 먹고 더 건강해지는 데 실패했다고 상기시킨다. 그들은 내 희망에 낄낄거리고 이번에는 다를지 모른다는 내 생각을 비웃는다. 자기 의심은 다음과 같이 질문하며 계속 나를 괴롭힌다. '수십 년 동안 어마어마한 양의 음식을 끊임없이 입에 쑤셔 넣은 주제에 단식하겠다고?'

이제는 이런 식으로 생각하지 마라. 과거에 칼로리 제한 식단을 아무리 많이 시도했더라도 당신은 단식할 수 있다.

명심하라. 당신이 문제가 아니다. 당신은 그저 몇 년 동안 잘못된 정보를 얻었을 뿐이다. 하지만 올바른 지식이 있고 그것을 실행에 옮긴다면 몸은 스스로 치유할 수 있다. 실제로 당신이 추측하는 것만큼 몸과 마음이 고장 나지 않았을 수 있기 때문에 단식이 생각보다 훨씬 쉬울 수 있다. 내가 그랬듯이, 과체중인 겉모습과 달리, 자신이 상상할 수 없을 만큼 건강하다는 것을 알게 될지 모른다. 단식으로 제2형 당뇨병을 치유하거나, 고혈압을 해결하거나, 놀라운 속도로 약을 끊는 사람이 많은 이유도 이 때문이다. 우리 아버지가 그런 경우다.

남편과 내가 단식으로 성공하는 모습을 보고 아버지도 한번 해 보기로 했다. 아버지는 당 섭취량을 줄였고(엄마 말에 의하면, 못해도 일주일에 한 번은 아이스크림이나 쿠키를 드신다지만) 빵, 파스타, 감자를 덜 먹었다. 아버지는 아침 식사를 거의 매일 거르고 간식을 줄이는 쉬운 단식을 실천해 첫 달에 약 7kg을 감량했다.

3주쯤 지나자 아버지는 너무 어지러워서 운전을 그만둬야 했다. 그는 의사를 방문해 현기증을 호소하며 단식 중이라고 말했다. 그리고 의사에게 살이 빠졌고 혈압이 내려갔지만, 여전히 처방받은 혈압 약을 복용 중이라고 설명했다.

의사는 단식을 즉시 중단하고 계속 건강한 음식을 적은 양으로 먹으라고 말했다. 의사는 회전성 어지럼증이 발생할 가능성이 매우 크다고 생각해 다른 약을 처방하고 해당 전문의를 찾아가 보라고 제안했다.

엄마는 아버지가 걱정되었지만, 의사의 회전성 어지럼증 진단에 회의적이었다. 남편에게 난생처음 회전성 어지럼증이 생긴 것이 의심스러웠다. 그녀는 단식과 식단 변화로 어지럼증이 생겼을 가능성이 더 크다고 느꼈다. 결국 엄마가 옳았다. 단식과 함께 탄수화물이 적은 식단을 섭취한 지 3주 만에 아빠의 혈압이 빠르게 내려갔다. 이는 그가 현재 필요 이상으로 많은 약을 먹고 있으며, 그 때문에 어지럽다는 의미였다. 아버지는 혈압 약을 반으로 줄이고 새로운 식습관과 단식을 계속 실천했다. 그 다음 주에 어지럼증이 사라져 어지럼증 전문의와의 약속을 취소하기로 했다. 그는 어지럼증 약도 복용하지 않고 약장에 보관했다.

그 후 몇 주 동안 하루에 세 번 혈압을 세심하게 관찰하고 몇 kg 더 줄이고 나서 그는 혈압 처방전을 완전히 폐기했을 뿐 아니라 20년 만에 처음으로 103kg으로 감량할 수 있었다.

아버지는 어떻게 이런 인생 역전을 이룰 수 있었을까? 처음부터 강력한 목표를 세웠기 때문이다. 아버지는 세상 무엇보다 스키 타기를 좋아하지만, 고혈압과 과체중 때문에 여러 해 동안 슬로프를 타지 못했다. 그는 내심 100kg 이하로 체중을 줄인다면 스키를 타러 가겠다고 생각했다. 지금 그는 스키 여행을 계획 중이다!

- **단식하면 병이 날 것이다.** 정반대다! 단식은 심장병, 암, 제2형 당뇨병, 고혈압의 위험을 낮출 수 있다.

- **단식하면 혈당이 곤두박질친다.** 인체는 혈당 수치를 훌륭하게 조절하므로 몸이 부정적인 저혈당 반응을 보일 가능성은 거의 없다.

- **단식하면 대사가 느려질 것이다.** 단식을 한다고 해도, 심지어는 3일 동안 단식한다고 해도 대사 속도가 느려진다는 것을 입증한 연구는 없다.

- **배고파 죽을 것이다.** 내가 가장 좋아하는 항목이다! 식사를 걸러 본 적이 있는가? 어떤 일이 생겼는가! 당신은 죽지 않았다. 이 책을 읽고 있으니까.

당신을 위한 목표를 정하라

목표를 설정하는 습관을 잊었다면, 예전의 실력을 발휘할 때다.

목표를 세울 때 많은 사람이 다른 사람을 끌어들이는 경향이 있다. 이들은 6학년생 자녀가 이번 학기에 우등상을 탄다거나, 연말에 배우자의 연봉이 인상된다는 목표를 정한다. 다른 사람들을 돕느라 너무 바빠서 자신이 정말로 무엇을 원하는지 잠시 잊어버린 걸까?

지금은 당신을 위한 시간이다. 당신이 이 책을 읽는 이유는 단식하면 몸과 마음, 삶이 어떻게 바뀔 수 있는지 알기 위해서다. 우선 단식으로 무엇을 얻고 싶은지 결정하라. 무엇이든 답이 될 수 있다.

단식을 처음 시작할 때 내 목표는 단 하나였다. 다시 매력적인 사람이 되고 싶었다!

18세 이후로 40대 중반에 단식을 시작할 때까지 나는 내 몸에 만족한 적이 없었다. 그때 이후로 나는 투피스 수영복을 입지 않았다. '내 허영심 이었을까? 아무렴 어때?' 나는 나를 위해 단식을 했고, 내 허영심이 나로 하여금 목표를 향해 달려가게 했다. 몇 달 후 나는 88kg(14kg 감량)까지 빠져 투피스 수영복을 입었다. 20여 년 만에 내 자존감이 상승했다.

목표는 각자의 욕구와 필요에 따라 다르며, 단식을 성공시키는 데 매우 중요하다. 목표 달성에 시간이 걸리거나 스트레스가 있을 수도 있지만, 가치 있는 것은 결코 쉽게 얻을 수 없는 법이다. 단식 기술을 운동시키고, 쉽게 하고, 키워야 하는 근육이라고 상상해 보라. 근육 운동이 잘되는 날이 있는가 하면 그렇지 않은 날이 있다. 운동이 힘들어질 때 목표에 집중하는 것이 중요해진다. 연이어 힘든 날을 보내고 '이것이 가치 있는 일일까?'라는 질문을 할 때 목표를 떠올리면 당신이 단식을 왜 시작했는지(그리고 당신이 그럴 자격이 있다는 사실을) 상기하게 될 것이다.

목표는 변한다

단식하면서 내 목표는 바뀌었다. 단식에 대한 자신감이 높아지고, 새로운 기술들을 배우고, 체중을 더 줄이면서 남편과 열한 살짜리 딸을 따라가기가 훨씬 더 쉬워졌다는 걸 깨닫기 시작했다. 몇 년 동안 나를 괴롭히던 알레르기와 수시로 앓던 호흡기 감염, 기관지염이 멈추었다. 호흡기 질환 때문에 끊임없이 약을 먹지 않아도 되었다. 이틀에 한 번씩 찾아왔던 두통이 멎었다. 치아까지 건강해져 치과의사가 놀랐다.

몸 상태가 좋아지고 10대 이후에 보지 못했던 수치를 보는 일(전보다 체중 감량에 들인 노력이 적었음에도)은 당황스러운 경험이었다. 하지만 나는 가능성을 깨닫고 훨씬 더 도전적인 목표를 세웠다. 신체 구성(근육 대비 체지방 비율)이 체중만큼 건강에 중요하다는 것을 알고 체지방 비율을 5% 줄여야겠다고 결심했다.

가끔 부침을 겪을 수 있으니 동기를 부여하는 데 도움이 될 매우 구체적인 목표 하나를 정하기 바란다. 목표가 하나 이상이라 해도 두 개를 초과해서는 안 된다. 분명히 많은 것을 성취하고 싶겠지만, 가장 중요한 목표 한두 가지에 집중하면 원하는 것을 놓치지 않고, 당황스러운 상황을 피하는 데 도움이 될 것이다. 놀랍게도 작은 목표를 몇 개 달성하면 다른 소망들도 결실을 보기 시작할 것이다. 예를 들어 당화혈색소 수치를 7%(당뇨병)에서 6%(당뇨병 전단계)로 낮추는 것이 당신의 목표일 수 있다. 덤으로 예상치 못하게 끊임없이 성가시게 했던 발가락 저리는 느낌이 멈출 수 있다. 혹은 갑자기 헉헉거리지 않고 계단을 올라갈 수 있게 된다.

목표는 분명하고 구체적이며 확실해야 한다. 예를 들어 '몸을 더 움직이겠다'는 분명하지 않은 목표이고(이러면 도대체 어떻게, 언제 움직이나?) '5km를 걷겠다'는 분명한 목표다.

| 단식하기 전에 사람들이 정한 목표들 |

- 제2형 당뇨병 약에서 해방되기
- 고등학교 동창회에 새 드레스 입고 가기
- 철인 3종 경기 완주하기
- 체질량 지수 줄이기

- 고무줄 바지 사지 않기

- 임신하기

- 자주 아프지 않기

- 혈압 약 끊기

- 발볼이 넓지 않은 하이힐 신기

- 개와 1마일(1.6km) 산책하기

- 편두통에서 해방되기

- 일에 더 집중하기

- 손주들과 놀기

- 일정량의 체중 줄이기

명확한 목표를 정했다면 세 군데에 적어 두기 바란다. 목표를 종이에 적어 사무실 책상의 맨 위 서랍에 보관하거나, 집에 있는 거울에 끄적여 놓거나, 휴대폰에 입력하거나, 컴퓨터 바탕화면으로 만들 수 있다. 목록을 볼 때마다 큰 소리로 세 번 읽으면서 각 목표에 '나는 ~할 거야'라는 말을 추가한다. 속으로 조용히 읊조려도 된다.

흔히 우리는 원하는 것을 '하루만 더 있다가'라며 접어 두고 '하루만 더'가 몇 달, 몇 년이 되어 버린다. 하지만 목표를 마음에 새기고 매일 상기하면 목표를 굳히는 데 도움이 될 것이다.

메건 라모스

목표를 세우기만 하면 안 된다. 목표 달성을 위한 계획을 세웠으면 끝까지 실천해야 한다. 그렇다면 우리가 벌떡 일어나 꿈을 실현하기 위해 행동하게 해 주는 원동력은 무엇일까? 동기다. 동기는 뭉그적거리던 우리를 진취적으로 만드는 힘이다. 보건 교육자로서 내가 동기를 부여하는 방법을 설명하겠다.

무엇이 동기를 부여할까?

동기에는 내적 동기와 외적 동기 두 가지가 있다. 동기란 사람을 내적으로 자극하는 것이며, 특정한 일을 수행하려는 욕구가 개인의 신념 체계와 일치한다는 의미다. '매력적인 사람'이 되고 싶다는 이브의 욕망은 내적 동기의 한 예다. 다른 예로는 '몸 상태가 좋아지고 싶다', '활력을 찾고 싶다', '제2형 당뇨병 위험을 줄이고 싶다' 등이 있을 것이다.

외적 동기의 경우에는 자극이 우리의 외부에서 온다. 그 결과가 우리에게 득이 될지라도 말이다. 외적 동기의 전형적인 예는 돈이다. 이 경우, 이는 의료 비용을 절감하거나 직장에서 보다 집중적이고 효율적으로 업무를 수행하는 것을 의미할 수 있다. 목표와 그 숨은 동기는 목표를 설정한 사람들만큼이나 상대적이고 역동적이어서 그 목적이 외적이든 내적이든 상관없다. 중요한 것은 그 목표가 당신에게 강력하다는 점이다.

교육자로서 고객 한 명 한 명을 대하면서 나는 무엇이 그들에게 동기를 유발하는지 알아내려고 한다. '그들이 아프고 지쳤다고 느끼기 때문일까? 아프고 지치는 이유는 약값을 대느라 애쓰기 때문일까? 혹은 그저 몸 상태가 다시 좋아지기를 원할까?' 나는 내가 상담하는 모든 사람을 살펴 무엇이 그들을 행동하게 하는지 알아내는 데 시간을 보낸다. 그것을 알고 나면 치료 기간 내내 나는 그것을 그들의 의욕을 북돋는 지렛대로 사용한다.

때때로 동기와 라이프스타일이 일치하지 않는 고객들도 있다. 예를 들어 한 여성은 살을 빼서 가족과 더 많은 시간을 보내고 싶다고 말했다. 안타깝게도 그녀는 식사 시간에만 가족과 함께한다고 말했다. 그런데 식사를 거르겠다고? 나는 그녀와 함께 가족과 시간을 보낼 다른 기회를 찾았고, 몇 달 후에 그녀는 단식 습관을 굳혔다.

나쁜 습관과 힘든 시기 극복하기

체중을 줄이겠다는 바람과 의욕은 나쁜 습관이나 예상치 못한 일 때문에 종종 틀어질 수 있다. 일상이 안정적이면 단식을 무사히 진행하고 당 섭취에 주의를 기울 수 있다. 하지만 삶이 혼란스러울 때 우리는 뿌리 깊은 오래된 식습관에 다시 빠지는 경향이 있다.

그래서 고객의 변화를 이끄는 동기가 무엇인지 알아내는 것이 내게 매우 중요하다. 예를 들어 어떤 고객이 손주들이 커 가는 모습을 보기 위해 건강을 개선하려고 한다면, 나는 그 동기를 좋은 수단으로 삼아 그가 의욕을 잃지 않고 초심을 유지하도록 돕는다. 그 고객이 손자들을 돌볼 때 기운이 넘친다고 말한다면, 나는 그들에게 그 동기를 상기시켜 단식과 목표를 긍정적으로 연관시키도록 돕는다.

나는 두 가지 도구를 사용해 스스로 동기를 부여한다. 첫 번째 도구는 내 21번째 생일에 마이애미 해변에서 비키니를 입고 친구들과 찍은 사진이다. 내가 이 사진을 가지고 다니는 이유는 (내가 행복과 건강이 목표라고 말하듯이) 이브처럼 나도 멋지게 보이고 싶기 때문이다. 이걸 내가 부끄럽게 여길까? 천만에! 나는 제2형 당뇨병으로 진단된 혈액검사 결과지도 가지고 다닌다. 지난 9년 동안 나는 우울한 날에 대형 피자 한 판을 혼자서 다 먹지 않기 위해 소름 끼치는 이 종이를 수십 번 사용했다.

| 동기를 부여하는 쉬운 방법 |

- 온라인에 접속해 단식으로 체중 감량과 건강이라는 목표를 달성한 사람들의 증언을 읽어 본다.
- 관련 팟캐스트를 듣고 가장 자극을 주는 내용을 저장해서 좀 더 특별한 자극이 필요할 때 다시 듣는다.
- 단식에 관한 책을 읽고 자신을 더욱 분발하게 하는 내용을 적어 나중에 다시 본다.
- 단식하는 이유를 적어서 갖고 다니면서 스트레스가 많아 단식을 중단하고 싶은 날 읽는다.
- 과거의 혈액검사 결과지를 지니고 다니면 끝까지 버티는 데 도움이 된다.

목표가 희미해진다면

몇 년 전 나는 아주 초기 단계의 자궁 경부암을 진단받았다. 다행히도 최소한의 치료만 필요해서 3개월 후에는 나쁜 꿈을 꾸고 난 것 같았다. 하지만 당시에는 그야말로 현실이었고 너무 무서웠다. 내 목표가 충분한 동기를 제공하지 못할 때면 나는 암울했던 그 시절에 느꼈던 감정을 떠올리며 매우 많은 암이 비만과 관련 있다는 점을 생각한다.

고객들과 이 전략을 공유하기 시작한 후 나는 아주 많은 경우에 두려움이 그들의 동기를 자극했다는 사실에 놀랐다. 그들은 암 진단은 아니더라도 가벼운 가슴 통증이나 당뇨병 전단계라는 진단, 그리고 유전 질환으로 병원에 가게 될까 봐 걱정했다. 예를 들어 로즈라는 이름의 고객이 그녀의 고관절(엉덩이 관절)과 관련해 끔찍한 의학적인 공포를 겪은 후에 우리를 찾아온 적이 있다. 49세의 로즈는 160cm에 82kg이었다. 그녀는 전고관절 치환술(Total hip replacement: 엉덩이에 다리와 골반이 만나는 관절을 인공관절로 바꾸는 수술 – 감수자 주)을 받았고, 길고 고통스러운 회복 기간 동안 최고 91kg까지 체중이 늘었다. 수술 4개월 후에 로즈는 스트레칭을 하다가 엉덩이 관절 소켓이 빠졌다. 전문의가 다시 집어넣을 수 있었지만, 그는 그 과정이 매우 어려웠다고 말했다. 그녀가 "왜죠?"라고 묻자 그는 무뚝뚝하게 대답했다. "음, 키가 작은 데다 체중이 많이 나가서요."

로즈는 다시는 엉덩이 문제로 고생하고 싶지 않아 현재 케토 식단을 따르며 가능할 때 36시간 단식을 하고 있다. 그녀는 72kg까지 줄였고 9~11kg 더 뺄 생각이다. 무엇보다 엉덩이 문제가 더는 발생하지 않아 정형외과 의사가 기뻐한다고 한다!

고객들이 목표를 잊고 있을 때 내가 그들에게 제공하는 또 다른 도구는 시각화다. 우리는 목표를 이루었을 때 실제로 일어날 만한 긍정적인 사건들을 시각화할 수 있다(예를 들어 가족과 더 많은 시간을 보낸다거나, 투피스 수영복을 입고 해변에 누워 있는 모습). 의사가 우리에게 제2형 당뇨병 진단을 받았다는 소식을 전하는 장면처럼 부정적인 결과를 시각화할 수도 있다. 행복한 상상을 하든 슬픈 상상을 하든 시각화를 하면 감각과 감정이 강력한 방식으로 작용해 계속해서 목표에 집중하는 데 도움이 된다.

과거의 내 혈액검사 결과를 볼 때 숫자만 나를 자극하는 것이 아니다. 나는 그 결과를 받았을 때 내가 어떻게 느꼈는지 기억하려고 애쓴다. '나쁜 소식을 전하는 의사의 얼굴이 어떻게 생겼었지? 의사가 전하는 실망스러운 소식을 듣고 어떤 느낌이 들었지?' 등골이 서늘하고 눈물이 핑 돌았다는 것을 내 몸은 아직도 기억한다. 프레첼 한 봉지를 먹고 싶을 때 단식을 포기하지 않으려면 이걸로 충분하다.

우선순위 정하기

내가 고객들과 실랑이를 벌이는 가장 큰 이유 중 하나는 그들이 목표가 너무 많고, 그래서 준비가 안 된 상태에서 서둘러 단식 프로그램을 시작하려고 하기 때문이다. 예를 들자면 그들은 68kg을 감량하거나, 약을 끊거나, 제2형 당뇨병을 고치거나, 가족력이 있는 알츠하이머병을 피하려고 할 수 있다. 모두 훌륭한 목표지만, 아무리 열심히 노력한들 이 모든 걸 한꺼번에 이룰 수는 없다.

나는 고객들에게 다음 두 가지 질문을 해서 목표의 우선순위를 정하도록 돕는다. "당신이 무엇 때문에 먼저 죽을까요?"와 "당신의 단식 근육은 얼마나 강할까요?"이다. 대부분의 사람들은 제2형 당뇨병을 개선하려면 체중을 줄여야 한다는 것을 알고 있으며, 그렇게 하면 매일 복용하는 약의 수가 줄어들게 된다. 그들이 이 병을 물리치지 못하면 대사 질환인 암과 알츠하이머병에 걸릴 위험이 커진다. 따라서 그들은 당뇨병으로 먼저 죽을 수도 있다. 무엇보다도 이 질병에 집중해야 하는 이유가 그 때문이다.

하지만 이 간절한 고객들은 24시간 단식처럼 강도 높은 단식에 뛰어들 수도 없고, 그래서도 안 된다. 그들 중 다수는 혈액검사 전 12시간 금식 말고는 단식이란 걸 해 본 적이 없으므로 곧바로 24시간 단식을 하기가 쉽지 않을 것이다. 우선순위에 따라 집중하면 된다. 그러면 조바심 많은 사람이 천천히 단식을 진행하는 데 도움이 될 수 있다. 예를 들어 일주일에 두 번 조식을 건너뛰는데, 이 경우 이틀 연속이 아니라 간격을 두고 두 차례 아침 식사를 거른 다음 빈도를 조금씩 늘려 나갈 수 있다.

이브가 말했듯이 나는 목표 목록을 적어 우선순위를 정하라고 권한다. 가장 성공한 사람들은 한 번에 한 가지 일에 집중하며, 한꺼번에 너무 많은 일을 하려고 하면 필연적으로 실패할 수밖에 없다는 것을 알고 있다. 건강을 걸고 모험하지 마라. 인내심을 갖고 일관되게 행동하라. 그러면 목표를 달성할 것이다.

집을 치우고 가족과 함께 시작하라

이브 메이어

당신의 목표는 확고하며, 어떤 음식이 에너지가 되고 어떤 음식이 계획을 망칠지 알고 있다. 어떻게 하면 성공할 확률이 가장 높을까? 그 해답 중 일부는 바로 편안한 집에 있다.

집 치우기

이제 사는 공간을 점검해 깨끗이 청소할 시간이다. 냉장고, 찬장, 자동차, 회사의 책상 서랍 등 어느 곳이든 1주일에 한 시간 이상 보내는 모든 장소를 점검하라. 먹지 않기로 한 달콤한 가공식품을 없애는 게 좋다. 먹음직스러운 이런 성가신 주전부리 음식들은 쉽게 손이 가서 우리가 깨닫기도 전에 마법처럼 입안에 들어와 있을 것이다.

주방부터 시작하라. 당신이 먹지 않기로 한 음식을 모두 찾아 24시간 이내에 없애라. 푸드뱅크에 기부할 수 있는 음식은 기부하고, 다른 음식은 가족이나 친구들에게 줘라. 그리고 음식을 귀하게 여기는 마음이 약해질 수는 있겠지만, 24시간 안에 음식을 기부할 수 없다면 버리기 바란다. 왜일까? 해롭다고 판단한 음식이 집에 오래 머물수록 입에 들어갈 확률이 높아지고, 목표를 하루 더, 일주일 더, 혹은 한 달 더 미루게 되기 때문이다.

주방과 식료품 저장실을 청소한 뒤에는 다른 방에서 그 과정을 반복해야 한다. 사탕 그릇이 보이는가? 치워라. 그 자리에 꽃이나 좋아하는 기념품을 놓아라. 그다음 가방과 배낭, 창고, 차, 차고의 음식들을 살펴볼 시간이다. 만일을 위해 쟁여 놓았던 음식들을 모두 치워라. 당신은 아마 이렇게 생각할지 모른다. 나는 웬만해서는 아이스크림을 먹지 않을 생각이지만, 어쩌다 한 번 먹을 수도 있잖아. 멀리 있는 차고의 급속 냉동실에 넣어 둔 아이스크림까지 버려야 해? 목표는 당신이 가끔 먹고 싶은 음식을 손에 넣기 더 어렵게 만드는 것이다. 5분 만에 차고에 있는 아이스크림 1갤런을 꺼내 먹는 것은 15분간 차를 타고 아이스크림 가게로 가서 한 스쿱 사 먹기보다 쉽다. 그런 수고를 겪는 사이에 아이스크림을 꼭 먹어야 하는지 생각하게 된다.

다른 사람들과 함께 살고 일하기

만약 당신과 식습관이 다른 사람들과 함께 산다면 그들의 음식을 없앨 수 없을 것이다. 하지만 상황을 좀 더 쉽게 만드는 방법도 있다. 냉장고와 식료품 저장실 등에 있는 음식들의 주인을 확실히 구분하라. 그들의 음식을 포일로 덮거나 간식 상자에 넣을 수 있다면 그렇게 하라. 눈에서 멀어지면 마음도 멀어진다!

당신의 음식을 앞쪽과 중앙에 두는 게 좋다. 장식용 그릇이나 보기 좋은 접시에 채소를 담아 냉장고에 보관하라. 속이 보이는 유리 용기에 건강한 식품을 담아 식품 저장실에 깔끔하게 정리하라. 음식 용기에 이름을 적은 라벨을 붙이고, 성취욕이 강한 사람이라면 주방에 화이트보드를 놓거나 며칠이나 일주일치 식단을 짜서 휴대폰에 기록하라.

다음은 직장을 살펴보자. 재택근무자라면 이미 뭘 해야 할지 알 것이다. 책상 서랍을 열어 감자칩, 그래놀라 바, 사탕을 버려라. 실제로 사무 공간에 있는 음식을 모두 없애라. 직장인이라면 직장의 공용 냉장고로 가서 남겨 둔 오래된 음식을 버려라. 어디든 챙겨 놓은 간식이 있다면 모두 버려라. 화장실 가는 길에 휴게실에 있는 프레첼을 항상 먹는가? 화장실 갈 때 다른 길로 가라. 다음 내용에서는 간식을 건너뛰는 것이 중요하다고 설명하고 그 방법을 알려 줄 것이다. 하지만 우선은 새로운 습관을 들이는 것이 단식에 성공하는 데 가장 중요하다는 점을 숙지하라.

가족을 한 팀으로 만들기

당신이 룸메이트나 아이들, 파트너 없이 혼자 산다면 축하한다. 이 단계를 건너뛰어도 된다!

나는 아직도 더없이 행복했던 싱글 시절을 기억한다. 아이 없이 지내고, 침대를 넓히고, 주말에 10시까지 자고, TV 리모컨을 내 맘대로 눌렀던 날들! 그러다가 일이 터졌다. 결혼하고, 딸이 생기고, 이혼하고, 사랑에 빠지고, 다시 결혼하고 그리고 강아지가 생겼다. 우리 중 많은 사람이 룸메이트, 배우자, 친구, 부모, 아이들 또는 다른 조합의 사람들과 일상을 공유하며 함께 산다.

가족은 거의 항상 삶의 전반적인 영역에 영향을 미치며, 그들은 당신이 언제, 무엇을 먹을지에 큰 영향을 줄 수 있다. 이제 당신이 식습관에 변화를 주기로 했으니 그들에게 이 계획을 전달하고, 그들의 지원을 요청하며, 때에 따라 그들에게 단식이라는 여행에 동참하자고 권하는 일이 필요하다.

파트너가 당신이 선택한 식습관을 이미 실천하고 있을지도 모른다. 어쩌면 그들이 건강한 음식을 먹거나, 간식을 먹지 않거나, 간헐적 단식을 할 수도 있다. 그렇다면 당신이 식습관을 바꾸겠다고 말할 때 그들은 지지의 미소를 보낼 것이다.

함께 살지만 생활이 다르고 학업이나 다른 일정들 때문에 함께 식사할 기회가 거의 없는 가족도 있다. 그런 상황이라면 가족의 허락을 받지 않아도 된다. 하지만 함께 사는 사람들과 매일 한 끼라도 같이 먹는다면 그들과 상의해야 할 것이다. 단식하겠다는 결정은 매우 개인적인 것이지만

(그리고 당신은 단식할 권리가 있다) 문제나 이견이 생길 수 있으니 대비하는 게 최선이다.

가장 가까운 사람은 대개 파트너이기 때문에 아마도 그 또는 그녀와 새로운 식사 계획을 의논하는 것이 가장 좋을 것이다. 단지 그것이 드라마틱할 필요는 없다는 것을 기억하라. 단식을 시작할 때는 그저 단식이 어떤지 알아보는 단계이므로 파트너에게 평생 이틀에 한 번 단식할 거라고 선언할 필요는 없다. 그보다는 단식을 시작할 때 그렇듯이 천천히, 부드럽게 대화를 시작하라. 당신의 목표가 무엇이고, 그 목표를 어떻게 달성할 계획인지 그리고 상대로부터 구체적으로 어떤 지원이 필요한지 말하라. 다음은 두 가지 예다.

"프랭크, 혈당을 좀 더 건강한 수준으로 낮추고 싶어서 간식을 덜 먹으려고 해. 가게에서 간식을 덜 살 계획이야. 당신이 꼭 먹고 싶은 간식이 있다면 말해 줘."

"수지, 내가 살을 빼려고 주중에는 아침을 건너뛸 생각이야. 아침에 변함없이 함께 커피를 마시고 나서 곧바로 출근 준비를 할 거야. 얼마간 주중에 아침을 안 먹어도 이해해 줄 거지?"

당신의 새로운 식사 방식을 기꺼이 응원하는 파트너가 있는가 하면, 자신의 의견을 말하거나 더 많은 정보를 알고자 하는 파트너가 있을 수 있다. 파트너의 걱정을 진지하게 받아들이고 충분히 답하라. 만약 그들이 당신이 대답할 수 없는 음식이나 단식에 관해 질문한다면, 모르지만 곧 알려 주겠다고 말하라. 그런 다음 조사를 해서 알아낸 정보를 파트너와 공유하라. 우리가 운영하는 웹 사이트 FastingLane.com은 블로그와 기사, 팟캐스트로 들어갈 수 있어 유용하고 유익한 출발 지점이다(writinghouse.co.kr : 제이슨 펑 박사의 간헐적 단식에 대한 추가 정보 제공 – 편집자 주). 조사를 계속해야 할 것이다! 새로운 라이프스타일을 시작한 지 2년이 다 되어 가지만, 나는 아직도 며칠마다 새로운 지식을 배우고 있다.

파트너가 당신을 아끼는 마음에 걱정하는 것은 충분히 이해가 간다. 만약 몇 년 전에 내 파트너가 밥을 굶겠다고 말했다면 내 반응이 어땠을지 상상이 안 된다. 나는 그의 사고방식과 건강이 걱정되어 대사가 느려질 것이라고(그렇지 않다!) 경고했을 것이다. 나 역시 그랬겠지만, 파트너가 질문하고, 조언하고, 캐물어도 좌절하지 마라. 상대의 질문을 경청하고 누군가가 당신을 아껴 염려한다는 사실에 만족하라. 이를 아직 탐구하지 않은 답을 찾는 학습의 기회로 활용하라.

다음엔, 이러한 변화가 파트너에게 어떤 영향을 미칠지 생각해 보고 문제점을 해결하라. 아마도 당신이 가족의 식사 담당이지만 저녁을 며칠 거르고 싶을 수 있다. 파트너가 이 결정이 나머지 가족들에게 미칠 영향을 걱정하는 것은 타당하다. 그런 질문을 받기 전에 이를 예상하고 고민해 본 다음 양쪽 모두에게 도움이 되는 창의적인 해결책을 내놓아라. 다음의 예를 보자.

"나는 당분간 주로 화요일 저녁을 거르려고 해. 월요일에 충분한 양을 요리해 놓으면 화요일 저녁까지 먹을 수 있을 거야. 화요일에 내가 강아지와 뛰는 동안 아이들과 저녁을 먹을 수 있겠어?"

내 예상에 당신의 파트너는 질문하고, 우려하며, 당신의 몇몇 방법에 동의하지 않고, 호기심을 가지며, 때로는 당신이 제안하는 변화에 반대할 것이다. 때로는 당신이 잘 설득해 파트너가 동참하기로 할 것이다. 이런 식이면 분명히 삶이 더 쉬워지겠지만, 그렇지 않다면 당신이 계획한 더 새롭고 더 건강한 요리를 맛보게 해 상대를 안심시켜라. 파트너에게 체육관에 같이 가거나 아침을 한번 걸러 보라고 말해 보라. 그들은 당신의 제안을 거절할 권리가 있으며, 파트너의 결정을 존중하는 것이 중요하다. 과체중이거나 체중과 관련한 질환을 앓고 있는 사람과 함께 산다면 얼마나 마음이 답답할지 안다. 당신은 아마 '해결책이 코앞에 있잖아!'라고 생각하고 있을 것이다. 하지만 우리는 파트너를 포함한 다른 사람에게 스스로 선택하지 않은 결정을 강요해서는 안 된다.

　　식습관을 바꾸는 동안 당신은 파트너로부터 친절한 대우를 받을 자격이 있다. 그들이 질문하는 것은 괜찮지만, 당신의 발전을 방해하는 것은 괜찮지 않다. 만약 당신의 파트너가 위에서 말한 과정을 거쳤는데도 비협조적으로 나온다면, 당신의 요구를 매우 분명하게 전달할 것을 제안한다. 이를테면 당신이 "내 건강을 개선하기 위해 바꾸는 거야. 당신의 사랑과 친절이 큰 도움이 될 거야"라고 말할 수도 있다.

　　과도기 동안 주변 사람들에게 인내심을 갖는 것이 중요하다. 변화하겠다고 마음먹은 사람은 그들이 아니라 우리다. 우리는 다짜고짜 파트너를 비판하는데, 많은 경우 이는 자신을 비판하는 습관이 우리에게 있기 때문이라고 나는 생각한다. 우리는 머릿속에서 들리는 잔인한 목소리로 파트너를 대우하기가 쉽다. 그러니 사랑하는 사람들에게 친절하게 말하라. 그러면 자신에게 친절하게 말하기가 더 쉬워질 수 있다.

메건 라모스

많은 부부가 함께 단식하기로 한다. 두 사람 모두 계획을 충실히 실행하고, 음식을 몰래 먹지 않고, 서로 감정적으로 지지해 준다면 이것이 유익할 수 있다. 하지만 부부(남녀)가 단식 라이프스타일을 함께 시작하기로 한다면 체중이 빠지는 양상이 매우 다를 수 있다는 점에 유념해야 한다.

단식에 있어서 남녀의 차이

내가 상담했던 여성 대부분은 시중에 나온 다이어트를 모두 시도해 본 사람들이었다. 제니 크레이그(Jenny Craig)든, 웨이트 워처스든, 해독 주스든 거의 모든 체중 감량법에는 한 가지 공통점이 있다. 칼로리를 줄이고 에너지 소비를 늘리는 데 초점을 맞춘다. 이 여성들은 계속되는 실패로 사기가 떨어졌을 뿐 아니라 BMR(기초대사율)이 최저다. 계속된 다이어트로 대사가 망가졌기 때문이다.

내가 처음 상담하는 남성들은 정반대다. 이 남성들은 10kg이나 20kg, 40kg 과체중일 수 있지만, 다이어트를 많이 시도하지 않았다. 그들은 체중 증가를 무시하거나 부정하기 때문에 여자 친구나 아내와는 달리 살을 빼겠다는 생각에 몰두하지 않는다. 그래서 그들의 대사율은 여전히 높다.

여성의 호르몬은 남성의 호르몬보다 더 복잡해서 호르몬 균형(단식으로 인해 촉진되는)을 이루기가 다소 까다롭다. 대사 수준이 엄청나게 다른 부부 그리고 단식을 함께 시도하는 남성과 여성은 체중이 빠지는 속도가 매우 다르다는 것을 깨달을 수 있다.

제이슨 박사와 내가 관찰한 바로는 단식을 시작하는 남녀는 다음과 같은 패턴을 보인다.

- **단식 1주** : 남성은 첫 36시간 단식 후에 체지방이 230g 빠진다고 예상할 수 있다. 여성은 약 113g이 빠질 것이다.
- **단식 2~4주** : 남성은 단식일(즉 36시간 단식)당 약 450g의 체지방이 빠진다.
- **단식 4~6주** : 여성의 대사율이 남성의 대사율을 따라잡아 단식일당 약 450g의 체지방이 빠지기 시작한다. 남성은 속도가 느려져 단식일당 약 230g의 체지방이 빠진다.
- **단식 6주 이후** : 남녀 모두 단식일당 약 230g의 체지방이 빠진다.

일반적으로 남성은 24시간 단식으로 체중을 더 많이 감량하는 데 비해, 여성은 같은 정도의 체중을 감량하려면 36시간 단식을 해야 할 수도 있다. 이로 인해 여성이 좌절감을 느낄 수도 있지만, 남성과 여성이 다른 방식으로 목표에 도달할 수 있음을 알고 기대치를 낮춘다면 속상하지 않을 수 있다. 남녀의 체중이 다르게 줄어들더라도 부부는 종종 다이어트와 단식을 따로 하기보다 함께 하는 게 더 쉽다는 것을 알게 된다. 배움을 잊지 말고, 항상 소통하라.

제이슨 펑

단식 중에 다른 호르몬 변화가 몇 가지 발생하는데, 그중 하나는 일반적으로 남성보다 여성에게 더 많은 영향을 미친다. 인간 성장호르몬, 즉 HGH(Human Growth Hormone)가 증가한다는 얘기다.

단식 상태에서는 몸이 HGH, 노르아드레날린, 코티솔을 더 많이 생산한다. '반대로 작용하는 호르몬'으로 불리는 이 세 호르몬은 음식으로부터 혈당을 얻을 수 없을 때 혈당을 증가시키는 데 도움을 준다. 뇌하수체에서 생산되어 수면 중에 분비되는 HGH는 아이들이 건강하게 성장하는 데 중요하지만, 성인이 근육량과 골량을 유지하는 데도 도움이 된다. 성인이 HGH가 충분하지 않으면 체지방이 더 많이 생기고, 골량과 근육량이 감소할 수 있다.

HGH는 단식 중에 훨씬 더 많이 분비된다. 실제로 1988년 연구에 따르면, 이틀간 단식하면 HGH를 5배 더 많이 생산할 수 있다! 이것이 남녀 모두에게 매우 유익한 이유는, 몸이 강하고 날씬하고 튼튼한 것이 근육과 골격이 빈약한 것보다 건강에 이롭기 때문이다. 하지만 근육 500g은 지방 500g보다 밀도가 높아서 많은 여성이 단식 후에 체중계 위에 올라간 후 바지의 맵시가 좋아졌는데도 체중이 전혀 줄지 않았다는 사실에 놀란다.

나는 남자들이 이 문제에 관심이 덜하다는 것을 발견했다. 그들은 체중계에 자주 올라가지 않는 경향이 있어서 체중에 크게 신경 쓰지 않는다. 실망감을 더 느끼기 쉬운 그들의 아내들은 그렇지 않다.

이 책을 읽고 있는 여성들에게 이렇게 말해 주고 싶다. 걱정하지 않아도 된다. 메건이 설명했듯이 시간이 흐르면서 여성은 남성과 같은 속도로 체중이 주는 경향이 있다. HGH 덕분에 결국 근육과 골량이 더 강하고 튼튼해져서 더 날씬할 뿐 아니라 더 건강한 몸이 된다.

CHAPTER

9

섹스, 임신 그리고 단식

메건 라모스

소화, 체중 증가, 지방 저장, 지방 연소, 근육 성장, 골량이 어느 정도는 호르몬에 의해 지배받는다면 '그' 호르몬은 어떨까? 무슨 의미인지 알아차렸을 것이다. 끌리는 사람과 함께 있을 때 혈관을 솟구치게 해서 번식을 성공시키는 호르몬? 단식 라이프스타일을 시작할 때 성생활을 보류하거나 임신의 꿈을 미룰 각오를 해야 할까? 천만의 말씀이다. 오히려 재충전된 리비도에 대비해야 한다. 그리고 우리는 임신 중에 단식을 권하지는 않지만, 단식은 임신의 토대를 마련하는 데 도움이 될 수 있다.

어떤 여성들은 단식으로 에너지가 고갈되어 성욕이 곤두박질칠까 봐 우려한다. 대개는 그 반대의 일이 벌어진다. 단식은 모든 호르몬 조절에 도움이 되기 때문에 단식하는 여성들은 실제로 성욕이 증가한다고 느낀다. 단식은 질 수분도 증가시켜 많은 여성이 전보다 섹스를 더 즐기도록 돕는다.

하지만 이런 변화가 하룻밤 사이에 일어날 거라고 기대하지는 마라. 매일 아침을 거르든 일주일에 두 번 36시간 단식을 하든 꾸준히 단식하면 첫 3개월 이내에 긍정적인 효과가 나타난다. 핵심은 꾸준함이다. 단식을 규칙적으로 실시하면 호르몬 수치가 안정되는 데 도움이 되지만, 단식을 하다가 말면 호르몬 수치가 변덕을 부릴 수 있다.

단식으로 성욕이 감소하는 여성들도 있지만, 이는 드문 일이며 보통은 식사하는 날에 식이 지방(아보카도, 올리브유, 코코넛유, 지방이 많은 생선과 같은 천연 지방 공급원)이나 나트륨을 섭취하지 않아서 영양소가 결핍된 탓이다. 보통 성욕은 나트륨 수치가 회복되면 돌아오거나 증가한다. 이 과정은 규칙 준수와 여성의 독특한 생리적 특성에 따라 4주에서 6주가 걸릴 수 있다.

나트륨 섭취량은 사람마다 매우 달라서 나는 식사할 때 취향대로 음식에 소금을 넣으라고 권한다. 단식하는 날에는 무설탕 피클 주스를 먹거나, 물에 소금을 넣거나, 혀에 소금을 한 꼬집 올린 후에 물을 마실 수 있다. 어떤 방법이든 효과가 있다. 우리는 하루 평균 1~3작은술의 소금이 필요하지만, 고혈압과 같은 특정 질환이 있다면 소금을 완전히 피해야 할 수도 있다. 항상 의사에게 확인하라. 그리고 소금 섭취가 성욕에 아무런 영향을 미치지 않는다고 생각된다면, 적당한 양을 섭취하고 있는 게 확실하다!

제이슨 펑

성호르몬과 단식의 상관관계를 실험한 연구는 거의 존재하지 않아 메건과 이브, 나는 개인적인 경험과 수년간 고객들을 치료한 경험만을 기초로 이야기할 수밖에 없다.

단식의 기분 좋은 이점 중 하나는 다낭성 난소 증후군(PCOS)과 같은 질환으로 불가능했던 임신이 가능해질 수 있다는 것이다. 인슐린 수치가 높으면 난소의 테스토스테론 생산이 증가해 결국 여러 개의 낭종(수분이 채워져 있는 주머니 모양의 혹-감수자 주)이 비정상적으로 성장한다. 단식하면 인슐린이 줄어 이 질환을 고치는 데 도움이 될 수 있다.

이 책의 머리말에 나오는 PCOS 환자 제니퍼는 단식으로 PCOS가 개선될 뿐 아니라 임신도 문제없이 할 수 있다는 것을 증명했다. 그래서 고객이 "임신하려고 노력 중인데 단식해도 되나요?"라고 물으면 나는 언제나 단호하게 "그럼요"라고 대답한다.

단식은 감량에 도움이 되므로 임신 중 발생할 수 있는 임신성 당뇨병과 고혈압과 같은 원치 않는 합병증을 예방하는 데도 도움이 될 수 있다.

그렇기는 하지만, 임신하기 위해 단식하는 여성은 생리 주기를 주의 깊게 관찰해 임신 사실을 알게 된 그 즉시 단식을 중단해야 한다. 임신 기간은 성장하는 시기인데, 단식은 성장에 필요한 영양분을 제한한다. 단식은 모유의 질에도 부정적인 영향을 미칠 수 있으므로 우리는 수유하는 산모들에게 단식하지 말라고 권고한다. 하지만 수유기에 시간 제한 식사, 즉 8시간 동안만 식사하고 간식을 먹지 않는 방식은 아무런 문제가 없다.

이브 메이어

당신은 아마도 '단식 책에서 웬 섹스 이야기?'라고 생각할지 모른다. 이 주제가 모든 사람에게 적절하지는 않을 것이다. 하지만 실제로 펑 박사와 메건의 고객들이 이 주제에 관해 많이 물어보고, 단식할지 말지 망설이던 절친한 나의 여자 친구들도 궁금해한다. 그들은 단식을 하면서 사랑을 나눌 에너지가 어떻게 충분할 수 있는지 알고 싶어했다. 그들은 또한 두통이 생겨 그런 분위기에서 흥미를 잃거나 기분이 엉망이 되지는 않을지 궁금해했다. 그리고 그들은 단식으로 호르몬이 과잉 반응해 더 감정적이 되거나 파트너와 싸우게 되지 않을까 물어보았다.

내가 정말로 섹시하다고 생각하는 남자가 남편이라는 사실에 나는 운이 좋다고 느낀다. 나는 단식하면 몸 상태가 안 좋아져 심술과 짜증이 날 것이라 생각했다. 전혀 그렇지 않다! 단식하면 에너지가 더 생긴다. 실제로 내가 처음으로 여러 날 단식을 시작하자 자주 기운이 넘쳐 잠을 잘 수 없었다. 음, 새벽 1시에 남편과 함께 침대에 말똥말똥 누워 있다면 뭘 해야 할까? 답을 알 것이다.

줄줄이 임신한 친구들

지금 알고 있는 것을 과거에도 알았더라면 처음 임신하기로 마음먹었을 때 나는 분명히 단식했을 것이다. 15년 전, 나는 몸무게가 136kg에 당뇨병 전단계였고, 한 달이 멀다 하고 아팠으며, 다낭성 난소 증후군을 앓고 있었다. 나는 아이를 건강하게 낳으려면 건강을 개선해야 한다는 것을 알고 있었기 때문에 비만에 대한 해결책을 찾기 위해 의사들을 방문했다. 나는 이미 모든 식이요법과 운동, 약물 치료를 시도했지만, 살은 점점 찌고 건강은 계속 나빠지는 암울한 결과만 낳았다.

무엇보다 아이를 갖고 싶은 마음에 나는 비만 대사 수술을 알아보자는 의사의 제안에 솔깃했다. 내가 선택한 랩 밴드(복강경 띠-역자 주) 수술은 체중을 꽤 많이 감량하는 데 도움이 되었다. 하지만 36kg을 감량했는데도 나는 여전히 당뇨병 전단계였고, 종종 아팠으며, 다낭성 난소 증후군도 낫지 않아 임신하기 위해 불임 전문의의 도움을 구해야 했다.

내 경험에 미루어 말하면, 내가 단식을 알고 이해했다면 의심의 여지없이 수술 대신 단식을 했을 것이다. 45세인 나는 단식 덕분에 더 이상 당뇨병 전단계가 아니며, 다낭성 난소 증후군의 고통에서도 벗어났다. 하루에 아홉 번 먹었던 30세 때보다 지금이 훨씬 더 건강하다.

나는 매주 온라인에서 임신 능력을 포함해 건강을 개선하기 위해 단식한 여성들의 이야기를 읽는다. 물론 단식은 만병통치약이 아니며, 불임은 복잡해서 여성마다 그 요인이 제각기 다르다. 단식이 전략으로서 항상 논의되는 건 아니지만, 나는 이 전략으로 많은 여성이 도움을 받는 것을 보았다.

CHAPTER

의사의 도움 받기

이브 메이어

24년 이상 나는 체중 문제를 극복하기 위해 의사들의 조언을 따랐다. 그들은 나에게 먹어야 할 음식과 먹지 말아야 할 음식을 말했다. 나는 말을 아주 잘 듣는 환자라서 최면요법, 폭식 재활 시설, 의사가 감독하는 체중 감량 프로그램, 칼로리 제한 식단, 매일 걷기, 성장호르몬 주사, 다이어트 알약, 그리고 비만 대사 수술 3회를 시도했다. 처음에는 항상 살이 빠졌다. 하지만 나는 언제나 배고팠고, 갈피를 못 잡았으며, 불만족스러웠다.

체중은 영락없이 다시 돌아왔고, 종종 훨씬 더 늘어났다.

수십 년 동안 나는 두 달 걸러 호흡기 질환을 앓았다. 나는 기관지염과 폐렴에 자주 시달렸다. 나는 당뇨병 전단계였고, 그래서 약을 먹기 시작했다. 나는 다낭성 난소 증후군이 있었기 때문에 비만 수술과 불임 전문의의 도움 없이는 임신할 수 없었다. 나는 항생제와 스테로이드를 자주 복용했다. 나는 적어도 이틀에 한 번꼴로 두통에 시달렸다. 치과 의사는 내가 정기 검진을 받고 치아를 잘 관리했는데도 왜 충치가 생기는지 알지 못했다. 그러는 동안 나는 내가 단순히 면역 체계가 손상된 병자라는 사실을 받아들였다.

그런데 몸이 좋아졌다. 의사들의 조언을 듣지 않자 건강이 개선된 것이다.

조금 뒤로 물러나 무슨 말인지 설명해 보겠다. 내가 알기로, 건강을 개선하려면 다른 사람의 도움이 필요하다. 특히 약을 먹거나 정기적인 치료가 필요한 질환이 있는 경우 의사도 그들 중 한 명일 수 있다. 하지만 의사의 식단 조언에 의문을 제기하는 것은 좋다. 자신의 직감을 믿는 것은 훨씬 '더' 좋다.

사실 많은 의사가 영양에 관한 한 끔찍한 충고를 한다. 의대 시절과 그 후 몇 년 동안 그들이 받은 영양학 교육이라고는 고작 몇 시간에 불과하다. 제이슨 펑이 증명하듯이 말이다. 당신보다 이 분야의 지식을 더 알지 못하는 사람의 손에 식단을 맡길 이유가 있을까?

생각해 보라. 형편없는 음식을 먹을 때 당신은 의사의 허락을 받거나 조언을 구하지 않았다. 케이크 두 조각을 먹을 때 의사에게 전화했는가? 간식을 먹거나, 휘핑크림을 얹은 그란데 바닐라 라떼를 주문하거나, 직장에서 두 번째 도넛을 먹거나, 패스트푸드점 드라이브스루 스피커에 주문하거나, 음식을 곱빼기로 먹거나, 하루 중 네 번째 식사를 할 때마다 먼저 의사의 허락을 얻었는가?

그러지 않았다. 당신은 확실히 그러지 않았다.

더 먹을 때 의사의 허락을 받지 않았다면, 식사를 걸러도 될지 의사에게 물어봐야 할까?

의학적인 이유로 단식하지 말라는 권고를 받지 않는 한, 정말로 그럴 필요가 없다.

정말로 의사와 상의할 결심을 했다면 단식이 일시적 유행이라는 말을 들을 준비를 하라. 이에 대한 나의 대답은 이렇다. 단식이 일시적 유행이라면 수천 년 동안 사람들이 행한 것으로 보아 확실히 어떤 저력이 있을 것이다. 덧붙여, 예상컨대 의사가 단식을 중단하고 칼로리 섭취량을 제한하라고 주장할 수도 있다. 이 방식으로 지금껏 효과를 보았는가? 아닐 것이다. 그러니 먼저 간식을 끊고 몸 상태를 관찰하는 게 어떨까? 그다음에는 한 끼만 굶어 보고 단식을 계속할지 생각해 보라. 의사의 조언이 꼭 필요하다고 생각되면, 예약하라. 하지만 건강과 관련한 구체적이고 중요한 정보나 서비스가 필요할 때만 의사를 찾기를 권한다.

│ **언제 의사를 찾아야 할까?** │

식습관을 바꾸고 단식을 시작할 때 의사를 찾아야 할 타당한 이유가 몇 가지 있다.

- 체중에 관한 진료 기록과 신뢰하는 의사의 책임이 필요할 때

- 단식 중에 관리해야 할 당뇨병, 고혈압 또는 다른 질병들이 있을 때
- 음식과 함께 복용하기 때문에 조절이 필요한 약을 복용하고 있거나, 체중이 줄어서 복용량을 조정해야 할 때

병원에 가면 예약한 이유를 분명히 말하고, 어떤 행동을 했고, 어떤 결과가 나왔으며, 궁금한 사항이 무엇인지 말하라. 예를 들면 다음과 같다.

"가조스 박사님, 저는 2주 동안 하루에 다섯 번이 아니라 세 번을 먹었답니다. 1.8kg을 감량했고 혈당은 정상에 가까워졌어요. 메트포르민 복용량을 언제 줄여야 할까요?"

어떤가? 쉽지 않은가!

나는 의사가 아니다. 나는 20년 동안 실패했던 사람이고, 그 후 내 마음과 내 조언을 따른 후에 고통을 끝내고 성공했다. 단식이 당신에게 해답인지 내가 확신할 수 없는 이유는, 오직 '당신'만이 올바른 방법을 찾을 수 있기 때문이다. 당신이 시도했던 다른 방법들이 실패했다면 단식을 시도해야 할 확실한 이유가 있다고 나는 믿는다. 그리고 당신이 성공할 확률이 말도 안 되게 높다고 생각한다.

제이슨 펑

의사들이 잘하는 것이 있다. 약 처방일까? 그렇다. 수술일까? 그렇다. 영

양과 체중 감량? 이브가 말했듯이 대답은 '아니오'다. 나 같은 의사에게서 이런 자백을 듣고 좀 어리둥절할지도 모른다. 하지만 이는 의사가 받은 교육과 그들의 능력 범위가 어디까지인가에 달려 있다.

의학 교육은 10년 넘게 이어지지만, 영양이라든지 역시나 골치 아픈 문제인 체중을 어떻게 감량할 것인가에는 거의 관심을 기울이지 않는다. 학교마다 다르긴 하지만 의과대학의 표준 커리큘럼에는 필수 영양학 과목이 포함된다. 일반적으로 의과대학 4년 동안 체중 감량에 관해 10~20시간 배우지만《코스모폴리탄》최신 호 기사보다 나을 게 없다. 적게 먹어라. 더 움직여라. 하루에 500칼로리를 줄이면 일주일에 약 0.5kg의 지방이 빠질 것이다. 이는 연구 결과, 효과가 없다고 밝혀진 케케묵은 조언들이다.

토론토 대학과 로스앤젤레스의 캘리포니아 대학에서 의학 교육을 받을 때 내가 영양학 강의에서 주로 배운 것은 비타민 K의 대사 경로나 신장과 피부의 비타민 D 활성화 경로 같은 것들이었다. 이런 것을 영양학 수업으로 여길지 모르겠지만, 이는 생화학에 훨씬 더 가깝다. 우리는 괴혈병(비타민 C 결핍증. 수 세기 전 배 위에서 거의 평생을 보낸 남성들 사이에서 흔했다)과 펠라그라(비타민 B3 결핍증) 같은 질병에 대해서도 알게 되었다. 괴혈병에 관한 지식은 시험 볼 때 확실히 유용했지만, 내가 마지막으로 괴혈병 진단을 내린 사람은, 음, 아무도 없었다. 아마도 내가 카리브해의 해적이 아니라 현대의 의사이기 때문일 것이다.

의사로서 말하자면, 대부분의 고객은 다음과 같은 것들을 궁금해한다. '탄수화물을 더 먹어야 할까? 탄수화물을 더 적게 먹어야 할까? 지방을 더 많이 먹어야 할까? 지방을 덜 먹어야 할까? 당이 안 좋을까? 얼마나 자주 먹어야 할까? 살을 어떻게 빼지?' 대부분의 의과대학은 대다수 헬스클럽이나 체육관보다 이러한 실제적인 영양 문제에 대한 교육을 덜 제공한다. 물론 모든 의대생은 비만이 제2형 당뇨병이나 대사 증후군과 같은 대사성 질환에 지배적인 역할을 하기 때문에 심장병, 뇌졸중, 암, 신장병, 실명, 신체 절단의 위험을 높인다는 것을 안다. 하지만 이것들은 '질병'이므로 의사들은 질병의 근본 원인을 제거하는 해결책을 제공하기보다는 약물과 수술로 치료하도록 교육받는다.

의대를 졸업하면 달라질까? 그렇다. 더 나빠진다. 전문의 교육과 인턴십, 레지던트, 펠로우십이 의과대학 이후 5년 동안 이어지며 이 기간에 영양학 교육을 위한 공식적인 커리큘럼은 없다. 이때 의사들은 체중 감량이 자기들과는 아무 상관이 없다는 것을 알게 된다. 웨이트 워처스와 제니 크레이그 그리고 잡지에 맡겨라. 이렇게 하는 건 진정한 의학이 아니다.

그렇다면 체중 감량에 관해 의사와 이야기해야 할까? 배관공에게 사랑니를 빼 달라고 하겠는가? 바리스타에게 시력을 측정해 달라고 하겠는가? 아니다. 의사가 영양과 체중 감량 전문가일 수도 있지만 그렇지 않을 가능성이 더 크다. 현재 특정 질환으로 의사의 치료를 받지 않는 한, 자신을 믿고 음식에 관해 현명한 결정을 내려라. 결국 당신의 건강이다.

CHAPTER

수치심 놓아 버리기

이브 메이어

내가 처음으로 스팽스 거들에 몸을 구겨 넣은 건 파리에서였다.

파리는 특대형 치수를 입는 여자에게 이상한 곳이다. 나는 회의에 참석하기 위해 그곳에 갔고, 여성 청중들은 젊고, 세련되며, 무엇보다도 깡말랐다. 이 멋진 피조물들은 아름답고 건강해 보였지만, 나는… 음, 나는 그렇지 않았다. 스팽스 거들에 109kg의 몸을 구겨 넣은 나는 딴딴히 포장된 거대한 소시지처럼 느껴졌다.

전 세계 여성들은 스팬스를 입으면 울룩불룩한 군살이 가려지는 동시에 신체 이미지 문제가 해결될 수 있다며 이 거들을 칭찬했다. 나는 여성들이 최고라고 느끼고, 최고로 보이도록 돕는 사업을 시작한 이 회사의 창업자이자 CEO를 존경하지 않을 수 없었다. 하지만 나는 너무 창피해 옷가게 탈의실에서 스팬스를 입어 보지 못하고, 강의하기 전에 호텔 방에서 처음 입어 보았다. 그리고 8분 동안 계속 고통스러웠다. 알고 보니 내가 너무 작은 치수를 산 것이었다.

나는 윗부분의 밴드가 계속 말려 내려간다는 사실을 무시하려고 애썼고, 치마를 껴입으면서 숨을 쉴 수 있다고 나에게 말했다(숨을 쉴 수 없었다). 하지만 나는 내 속마음을 알고 있었다. 나는 곧 매력적인 프랑스 사람들 앞에 설 참이었다. 그들은 바게트나 치즈 접시, 마카롱을 아무리 많이 먹어도 30g도 찌지 않을 것 같았다. 나는 성공한 작가이자 기업가였지만, 진심으로 부끄러웠다.

자존감 문제

자존감은 어려운 문제다. 한편으로는 세상에서 성공하고 자신감을 가질 수 있지만, 과체중이라는 수치심은 자아를 구석구석 파괴할 수 있다. 내가 그런 예다.

어렸을 때 부모님은 내가 놀랍고, 특별하며, 재능이 있고, 원하는 것은 무엇이든 이룰 수 있다고 말했다. 나는 훌륭한 교육을 받았고 학교의 웅변, 과학 프로젝트, 글쓰기, 사업 아이디어 대회에서 상을 탔다. 나는 마칭 밴드의 지휘자였고 라디오 방송국을 도왔으며, 고등학교 3학년 때는 '가장 혁신적인 학생'으로 뽑혔다.

대학 졸업 후 나는 이런저런 훌륭한 직업을 가졌다. 나는 내 청구서 비용을 스스로 지불하는 것과 그러고도 여윳돈이 남는 것을 굉장히 즐거워했다. 소도시에서 자란 소녀가 LA, 내슈빌, 뉴욕, 싱가포르, 일본을 여행했다. 그 과정에서 나는 회사를 차리고, 책을 세 권 썼으며,《포브스》로부터 소셜 미디어에서 다섯 번째로 영향력 있는 여성으로 인정받았고,《포춘》지 선정 500대 임원들과 함께 일했다. 나는 멋진 아이를 낳았고, 이혼을 견뎌 냈으며, 후에 꿈꾸던 남자를 만났다. 대부분은 내가 성공했고, 운이 좋고, 축복받았다고 여기겠지만, 나에게는 항상 남들이 부러워하지 않을 한 가지 문제가 있었다.

성인이 된 이후로 나는 거의 언제나 뚱뚱했고 아팠다.

나 같은 사람이 많을 것이다. 나는 20년 넘게 체중 문제와 만성질환을 극복해 보려고 노력했고, 그 시간 동안 마음 한구석에서 항상 내가 패배자라는 사실을 받아들여야 한다고 말하는 목소리를 들었다. 내 인생이 최고의 실패와 최고의 성공으로 갈린다는 것이 이해가 되지 않았다. 누구 못지않게 영리하고, 열심히 일하며, 사업과 사생활에서 장애물을 극복하고 성공을 거둘 수 있었던 내가 어째서 여전히 어디를 가도 가장 뚱뚱한 사람 중 한 명일까? 나는 답을 찾을 수 없었고, 그로 인해 자책감에 빠졌으며, 폭식을 일삼았고, 수치심과 자기혐오에 시달렸다. 그래서 나는 기쁨을 빼앗겼으며 내 감정을 분리하는 데 능한 사람이 되어야 했다. '나한테 뭔가 잘못이 있을 거야. 그렇지 않아?'

아니다. 내게는 아무 잘못이 없었다. 잘못은 부정확한 다이어트 조언에 있었다. 뚱보가 된 건 내 잘못이 아니었다. 새로운 인생으로 향할 때,

즉 단식으로 삶을 바꿀 때 비로소 수치심을 떨쳐 버릴 수 있다.

| 수치심 내다버리기 |

수치심을 버리는 일은 하룻밤 사이에 일어나는 과정이 아니며, 특별한 감정과 경험이 마음 깊이 도사리고 있을 수 있어 그걸 그냥 지나치려면 상당한 노력을 기울여야 할 것이다. 하지만 매일 몇 가지 행동을 하면 자신감을 북돋는 데 도움이 될 수 있다. 이 중 하나 또는 전부를 매일 실천해 보라.

1. 속으로 '과거는 과거다'라고 말하라. 건강하지 못한 습관이나 행동을 하려고 할 때마다 주문처럼 이 말을 반복하라.

2. 자신의 좋은 점을 다섯 가지 적어라. 아름다운 머리칼에서 촌철살인의 유머 감각, 동정심과 지성에 이르기까지 무엇이든 될 수 있다. 이 목록을 지니고 다니면서 매일 보고 계속 추가하라.

3. 매일 아침, 잠에서 깨면 그날 실행에 옮길 긍정적인 계획 한 가지를 말하라. 직장에서 할 일 목록을 완료하거나 좋은 엄마가 되기 위해 최선을 다하는 것처럼 간단한 일이어도 좋다. 이 계획을 착실히 실행하라.

4. 타인이나 세상을 위해 매일 한 가지 좋은 일을 하라. 나이 든 이웃을 들여다보거나, 줄 뒤에 선 사람에게 커피 한 잔을 사거나, 가장 맘에 드는 자선단체에 10달러를 기부하라.

5. 지원 네트워크의 한 사람에게 매일 전화하라. 많은 이야기를 하지 않아도 된다. 그냥 인사와 감사를 전하라.

6. 실수하더라도 자신을 꾸짖지 마라. 대신 웃어라.

7. 잠자리에 들 때 "나에게 고마워!"라고 큰 소리로 말하라.

제이슨 펑

비만이 반드시 수치심과 연결되는 이유는, 아주 많은 사람이 뚱뚱한 사람은 의지력이 약하고 성격에 결함이 있다고 믿기 때문이다. 비만이 거의 모든 다른 질병과 완전히 다른 이유는, 비만은 본인 탓이고, 의지가 박약하지 않았다면 뭔가 조치할 수 있었을 것이라는 무언의 비난이 있기 때문이다. 많은 의사 역시 비만을 수치스러워하는 풍조에 한몫하는데, 그럼으로써 환자의 체중 감량 의지를 한층 자극할 수 있다고 생각하기 때문이다. 나는 이 전략이 항상 당혹스럽다. 온 세상이 매일 그들에게 가하는 고통이 부족하단 말인가. 비만한 사람들은 신뢰받는 의료진에게 절대로 수치심을 느껴서는 안 된다.

무엇 때문에 비만이 증가했을까? 전에도 말했지만, 되풀이하겠다. '칼로리 인, 칼로리 아웃(CICO)' 모델 때문이다. 이 가설이 '모든 것이 칼로리 탓'이라고 말하는 것 같겠지만, 여기에 숨겨진 메시지는 '늘어난 몸무게는 모두 당신 탓'이다.

누군가가 유방암에 걸렸다면 유방암을 예방하기 위해 더 노력했어야 했다고 생각하지 않는다. 뇌졸중을 앓는 사람에게 거들먹거리며 '프로그램에 참여하라'고 말하는 사람은 아무도 없다. 하지만 '칼로리 인, 칼로리 아웃' 때문에 비만은 수치심을 유발하는 아주 독특한 질병이 되었다. 그럼에도 의료 기관과 정부, 많은 다이어트 '전문가'는 수십 년 동안 제공한 끔찍한 식단 조언의 책임을 회피하려고만 한다.

현재 주류가 된 '칼로리를 줄이고 더 자주 먹어야 한다'는 생각은 오늘날 미국 성인 인구의 약 40%가 비만(BMI > 30), 70%가 과체중이나 비만

(BMI>25)으로 분류되는 데 일조했다. 그러나 '칼로리 인, 칼로리 아웃'은 의사들과 대부분의 단체에서 지배적인 패러다임이기 때문에 비만의 위기는 현재 약한 의지력으로 인한 전염병으로 여겨진다. 오늘날 뚱뚱한 사람들이 느끼는 끔찍한 수준의 수치심을 생각해 보라.

이제 수치심을 떨쳐 내라. 과체중이나 비만은 당신 잘못이 아니다. 몇 년 동안 잘못된 정보를 습득했을 뿐이다. 하지만 곧 당신은 삶을 변화시킬 새로운 식습관과 생각, 생활을 시작할 것이다. 어서 빨리 그 방법을 알려 주고 싶다.

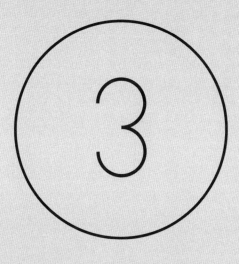

PART

3

단식 계획하기

CHAPTER

최대한 단순하게

이브 메이어

단식을 시작했을 때 나는 제대로 하는 게 하나도 없었다. 물론 단식 계획
은 효과가 있었다. 하지만 내가 견뎌 낸 감정적, 신체적 고통은 쓸모없는
것이었다. 책을 많이 읽은 탓에 선택지가 너무 많아 내 고민을 모두 해결
해 줄 요정이 있으면 좋겠다고 나는 생각했다. 물론 그런 일은 일어나지
않았고, 1년 동안 읽고, 연구하고, 노력하고, 실패한 후에야 비로소 나에
게 가장 잘 맞는 방법을 찾을 수 있었다.

솔직히 말하겠다. 나는 최소의 노력으로 최대의 보상을 받는 것을 좋아한다. 앞으로 내가 설명하는 방식대로 누군가가 나에게 단식하는 방법을 단순하게 알려 줬더라면 얼마나 좋았을까. 내가 요정은 아니지만, 단식에 점점 익숙해져서 자신의 리듬을 찾는 방법을 알려 줄 솔직하고 친한 친구로 의지해도 된다.

단순하게 단식하기

나는 알고 있다. 당신이 단식이 자신에게 맞는지 알고 싶어 한다는 것을. 그리고 마땅히 누려야 할 건강과 아름다운 몸을 얻기 위해 엄청난 돈과 시간을 소비하고 고통을 겪지 않기를 바란다는 것을. 당신 마음을 이해한다! 바로 이러한 바람과 최소의 노력으로 최대의 보상을 받으려는 인간의 욕구 때문에 우리가 단식을 고려하고 시도해야 한다.

왜일까?

단식이란 단순히 시간을 솜씨 있게 다루는 것이기 때문이다. 이 답은 오랫동안 찾아왔던 답이라고 생각할 수 없을 정도로 너무 하찮게 보인다. 하지만, 정말로 단식은 그런 것이다. 원하는 건강을 얻기 위해 식사 간격을 벌리는 것뿐이다.

아마 2kg을 줄여야 하는 사람도 있고 200kg을 빼야 하는 사람도 있을 것이다. 어쨌거나 나는 먹는 시간을 통제하는 것부터 시작해야 한다고 믿는다. 그러니 지금 바로 비용과 시간이 들지 않는 단식법을 택해 최소한의 노력으로 도움을 받을 수 있는지 알아보라. 게으른 건 괜찮다. 하지만 자신의 욕구와 바람, 꿈을 무시하는 건 괜찮지 않다. 당신은 가슴이 원하는 것을 누릴 자격이 있다. 당신이 그것을 열 열쇠를 쥐고 있다.

스트레스 없이 단식을 시작하는 가장 좋은 방법으로 내가 '간단한 단식'이라고 부르는 것이 있다. 이 방식은 단식할 때 노력이 거의 필요 없는, 게으른 단식이다. '간단한 단식'은 천천히 시작해서 단식 일정을 조절하는 방식이며, 원한다면 기간을 연장할 수 있다. 하지만 영원히 최소한의 노력만 들이고 싶다면 그래도 괜찮다.

지금쯤 당신은 이미 목표를 확실히 정했어야 한다. 이것이 이 과정에서 가장 중요하다. 그러지 않았다면 시간을 들여 이 과정에서 당신이 정말로 무엇을 얻고 싶은지 결정하라. 그런 후에야 '간단한 단식'과 함께 새로운 라이프스타일을 시작할 수 있다.

아주 많은 사람이 올바른 단식 일정을 선택하고, 식사를 언제 거르고 언제 먹을지 올바른 결정을 하는 데 스트레스를 받는다. 그들은 엄격한 규칙을 따르길 원하며, 정확히 무엇을 해야 하는지 알고 싶어 한다. 아마도 그들은 상반되는 단식 일정을 추천하는 기사와 블로그 게시물들을 읽었을 테고, 그래서 갈피를 못 잡고 있을 것이다. 나 역시 그랬다. 하지만 이 책에서 나는 다른 이야기를 할 것이다. 나는 '간단한 단식'으로 쉽게 시작하는 방법을 알려 주고 싶다.

본론을 얘기하자면, 모든 단식의 진정한 의미는 덜 자주 먹는 것이다. 단식은 각자 방식이 다를 수 있고, 저마다 해결책이 다르다. 그래서 당신에게 도움이 되는 방법을 찾아야 한다. 단식을 시작했을 때 나는 하루에 여덟 번 먹고 있었지만, 당신은 나보다 훨씬 덜 자주 먹을지 모른다. 그래서 누구나 각자에게 맞는 단식 방식을 찾을 수 있도록 다음 장에서 일련의 계획을 제공할 것이다.

나는 16/8 단식(8시간 동안만 먹고 16시간 동안은 단식한다는 의미), 36시간 단식(전일 단식), EF(Extended Fast: 32시간 이상의 장기 단식)와 같이 사람들이 다양한 단식 방식을 설명하기 위해 사용하는 단어들을 그리 좋아하지 않는다. 나는 짧고, 평범하고, 쉽게 이해할 수 있는 단어를 선호한다. 어떤 주제를 처음 접할 때 경험 많은 사람들이 사용하는 언어는 외국어처럼 들릴 수 있기 때문이다. 그러니 제발 조금 전에 읽은 문장만 기억하라. 단식은 단순히 덜 자주 먹는 것이다. 그리고 걱정하지 마라. 이 책의 마지막 부분에서 이 여행에서 마주칠 수 있는 많은 단식 용어의 의미를 알려 줄 테니까.

내가 유니콘을 보게 될까?

어떤 사람들은 단식할 때 행복감과 평화로움을 경험하거나 무지개, 환상, 아주 희한한 유니콘을 본다. 당신이 그런 사람 중 하나라면, 축하한다! 당신이 부럽기까지 하다.

농담은 그만하고, 많은 사람이 단식 후 몇 시간 안에 정신이 더 명료해지고, 집중력과 수면의 질이 향상하며, 에너지가 증가한다. 그렇지 않은 사람도 있고, 며칠이나 몇 주 단식을 한 후에야 이런 느낌을 받는 사람도 있다. 사람들은 굉장히 다른 방식으로 단식에 반응하므로 누구도 가장 좋은 일정을 말해 줄 수 없다. 단식을 시도해 보고 스스로 찾아야 한다. 이 책에서 소개하는 더 쉬운 방법들 가운데 하나를 실천해서 자신이 설정한 목표를 달성할 수 있다면 더 엄격한 단식은 필요 없을 것이다.

나는 우리가 살을 빼려면 겪어야 한다고 배운 고통과 박탈감에서 해방되었다. 나는 더는 그런 경험을 하지 않을 것이다. 나는 덜 자주 먹고 최소한의 노력으로 목표를 달성하고 유지할 것이다. 그렇다. 나는 여러분이 자신에게 친절하고, 단식에 발을 들이고, 무엇이 자신에게 맞는지 신중히 검토해 보고 해결책을 찾아야 한다고 권하고 있다. 나는 이제 건강한 몸을 갖게 되었고, 나 자신에게도 친절하다. 솔직히 말해, 내가 나의 유니콘이다!

메건 라모스

남편과 내가 몸매를 가꾸려고 했을 때가 기억난다. 나는 우리가 근육 운동을 하기에 딱 좋은 체육관을 찾았다. 내가 남편에게 말하자 그는 이렇게 대답했다. "메건, 우린 2년 동안 운동을 하지 않았어. 틀림없이 우리 둘 다 발가락에 닿으려고 몸을 굽히다가 허리를 다칠 거야. 대신 내일 아침에 일어나서 스트레칭을 해 보자고."

남편이 옳았다. 다음 날 아침 나는 스트레칭을 시작했고, 그 후 사흘 동안 몸이 아팠다. 하지만 집에서 몇 달간 근육 운동을 한 후에 체육관에 등록했을 때 나는 드디어 덩치 큰 남자들과 함께 역기를 들어 올릴 준비가 되어 있었다.

나는 이와 비슷한 방법으로 단식에 접근하기를 권한다. 단식은 근육을 발달시키는 것과 같으며, 다른 사람들보다 태생적으로 단식 근육이 더 강한 사람들이 있다. 단련이 안 된 근육이 있는가 하면, 회복이 빠른 근육도 있다. 단식 근육을 단련하려면 유연성이 있어야 한다. 그래서 이 책에 가장 쉬운 방식에서 가장 어려운 방식까지 망라했다. 당신에게 가장 잘 맞는 방식을 선택하라. 하지만 나는 곧바로 여러 날 단식하기보다는 쉬운 단식부터 시작하기를 권한다.

단식 근육이 얼마나 강한지를 결정하는 데는 많은 요인이 작용한다. 인슐린 수치가 높으면 견디기 어려운 배고픔이 계속될 수 있으며, 약물과 건강 문제(당뇨병 같은)로 여러 날 단식하는 것이 어려울 수도 있다. 우리의 습관도 영향을 미친다. 우리 중에는 일정상 하루 중 특정 시간에 식사해야만 하는 사람들도 있고(이 때문에 하루 동안 완전히 단식하는 것이 어려울 수 있다) 소중한 전통을 지키고 싶은 사람들도 있다. 괜찮다. 당신에게 맞는 방식이 있다.

두 가지 핵심 사항을 잊지 않는다면 단식 근육을 강화할 수 있다. 첫째, '간단한 단식'을 하면서 점차 목표를 높여 간다. 천천히 시작해서 매주 다르게 해 보라. 이렇게 서서히 접근하면 잠재적인 부작용이 줄어든다. 둘째, 단식 근육을 자주 사용하지 않으면 단단해지지 않으니 지속해서 단식하라. 1년에 4번 체육관에 가면서 근육이 생기지 않는다고 불평해서는 안 된다.

스트레스는 몸에 좋기도 하고 나쁘기도 하다. 스트레스가 과하면 해롭지만, 근육 성장을 돕는 스트레스도 있다. 이브와 다른 많은 사람이 단식할 때 이 같은 접근법을 사용하는데, 특히 단식을 생활 습관에 포함시키는 것에 대해 걱정하게 될 때 이런 접근법을 사용한다.

많은 사람이 일주일에 세 번 36시간 단식을 목표로 시작한다. 탈 없이 단식을 잘하는 사람들이 있지만, 이들은 예외다. 다른 대부분의 사람들은 우리의 조부모님들이 그랬듯이 간식 없이 하루에 세 번만 먹는 기본부터 시작해야 한다. 처음에는 이마저도 힘든 싸움처럼 느껴질 수 있다. 우리가 마치 방목하는 가축처럼 시도 때도 없이 자주 먹게 되었고, 요즘에는 식사보다 간식을 더 자주 먹는 경향이 있기 때문이다. 하지만 결국 끼니를 제때에 먹고 간식을 피하는 일이 아주 쉬워진다. 26세의 남자 고객이 이런 식으로 단식을 해서 원하는 것을 모두 얻었다. 대학원 시절에 14kg이 불었던 그는 질병이 생기지는 않았지만, 자신에게 불필요한 체중을 원치 않았다. 그는 간식을 끊고 아침을 거르기 시작했다. 3개월 만에 그는 불어났던 것만큼 체중을 줄였다.

한 끼 거르는 것이 어렵게 느껴질 수 있지만, 시간이 가면서 점점 쉬워진다. 더는 어렵게 느껴지지 않는다면 체육관에서 케틀벨의 무게를 늘리듯이 단식을 늘려야 할 때다. 몸이 음식보다 체지방으로 연료를 공급하는 데 적응하면서 단식이 점점 쉬워진다. 실제로 배가 고프지 않아서 단식한다는 사실을 잊어버릴 때도 있다.

단식을 돕는 음료

대부분의 사람들이 단식하는 동안에는 물만 마셔야 한다고 생각한다. 그것도 하나의 방법이지만, 이에 못지않게 성공할 수 있는 다양한 방법이 많이 있다. 우리는 단식을 처음 하는 사람들에게 물(정수된 물이나 스파클링 워터) 외에 사골 국, 피클 주스, 차, 커피를 마시도록 권장한다. 커피나 차를 좋아한다면 수분을 유지하기 위해 커피나 차 한 잔을 마실 때마다 물두 잔을 마셔라. 차와 블랙커피를 마시는 게 낫지만, 이조차도 많은 사람에게 큰 변화여서 펑 박사와 나는 고객들이 적응하도록 돕기 위해 지방

한두 술을 추가하도록 허락했다.

소금은 탈수를 예방하는 데 매우 중요하다. 단식하면 인슐린 수치가 떨어지기 때문이다. 그러면 신장으로 물과 전해질을 배설하라는 신호가 보내진다. 나트륨은 전해질의 관문이므로 반드시 보충해야 한다. 간단히 말해서 수분 공급(Hydration)이란 단지 액체에만 국한되지 않는다. 나트륨을 섭취하면 신체가 다른 모든 전해질을 건강한 수준으로 유지하게 된다.

아래의 제품들을 단식을 돕는 음료라고 생각하라. 단식을 생전 처음 해 보는 사람이라면 마셔도 괜찮지만, 영원히 이용하지는 마라. 시간이 지나 단식이 쉬워질수록 이런 식품들이 덜 필요하다는 것을 알게 될 것이다. 그리고 필요 없다고 느끼면 사용하지 않아도 된다. 단식 초보자라서 걱정된다면 천천히 진행하고, 매주 조금씩 도전하며, 일관성을 유지하고, 더는 필요 없을 때까지 단식 보조 음료를 사용하라.

단식 보조 음료로는 다음과 같은 것들이 있다.

- 비타민, 미네랄, 전해질이 가득한 사골 육수는 체중 감량, 장수, 질병 예방에 아주 좋다.
- 집에서 만든 저탄수화물 채소 육수
- 무설탕 피클 주스
- 세 큰술의 레몬주스나 라임주스가 들어간 물
- 사과 사이다 식초. 혈당을 약간 낮춰 식욕을 억제한다. 치아 에나멜을 보호하기 위해 빨대로 한 번에 두어 큰술을 마셔라.
- 사우어크라우트즙(독일식 양배추 절임 즙-역자 주)
- 차와 커피(차와 커피는 차가워도 되고 뜨거워도 됨. 모든 종류가 가능). 헤비 크림

(Heavy cream: 유지방 함량이 36% 이상인 생크림–역자 주), 우유와 크림을 반반 섞은 혼합물, 전지 우유, 무가당 코코넛 밀크, 무가당 아몬드 밀크, 버터나 기, 코코넛이나 MCT 오일 등과 같은 지방 1~2큰술과 함께. 설탕과 인공 감미료는 피하라.

단식에 관한 흔한 질문들

단식을 시작하면 궁금한 게 많이 생길 것이다. 이 책 4부에서 그중 많은 부분을 논의하겠지만, 고객과 독자들로부터 가장 많이 받는 몇 가지 질문을 다루고자 한다.

Q. 장기적으로 성공하기 위해 장기 단식을 해야 할까요?

A. 각자의 단식 목표가 무엇인가에 달려 있습니다.

Q. 단식할 때 체중이 얼마나 줄까요?

A. 수분 무게를 제외하면 24시간 단식할 때마다 체지방이 약 230g 감소할 것입니다. 그러나 남성과 여성은 체중이 줄어드는 속도가 다릅니다. 자세한 내용은 8장의 단식에 있어서 남녀의 차이 항목을 보세요.

Q. 단식과 굶주림의 차이점은 무엇인가요?

A. 굶주림은 자발적인 것이 아니지만, 단식은 자발적입니다. 단식하는 사람들은 대부분 영양실조가 아닙니다. 그들은 과체중이고 영양 과잉인 경우가 많습니다.

Q. 지방 연소 모드로 들어가려면 얼마 동안 단식해야 할까요?

A. 지방 연소 모드는 16시간 동안 끊이지 않고 단식한 후에 시작됩니다. 점심을 거르는 단식으로도 단식 근육이 확실히 단련되지만, 아직 지방 연소 모드는 아닙니다.

Q. 자가포식은 무엇이고 언제 시작되나요?

A. 자가포식(오토파지Autophagy)이라는 단어는 그리스어 '오토auto'(자신)와 '파제인phagein'(먹기)에서 유래되었습니다. 문자 그대로 '자신을 먹는다'는 뜻입니다. 자가포식은 몸에 도움이 되지 않는 고장 나고 오래된 세포 부분을 모두 제거하는 인체의 방식입니다. 모든 사람이 다르지만, 24~36시간 식사를 하지 않으면 자가포식이 시작되어 36시간 후에는 300% 상승하며, 72시간 후에는 상승이 멈춥니다. 자가포식 연구는 비교적 새롭고, 따라서 이에 대한 우리의 지식도 불완전합니다. 따라서 자가포식을 위해 단식을 한다면 물과 소금만 섭취하는 것이 좋습니다.

Q. 단식이 근육을 태울 수 있다고 들었어요. 사실인가요?

A. 단식하는 동안 최대 약 24시간까지 몸은 주로 포도당을 사용해 에너지를 얻습니다. 포도당 연소에서 지방 연소로 전환하는 동안, 신체가 에너지를 얻기 위해 단백질을 사용해 새로운 포도당을 만드는 짧은 기간이 있습니다. 이 단계를 포도당 신생 합성(Gluconeogenesis)이라고 합니다. 많은 사람이 단백질을 태우는 이 시기가 건강에 해롭다고 생각하지만, 그 반대일 가능성이 큽니다. 단백질은 근육과 같지 않아서 단

백질을 태우는 것이 반드시 근육을 태운다는 의미는 아닙니다. 인체에는 피부와 결합 조직도 많습니다. 단식이 길어지면 몸이 주로 지방을 태워 에너지를 얻기 때문에 단백질 대사가 멈춥니다.

Q. 단식하면서 운동을 해도 될까요?

A. 네! 우리는 단식 중에 몸을 움직이라고 권하며, 이 내용은 15장에서 자세히 설명할 것입니다. 단식 중에 무기력함을 느낄 때 당신이 할 수 있는 최악의 일은 아무것도 하지 않는 것입니다. 걷기는 아주 좋습니다. 수직 운동은 림프계를 배출하기 때문에 체중 감량을 돕습니다. 단식 상태에서 운동하는 것을 선호하는 사람들이 있으며, 프로 선수들은 때때로 단식 상태에서 훈련합니다.

Q. 단식한 후에 마구 먹어 대서 살이 찔까 봐 두려워요. 그런 일이 일어나나요?

A. 아뇨. 대부분의 사람들이 식욕이 급격히 감소한다고 보고합니다. 정신적으로는 배가 고플지 모르지만, 먹기 시작하자마자 꽤 빨리 포만감을 느끼게 됩니다.

Q. 단식하면 머리가 빠지나요?

A. 사람들은 머리카락이 빠지면 영양실조라고 생각해서 탈모를 가장 두려워합니다. 사실이 아닙니다. 탈모는 단식 때문이 아니라 체중이 빨리 감소해서 발생합니다. 간헐적 단식으로 체중을 지속적으로 감량하는(급속한 감량이 아니라) 사람들은 몸이 체중 감량을 예상하므로 문

제가 없습니다. 장기 단식을 하거나 신체 구성이 급격히 변화하는 사람들은 어떤 식단을 먹든 탈모를 경험합니다. 탈모는 체중 감량을 늦추면 멈출 수 있습니다. 또는 급속한 체중 감량이 끝나면 탈모가 멈춥니다.

Q. 살이 빠지면 피부가 늘어지나요?

A. 사람에 따라 다릅니다. 우리 프로그램이 2012년에 시작한 이래 피부 제거 수술이 필요한 고객은 한 명도 없었습니다.

Q. 매일 물을 얼마나 마셔야 하나요?

A. 사람마다 필요한 물의 양이 달라서 목이 마를 때마다 물을 마셔야 합니다. 갈증을 배고픔으로 오해할 때가 많으니 배고플 때도 물을 마시기 바랍니다.

Q. 매일 소금을 얼마나 먹어야 하나요?

A. 사람마다 전혀 다릅니다. 처음에는 물에 소금 1/4 작은술을 타서 마시고, 두통이나 무기력함이 사라질 때까지 양을 계속 늘리기 바랍니다.

Q. 단식 중에 술을 마셔도 되나요?

A. 우리는 술을 권하지 않습니다. 알코올은 탈수 위험이 있고, 단식으로 낮추고자 하는 인슐린 수치를 높일 수 있습니다. 우리는 단식 후 첫 식사에서도 술을 마시지 말라고 조언합니다. 원한다면 포도주 한 잔은 괜찮습니다. 술을 마시고 싶다면 드라이 와인(레드와인이나 화이트와인)

과 설탕이나 감미료를 넣지 않은 증류주를 추천합니다. 예를 들어 라임이 들어간 보드카 소다는 마가리타처럼 인슐린을 높이지 않습니다. 또한 우리는 하루에 한 잔으로 제한하라고 권합니다. 술을 한 잔 이상 마신다면 술과 물 한 잔을 번갈아 마시기 바랍니다. 마지막으로, 먹지 않는 시간대보다 먹는 시간대에 술을 마시는 것이 좋습니다(예를 들어 저녁 식사를 위해 따로 정해 둔 시간에).

Q. 단식하면서 설탕이나 스테비아를 먹어도 되나요?

A. 절대 안 됩니다. 설탕이나 스테비아를 먹으면 단식으로 줄이려고 하는 인슐린 생산이 자극될 것입니다.

Q. 단식 중에 비타민이나 매일 먹는 보충제를 먹을 수 있나요?

A. 보충제는 자가포식을 방해할 수 있습니다. 대사를 개선하기 위해(제2형 당뇨병, 비만, 다낭성 난소 증후군, 비알코올성 지방간 등 인슐린 저항성 관련 질환을 의미) 단식한다면 보충제의 효과가 의심스럽습니다. 대부분의 비타민은 지용성이라 지방을 섭취하지 않으면 효과가 없을 것입니다. 프로바이오틱스는 단식하면서 계속 복용해도 좋습니다.

Q. 음식과 함께 먹어야 하는 약은 어떻게 해야 할까요?

A. 의사와 상의하세요.

간식을 끊어라

이브 메이어

단식으로 가는 중요한 첫 단계는 간식을 끊는 것이다. 당신이 나와 같다면 이것이 단식에서 가장 두려운 부분일 수 있다. 하지만 나를 믿어라. 내가 할 수 있다면 당신도 할 수 있다!

나는 배가 고플 때 간식을 먹었다. 많이 먹었다. 당신은 하루에 평균 몇 번 먹는다고 생각하는가? 서너 번? 진실을 알고 놀랄지 모른다. 농담이 아니라, 잠시 멈추어 어제 몇 번이나 먹었는지 합산하고, 그저께는 어땠는지도 생각해 보라.

사탕 그릇에서 사탕 두 개를 꺼내 먹었다면 한 번으로 계산한다. 커피와 함께 비스킷을 먹었어도 한 번이다. 밤늦게 달콤한 것이 생각나서 먹은 초콜릿 바 반쪽도 한 번이다. 이런 것들을 모두 더하다 보면, 장담하는데 무심코 먹은 소소한 간식이 적어도 예닐곱 가지는 될 것이다.

우리 중 많은 사람이 대사 엔진을 계속 작동시키기 위해 종일 간식을 조금씩 먹어야 한다는 말을 들었다. 음, 그거 아는가? 나는 챔피언처럼 간식을 먹고 또 먹었다. 나는 음식을 조금씩 먹으며 최선을 다해 이 엔진을 계속 작동시키려고 했다. 그런데 아주 놀랍게도 조금씩 먹으면 내 대사 엔진이 계속 연소할 것이라는 내 바람은 이루어지지 않았다. 오히려 나는 뚱뚱해졌다. 다이어트를 시도했지만 나는 여전히 뚱보였다. 비만 대사 수술을 받았지만, 나는 여전히 (조금 덜) 뚱뚱했다. 비만 대사 수술로 위가 더 작아져 나는 조금씩 더 자주 먹었다. 하지만 나는 단 한 번도 한 시간 이상 포만감을 느껴 본 적이 없다. 절대 끝나지 않는 배고픔과 반복되는 음식 선택, 식사 준비, 식사, 뒷정리가 내 인생의 많은 부분을 차지했다.

처음에 나는 단식이 터무니없는 생각이라고 여겼다. 펑 박사의 이론이 틀렸다는 걸 증명해 보이려고 나는 곧바로 36시간 단식에 돌입했다. 분명히 말하지만, 시간이 흐르면서 나는 펑 박사가 옳다는 것을 깨달았고, 단식은 내가 새롭고, 멋지고, 건강한 삶을 발견하는 데 도움이 되었다. 하지만 내가 더 영리했다면, 단식을 근육 운동이라고 생각해 단식 근육을 서서히 단련하라는 메건의 제안을 받아들여 더 적절한 속도로 단식을 진행했을 것이다.

시작은 쉽다. 준비됐는가? 간식을 끊어라. 지금 당장.

1단계 : 간식을 먹지 않는 방법

규칙은 간단하다. 하루 세 끼를 배가 부를 때까지 먹어라. 매 식사를 한 시간 이내에 끝내야 하며, 식사 시간은 당신이 선택할 수 있다. 식사 중에 먹을 음식을 선별하라. 만약 탄산음료나 모든 종류의 음료, 다이어트 음료까지 마신다면 식사 시간 중에만 마시기 시작하라. 껌을 씹어야 한다면 식사를 마치고 한 시간의 식사 시간 중 남은 시간 안에 씹어라.

하지만 간식은 먹지 않는다. 즉 식사 시간을 제외하고는 껌, 사탕, 민트, 설탕, 음식, 주스, 달콤한 음료(천연이든 아니든), 사골 육수, 스무디, 스포츠 음료를 먹지 않는다.

이것이 당신에게 쉬울 것 같다면 그야말로 존경스럽다. 그리고 말장난 같지만, 당신에게 단식은 결국 식은 죽 먹기가 될 것이다. 나처럼 나이가 좀 있다면 간식을 먹지 말라는 말이 익숙하게 들릴 것이다. 나는 방과 후에 집에 돌아와 간식을 먹으면 저녁 식사를 망칠 거라는 말을 들으며 자랐다. 결국은 널리 알려진 지혜가 변해 부모들은(우리 부모를 포함해) 학교에서 돌아온 아이들에게 간식을 주었다.

걸음마가 필요할 수 있다

이 책을 읽으면서 자신이 하루에 여덟 번에서 열 번 먹는다는 것을 깨달은 사람이 있을 것이다. 만약 그렇다면 간식을 갑자기 끊지 마라. 간식을 갑자기 중단하면 현재의 먹는 횟수가 3분의 1로 줄 것이다. 이는 하루에 담배 한 갑을 피우던 사람이 한두 개비만 피우는 것과 비슷하다. 그러면 빨리 실패할 가능성이 크다. 그런 일이 일어나지 않기를 바란다.

그보다는 다음과 같이 일주일 간격으로 간식 횟수를 하루에 1회씩 줄여라.

- **첫째 주** : 하루 8회에서 7회로 줄인다.
- **둘째 주** : 하루 7회에서 6회로 줄인다.
- **셋째 주** : 하루 6회에서 5회로 줄인다.

이해되는가? 내가 간식을 끊었을 때 불편하긴 해도 고통스럽거나 참지 못할 정도는 아니었다. 내가 하루 중 특정 시간에 먹는다는 걸 내 몸과 마음이 알고 있어서 낯설게 느껴졌을 뿐이다. 처음에는 평소 간식을 먹던 시간에 배가 고팠다. 하지만 내 몸은 적응하기 시작했고, 그 시간에 음식을 기대하지 않게 되었다. 간식을 거르니 다음 식사 시간에 평소보다 배가 더 고파 식사량이 조금 늘었다. 하지만 시간이 흐르면서 몸이 적응했다.

이제 나는 약 90% 시간 동안 간식을 먹지 않는데, 이는 내가 평생 처음으로 더 건강한 체중을 유지할 수 있다고 느끼는 이유 중 하나다. 가끔 나는 유혹을 못 이기고 아주 맛있는 음식을 슬쩍 먹기도 하고, 몇 시간 동안 배고픔이 가시지 않으면 간식을 먹기도 한다. 하지만 그건 드문 일이다. 고맙게도 이제는 익숙해져서 간식을 멀리하는 일이 생각보다 어렵지 않다. 나는 건강한 사람들은 '대부분의' 시간에 옳은 행동을 한다는 것을 알기 때문에 나도 그러려고 노력한다.

제이슨 펑

배고픔을 통제하는 일은 체중 감량에 매우 중요하다. 그렇다면 배고픔을 어떻게 제어해야 할까? 의사와 다이어트 책이 대부분의 사람들에게 제시하는 표준적인 식이 제안은 하루에 조금씩 6~7회 먹으라는 것이다. 배고픔을 막을 수 있다면 음식을 더 잘 선택하고 과식을 피할 수 있다는 논리다. 겉으로는 이 조언이 꽤 합리적으로 보이지만, 좀 더 깊이 파고들면 모든 게 와르르 무너진다.

먹는 양을 결정하는 가장 중요한 요인은 얼마나 배고픈가이다. 의도적으로 덜 먹을 수는 있지만, 덜 배고프겠다고 결정할 수는 없다. 끊임없이 먹어도 여전히 배가 고프다면 날이 가고, 달이 가고, 해가 갈수록 건강에 큰 해가 온다. 자신의 몸과 끝나지 않는 투쟁을 벌이는 것이다. 하지만 배가 덜 고프다면 덜 먹게 될 것이다. 몸이 체중에 맞서 싸우지 않고 체중을 줄일 것이다.

조금씩 계속 먹으면 배고픔을 막을 수 있다고 입증한 연구 결과가 있을까? 전혀 없을 것이다. 다시 한번 말하지만 끊임없이 먹으면 여러분을 간식으로 이끄는 위 쓰림이나 통증이 가라앉으리라는 생각은 과학적 근거가 없다. 우리 몸은 필요할 때 칼로리를 제공하기 위해 음식 에너지(칼로리)를 체지방으로 저장하기 때문에 간식이 필요하지 않다. 마지막으로, 항상 먹는 것은 뭘까, 성가신 일이다. 하루에 여섯 번, 일곱 번 음식을 찾는다면, 일은 언제 한단 말인가? 무엇을, 언제 먹어야 할지 끊임없이 생각해야 하니 말이다.

간식을 먹으면 과식을 예방할 수 있다고 생각할 수 있다. 이것이 사실이라면 전채는 왜 있을까? 전채, 즉 오르되브르가 나오는 이유는 식욕을 돋워 더 먹게 하기 위해서다. 작고 맛있는 오르되브르를 한 입 먹으면 음식 생각에 군침이 돌면서 배가 더 고파진다. 프랑스어로 이를 아뮈즈 부슈(Amuse-bouche)라고 하는데 '입을 즐겁게 하는 것'이란 뜻이다. 전채를 왜 먹을까? 더 많이 먹기 위해서다. 음식을 너무 많이 먹으면 포만감 호르몬이 자극되어 식욕이 감소한다. 하지만 조금 먹으면 그 반대의 일이 벌어진다.

자, 당신이 별로 배고프지 않았던 때를 생각해 보라. 아침 식사 시간을 생각해 보자. 아침밥이 가장 중요하다는 사람들 때문에 당신은 아침을 먹었다. 놀랍게도 당신은 먹기 시작하더니 그릇을 다 비웠다. 하지만 포크를 처음 들어 올리기 전에 당신은 식사를 쉽게 거를 수 있었고, 그래도 아무 문제가 없었을 것이다. 이런 일이 일어난 적이 있는가? 나에게는 수시로 일어나는데, 단순히 내가 배고픔에 대해 생각하는 훈련을 한 덕에 이를(배고프지 않다는 사실) 쉽게 알아차렸기 때문이다. 간단히 말해 배고프지 않을 때 먹는 것은 체중 감량에 좋은 전략이 아니다. 그러나 우리가 식사나 간식을 한 번만 걸러도 사람들은 잔소리를 퍼붓는다. 이는 전혀 이치에 맞지 않는다.

하루에 예닐곱 번 조금씩 먹으면 식욕이 살아나고, 우리는 포만감을 채 느끼기도 전에 먹기를 멈추게 된다. 그리고 하루에도 여러 번 이런 일이 반복된다. 이 방식으로는 식욕이 감소하기는커녕 오히려 증가한다.

그것도 많이 증가한다. 그리고 배고플 때 배를 충분히 채우지 않았기 때문에 간식을 먹지 않으려면 상당한 의지력을 발휘해야 한다. 이는 피곤한 일인 데다, 이런 일은 매일같이 반복된다.

이 순환(식욕을 조금씩 계속 돋우는)을 깨는 방법은 덜 자주 먹고, 간식을 끊는 것이다.

CHAPTER

14

단식 시작하기

이브 메이어

당신은 이제 삶을 변화시킬 준비가 되었다. 간식을 끊을 수 있었으니(1단계) 바로 단식에 들어갈 시간이다. 걱정하지 마라. 그리 어렵지 않다! 우리가 마음 편하게 도와줄 테니 앞에서 말했듯이 준비가 안 됐거나 힘이 달린다면 더 어려운 다음 단계로 넘어갈 필요가 없다. 가장 편안한 단계에 머물면서 익힌 것을 계속 숙달하라.

2단계 : 아침 거르기

바로 이거다. 하루에 세끼를 먹는 대신 두 끼를 먹는다. 그리고 명심하라. 간식은 먹지 않는다.

아침을 거르기 전날 밤에는 무엇을 준비할 수 있을까? 좋은 질문이다. 저녁 식사는 배부르고 기분을 좋게 해 줄 건강한 자연식품으로 구성되어야 한다. 5장에서 설명했듯이 가급적 저탄수화물 식단을 고수하는 것이 좋다. 당이 든 음식이나 자신에게 별로 좋지 않다고 판단되는 음식을 먹으면 다음 날 아침에 배가 더 고플 수 있다. 나의 경우, 단식 전날 육류나 치즈 같은 건강한 지방을 많이 섭취하고 채소를 가득 넣은 푸짐한 그린 샐러드를 먹으면 도움이 된다. 이 식사를 한 시간 안에 마쳐야 한다. 한 시간이면 누군가와 함께 음식을 즐기며 배불리 먹을 수 있다.

다음 날 아침을 거르면 줄곧 아침을 먹어 왔던 터라 처음에는 배가 고플 것이다. 음료를 마셔 배고픔을 달래라. 물이나 탄산수, 차, 커피를 마셔라. 꼭 필요하다면 차나 커피에 헤비 크림을 넣어라. 나는 매일 아침을 거르지만, 커피 두 잔을 마시면 괜찮다. 스테비아 같은 천연 감미료를 포함해 모든 종류의 설탕이나 감미료를 사용하지 마라. 왜일까? 많은 경우 단맛이 배고픔을 유발해 쓸데없이 단식을 어렵게 만들 수 있기 때문이다. 명심하라. 체중 감량은 칼로리가 아니라 배고픔을 통제할 수 있느냐가 관건이다. 점심시간이 되면 1시간 내로 식사하되, 이때부터 8시간 이내에 저녁 식사를 마쳐야 한다. 저녁 식사 역시 1시간 안에 먹어야 한다.

나는 아침에 일어나자마자 인체 대사를 깨우려고 되도록 빨리 식사를 했던 때가 있다. 지금은 아침에 거의 먹지 않는데, 이것이 아무 일도 아닌 것이 되어 버렸다. 실제로 6개월 후 아침 단식에 익숙해지고 나서는 거의 배가 고프지 않다는 사실에 무척 놀랐다. 배가 고플 때면 헤비 크림을 얹은 믿음직한 커피가 효자 노릇을 했다.

아침을 얼마나 자주 거르느냐는 전적으로 당신에게 달려 있다. 첫날에 별일 아니게 느껴진다면, 다음 날 또 아침을 걸러라. 빈속이 지옥처럼 느껴진다면 견딜 수 있을 때까지 일주일에 한두 번만 아침을 건너뛰어라. 결국 자신이 편하게 느껴질 때까지 단식 빈도를 높여라(나는 일주일에 하루씩 추가하라고 권한다).

예상치 못한 일정이 생겼을 때 아침 대신 저녁을 걸러도 되는지 궁금할 수 있다. 물론 그래도 된다! 어떤 식사를 거르든 상관없다. 목표는 하루에 두 끼만 먹는 것에 익숙해지는 것이다. 단, 8시간 동안에 두 끼를 먹어야 하며 각 끼니를 1시간 이내에 마쳐야 한다.

빈속에 아침 운동을 해도 될까? 물론 해도 된다. 나도 아침 운동을 하는데, 아침을 먹었을 때보다 운동을 훨씬 잘한다는 것을 알게 되었다. 내가 예상치 못했던 아침 단식의 또 다른 즐거움은 이제 우리 가족이 소파에 함께 앉아 커피를 홀짝이며 강아지 배를 쓰다듬어 줄 시간이 더 생겼다는 것이다. 게다가 급히 설거지를 마치고 문밖으로 뛰쳐나가지 않아도 되고, 식비도 굳는다. 꿩 먹고 알 먹기 아닌가!

요약하면, 아침 식사를 원하는 빈도로 거르고 몸과 마음에서 어떤 변화가 일어나는지 보라. 내가 알기로, 많은 사람이 매일 그렇게 하며, 그들은 이 정도 범위에서만 단식한다. 나는 이 사람들이 살을 빼고, 약을 끊고, 삶을 보다 나은 쪽으로 바꾸는 것을 보아 왔다. 당신도 그럴 수 있다. 혹은 얼마 후에 더 나아가고 싶은 마음이 생길 수도 있다. 다시 말하지만,

당신에게 달렸다. 당신의 인생이니까.

3단계 : 점심 거르기

당신은 간식을 절대 먹지 않고 원하는 빈도에 따라 규칙적이고 편안하게 아침을 거르고 있으니 이제 저녁만 먹을 준비가 되었다.

생각해 보면 아침을 먹지 않고 점심마저 거른다면 단식하는 시간이 6시간 정도 더 늘어난다. 대부분의 사람들에게 이 역시 생각만큼 타격이 크지 않다. 게다가 하루만 하면 된다. 다음 날에는 평소 식사 일정으로 돌아갈 수 있다.

물론 점심시간에 배가 고플 것이다. 하지만 바쁘게 지내고, 수분을 공급하고, 주의를 분산하고, 목표를 이루겠다고 다짐하라. 저녁 식사 시간이 되면 한 시간 동안 건강하고 배부른 음식을 먹고, 적어도 잠자리에 들기 두 시간 전에는 식사를 마쳐야 한다.

저녁 한 끼만 먹는 것이 그리 어렵지 않다면 다음 주에 또 시도해 보라. 이 과정이 계속 쉽다면 일주일에 2일 저녁만 먹어 보라. 단, 이틀 연속은 삼가라. 일정 기간이 지난 후에도 편안하다면 일주일에 3일(비연속적으로) 저녁만 먹을지 결정하라.

어느 끼니를 거를지가 중요할까? 1단계에서와 마찬가지로 중요하지 않다. 자신이 선택한 끼니를 먹으면 된다. 내가 저녁 식사를 제안한 이유는 이 시간에 가족과 함께 먹는 일이 가장 흔하고 사회적으로도 모임이나 만남이 많기 때문이다. 일정이 자유분방한 편이라면 아침만 먹어도 되며, 혹은 점심만 먹을 수도 있다. 반드시 지켜야 할 규칙은 식사하기 전에 23시간 단식해야 한다는 것이다. 따라서 점심만 먹기로 한다면 전날의 마지막 식사는 점심이 되어야 한다.

이 새로운 라이프스타일을 시작하기 전에 나는 단식 경험이 전혀 없었지만, 24시간 단식이 정신적, 육체적으로 너무 어렵다는 생각이 들지 않았다. 간식과 아침을 거르다 보니 한 끼를 더 거르는 것이 끔찍하게 느껴지지 않았다. 나는 여전히 그런 상태이며, 지금은 대체로 아침을 거른다.

단식 추적하기

몇 년 동안 나는 많은 사람이 타이머나 앱을 이용해 24시간 단식 과정을 추적하는 것을 보았다. 그들은 추적이 도움이 될 뿐 아니라 단식하는 시간이 점점 늘어나는 것에 성취감을 느끼게 된다는 것을 깨달았다. 14시간, 18시간··· 단식 끝! 저녁 먹자!

추적이 당신에게 도움이 된다면 시도해 보라! 내 경우에는 단식 시간을 추적하는 일이 도움이 되지 않았다. 나는 시간이 얼마나 남았는지에 초점을 맞추기 시작했고, 내가 빈속이라는 사실에 얽매였다. 이로 인해 나는 단식을 끝낼 수 있을지 의심하게 되었으며, 그래서 차라리 더 바쁘고, 주의를 분산시킬수록 이 과정을 더 즐길 수 있음을 깨달았다. 하지만 당신은 다를 수 있다!

- - - - - - - - - - - - - - - - - - - -
4단계 : 저녁 식사 건너뛰기
- - - - - - - - - - - - - - - - - - - -

솔직히 말해서 나는 4단계가 가장 어렵다고 생각한다. 그러나 당신이 간식을 끊고, 종종 아침을 거르고, 일주일에 몇 번은 쉽게 점심을 건너뛰지만 여전히 체중 감량과 건강 목표를 달성하지 못하고 있다면 36시간 단식을 할 때다.

지금 당신이 무슨 생각을 하는지 너무 잘 안다. '잠깐만, 36시간이라고? 하루만 완전히 굶는 건 줄 알았는데?' 잠시 생각해 보라. 36시간 동안 먹지 않기 때문에 36시간 단식이라고 한다. 말하자면 저녁을 7시에 먹고, 밤에 잠을 잔다. 다음 날은 먹지 않는다. 또 잔다. 아침 7시에 일어나서 아침을 먹는다. 자, 36시간 동안 단식했다!

36시간 단식을 처음 시도할 때 나는 위의 일정을 사용하지 않았는데, 사실 매우 힘들었다. 왜일까? 배고픔에 집착하며 깨어 있는 시간이 전보다 훨씬 길었기 때문이다. 나는 아침을 먹고 나서 36시간 단식을 시작했다. 그러니까 단식 기간에 고작 8시간 잤다는 뜻이다. 대신 위의 일정대로 36시간 단식하는 동안에 16시간 자는 편이 훨씬 더 쉽다. 깨어 있는 20시간 동안만 배고픔을 감당하면 되니까 말이다.

나는 최대한 바쁘고 주위에 음식이 가장 없는 날에 36시간 단식하기를 권한다. 고통이 아닌 성공을 예상하고, 할 수 있는 데까지 다른 사람들과의 식사, 쇼핑, 요리를 제한하라. 때로는 이런 일들을 피할 수 없으니 항상 도움을 요청해야 한다. 그러면 사람들이 매우 협조적이라는 사실에 놀랄지도 모른다. 나는 온종일 단식하는 날에 잠을 덜 자는 경향이 있다. 한때는 이것이 혼란스럽고 실망스러웠지만, 지금은 이를 기회로 삼아 잠을 안 잘 때 일을 더 하기로 계획한다.

마지막으로, 하루 동안 먹지 않는 것을 '굶주림'이 아니라 '단식'이라고 부른다는 사실을 기억하라. 어떤 용어를 선택하느냐가 중요하며, 빈속으로 잠자리에 드는 것이 겁이 날 수도 있지만, 잠이 들면 세상모르고 곯아 떨어질 것이다. 게다가 낮에는 전에 해 보았던 모든 단식 기술을 연습할 수 있다. 수분을 섭취하고, 즐거운 활동을 찾고, 목표를 이루기 위해 자신이 멋진 일을 하는 중임을 상기하라.

배가 고플까? 물론이다! 당신은 음식 없이 하루를 보내는 데 익숙하지 않아서 평소 몸이 반응했던 대로 배고픔을 느낄 것이다. 하지만 명심하라. 배고픔은 나쁜 것이 아니다. 배고픔은 지방을 태우고 있다는 몸의 신호다. 게다가 당신은 미지의 영역을 여행 중이라서 단식할 때마다 그것은 당신의 새로운 경험이 될 것이다. 전보다 단식 기간을 늘리면 아마도 배가 더 고플 것이다. 하지만 단련이 되어 배고픔을 감당할 수 있다.

36시간 단식을 얼마나 자주 할 것인가는 전적으로 당신에게 달려 있다. 첫 36시간 단식이 고통스러운 경험이었다면 한 달을 기다렸다가 다시 시도해 보라. 꽤 쉬운 일이라고 생각된다면 다음 주에 또 하라. 36시간 단식이 점점 더 수월해지면서 단식을 도구 삼아 목표를 더 빨리 달성할 수 있다.

| 온종일 단식한 후에 잠드는 꿀팁 |

1. 더 빨리 잠들수록 아침을 빨리 먹을 수 있다는 것을 상기하라.

2. 반드시 수분을 충분히 공급하라. 카페인 없는 따뜻한 차(카모마일차와 같은) 한 잔을 마시면 포만감을 느끼는 데 도움이 된다고 생각하는 사람들도 있다.

3. 필요하다면 멜라토닌 보충제를 고려하라(현재 국내에서는 멜라토닌이 건강 기능성 원료로 인정받지 못해 멜라토닌을 건강 기능성 식품의 원료로 사용할 수 없다. 국내에서는 의약품으로 분류되어 처방이 필요한 약이며, 주로 불면증 환자의

단기 치료에 사용된다. 의약품으로 분류된 멜라토닌은 인체의 멜라토닌과 동일한 구조를 가진 합성 물질인 반면, 해외 직구나 불법으로 유통되는 거의 모든 멜라토닌은 소와 같은 동물의 뇌에서 추출한 것이어서 안전성에 대한 우려가 있으므로 개인적으로는 사용하지 않기를 부탁드린다.-감수자 주).

4. 따뜻한 목욕이 좋지만, 잠들기 1~2시간 전에 목욕하면 가장 도움이 된다.

5. 잠자기 2시간 전에는 컴퓨터, TV, 휴대폰 화면을 최대한 피하라.

6. 명상, 심호흡, 아로마 요법, 독서 등 마음을 진정시키는 방법들을 시도해 보라.

7. 아침에 무엇을 먹을지 결정하라. 밤에 집어 먹을 수 있으니 전날 밤에는 음식을 만들지 마라(내가 그랬다). 아침에 맛있게 먹을 음식이 무엇인지 알면 배고픔을 더 잘 견딜 수 있다.

5단계 : 2일 단식으로 연장하기

보라! 당신은 훌륭한 단식인이 되었다. 당신은 간식을 끊고, 종종 아침을 거르며, 필요하면 점심을 거르기도 하고, 심지어 온종일 음식 없이 지낼수도 있다. 그거 아는가? 당신은 대체로 24시간보다 긴 단식으로 정의되는 장기 단식을 이미 마쳤다. 잘하고 있다!

그렇다면 이틀 이상 굶기 전에 무엇을 준비해야 할까? 첫째, 정말로 굶고 싶은지 결정해야 한다. 아주 많은 사람이 장기 단식을 하지 않고도 체중을 줄이고 모든 건강 목표를 달성했다. 그러니 더할 나위가 없다. 예를 들어 내가 온라인에서 팔로우한 여성은 간식을 끊고 매일 아침을 걸렀다. 이 일정으로 그녀는 1년 만에 27kg을 감량했고, 혈당이 정상 범위로 돌아와 의사가 제2형 당뇨병 약 처방을 중단했다. 내가 팔로우한 남성은 9개월 동안 매일 아침을 거르고 그중 일주일에 이틀은 점심을 건너뛰어 체중을 45kg 넘게 줄였다. 게다가 혈압까지 떨어져 18년 동안 복용했던 약에서 해방되었다.

하지만 모든 사람이 이렇지는 않기 때문에 다음을 포함해 당신이 장기 단식을 시도할 이유는 많이 있다.

- 목표를 빨리 달성하고 싶다.
- 체중과 치수가 한 달 이상 그대로다.
- 2일까지 단식하는 것이 어떤 것인지 궁금하다.
- 단순히 체중 감량을 넘어 추가적인 건강 혜택을 얻고 싶다. 예를 들어 장기 단식은 제2형 당뇨병 환자의 인슐린 수치가 낮을 때 더 효과적이다. 단식 36시간 후에 케토시스가 시작되고, 48시간 후에 자가포식, 즉 세포 청소 과정이 시작된다. 장기 단식을 하면 머리가 맑아진다고도 알려져 있다.

단식 근육을 단련하고 장기 단식이 효과가 있는지 알아보려면, 우선 온종일 먹지 않고 잠자리에 든 다음, 다음 날 점심까지 단식해 보라. 이것이 편안하게 느껴지면 며칠 후에 42시간 단식을 시도해 보라. 다음엔 48시간, 다음엔 72시간, 다음엔 5일까지 늘려 보라. 핵심은 아무것도 먹지 않는 시간을 조금씩 늘리는 것이다. 하나의 단식 방식이 쉬워지면 수준을 한 단계 높여 단식 기간을 늘려라.

단식 기간이 길수록 좋다고 생각하기가 쉽다. 하지만 그렇지 않다. 나는 아주 긴 단식을 두 번 해 보았는데, 한 번은 11일, 또 한 번은 10일이었다. 결과는 감동적이었다. 매번 5kg 정도 빠졌고, 비싼 스파에서 300달러짜리 얼굴 마사지를 한 것처럼 피부에서 광이 났다. 하지만 단식은 정신적으로 매우 힘들었고, 한 달 동안 비연속적으로 10일 단식을 했어도 감량 결과가 같았을 것이다. 그 밖에도 나는 스무 번 정도 장기 단식을 했는데, 대부분은 36시간에서 48시간 정도였다. 그 정도 시간이면 내가 단식을 유지하기 힘든 시간일 수 있지만, 내가 바쁘고 남편이 요리와 장보기를 할 수 있을 때 이런 식으로 일정을 잡으면 대개 단식을 완수할 수 있다.

11일간 단식할 때 나는 머릿속을 스치는 모든 생각과 감정에 무척 놀랐다. 가끔 그때 쓴 일기를 다시 보며 내가 심리적으로 매우 고양되어 있었다는 사실에 경이로움을 느낀다. 내가 가장 강렬하게 느낀 감정은 분노였다. 나는 2년 동안 알고 지낸 트레이너에게 화가 났다. 내가 단식 중에 운동할 때 그녀는 내가 그렇게 하는 것이 불편하게 느껴졌다고 말했다. 나는 거의 한 시간에 한 번씩 남편에게 단식의 성공률을 새롭게 밝힌 자료에 관해 말해 그를 지치게 했다는 사실에 화가 났다. 때로는 기운이 넘쳐 밤에 잘 못 자거나 새벽 4시에 깬 것에 화가 났다. 음식에 집중하지 않고, 새로운 삶을 시작해 새로운 기술과 관심사를 개발해야 한다고 생각하자 화가 났다. 그리고 무엇보다도 단식을 더 일찍 시작하지 않은 것에 화가 났다. 몇 년 동안 살을 빼려고 무던히도 애썼지만 실패했고 건강도 좋지 않았지만, 장기 단식을 하는 동안 나는 근래 가장 건강하고 활기차게 느껴졌다. 마치 새로 태어난 것 같았다! 나는 계속해서 이런 생각이 들었다. '왜 아무도 이 좋은 단식에 대해 더 일찍 말해 주지 않은 거지?'

당신이 장기 단식을 하기로 결정했다면, 특히 48시간이 넘는 단식을 하기로 했다면 나는 의사의 도움을 받는 것이 합리적이라고 생각한다. 11일간 단식했을 때 나는 펑 박사와 메건의 관리를 받았고, 1차 진료의에게도 알렸다. 그 의사는 건강을 위해 새로운 방법을 탐구하는 나를 지지했다. 10장에서도 말했듯이 건강 문제가 있거나, 평소에 음식과 함께 약을 먹어야 한다면 의사의 관리가 특히 중요하다.

어떤 결정을 하든 장기 단식은 체중과 전반적인 건강을 멋지게 리부팅할 수 있다. 더 큰 단식 계획의 일환으로서 장기 단식을 하게 되면, 어떠한 건강 상태에서도 삶을 변화시킬 수 있으며, 건강과 행복 그리고 자기 가치에 대한 당신의 관점까지도 바꿀 수 있다.

제이슨 펑

단식을 시작해서 진행하는 많은 방법을 알았으니 이제 단식을 중단하는 방법을 배워 보자.

대부분의 단식, 즉 5일 이내의 단식에서는 너무 걱정할 필요가 없다. 그저 천천히, 주의하면서 먹으면 된다. 지금쯤 알겠지만, 식사를 다시 시작하면 호르몬이 포만감 신호를 보낼 때까지 음식이 계속 들어갈 것이다. 포만감이 느껴지면 더는 먹지 마라. 식사는 기분 좋게 먹을 수 있게 다채롭고 영양이 풍부한 건강한 음식으로 구성되어야 한다. 천천히, 꼭꼭 씹고, 입에 음식을 가득 채우지 마라. 첫술은 느낌이 이상할 수도 있지만, 반대로 전에 맛보았던 그 어떤 음식보다 맛있게 느껴질 수도 있다. 그냥 그 느낌을 받아들이고 너무 많이 생각하지 마라. 한 시간 안에 식사하기로 계획하고, 잊지 말고 식사 중에 수분을 많이 섭취하라.

5일 이상 굶는 더 긴 단식을 마쳤다면 나는 종종 사람들에게 주된 식사를 하기 약 30분 전에 견과류 한 줌이나 소량의 샐러드 같은 간식을 조금 먹으라고 조언한다. 약간의 간식은 영양 재개(Refeeding)의 한 형태이다. 더 긴 단식을 하면 영양 재개 증후군이라는 작은 위험이 발생할 수 있다. 이는 단식을 끝내고 많은 양의 식사를 할 때 전해질이 너무 빨리 세포로 들어가는 현상이다. 이 증후군은 매우 위험할 수도 있지만, 영양 재개를 천천히 하면 위험이 감소한다.

영양 재개를 하는 두 번째 이유는 단식 후에 과식하는 것을 막기 위해서다. 영양 재개로 여러 날 사용하지 않은 소화 기관을 '준비시킬' 수 있다. 36시간 미만으로 짧게 단식한 후에는 거의 차이가 없다.

CHAPTER

체중이 아니라 건강을 위해 운동하라

이브 메이어

일러둘 것이 있다. 운동을 좋아하고 원하는 체중을 웬만큼 유지하고 있다면 이번 장을 건너뛰어 곧장 16장으로 넘어가도 괜찮다.

하지만 운동을 생각하면 신음 소리같이 '끄응' 소리를 내게 된다거나, 운동 일정을 잡기가 만만치 않거나, 운동으로 기대했던 건강 효과를 얻은 적이 없다면 계속 읽어라!

힘겨웠던 운동

수년 전, 내가 약 127kg의 거구였을 때 나는 유방암 치료를 후원하는 '3일간 100km 걷기 행사'에 참여하기 위해 훈련을 하기로 했다. 이 훌륭한 대의를 위해 나는 돈을 모금했을 뿐 아니라 6개월 동안 일주일에 며칠씩, 하루에 5~8km를 걸으며 준비 운동을 했다.

15kg이나 30kg, 45kg을 짊어지고 운동해 본 적 있는가? 나는 그보다 더한 것도 해 보았다! 내가 127kg이었으니 59kg을 짊어지고 걸은 셈이라 성인 여자를 등에 업은 것과 다를 바 없다. 1마일(약 1.6km) 걷기는 분명히 편하지 않았는데 몇 달 동안 이 몸무게로 걸으려니 고통이 이만저만이 아니었다. 모든 것이 짜증나고, 아팠으며, 발이 체중을 지탱하느라 긴장했다. 주말마다 16km를 걸을 때 조깅하는 사람들과 빠르게 걷는 사람들이 내 옆을 쌩쌩 지나갔다. 나는 굼떴고, 느렸으며, 수치스러웠다. 그러나 나는 끈질기게 훈련했고, 유방암으로 고생하는 여성들을 대신해 끝까지 걷기로 했다.

내가 훈련한 곳은 댈러스의 평평한 지형이었지만, 옛 대학 친구들과 함께 신청한 걷기 행사 코스는 새너제이에서 샌프란시스코까지였다. 캘리포니아는 내가 훈련한 곳보다 언덕이 조금 더 많다고만 해 두자! 현지인들은 작은 언덕이라고 했지만, 나에게는 첫눈에 거대한 산처럼 느껴졌다.

사흘 동안 나는 수천 명의 다른 참가자를 뒤에 두고 앞쪽에 줄을 섰다. 비록 포기하진 않았지만 하루가 끝날 때쯤에 나는 어김없이 꼴찌가 아니면 항상 코스의 끄트머리에 속해 있었다. 참가자들의 맨 뒤에는 지친 사람들을 다음 식수대까지 이송하는 밴이 따라붙었다. 맨 꼴찌 뒤에서 자전거를 타는 친절한 자원봉사자도 있었다. 자전거 탄 사람과 나는 꽤 친해져서 둘째 날에는 그녀가 나에게 밴에 올라 잠시 쉬는 게 어떻겠냐고 '친절하게' 제안했다. 나는 '정중히' 거절했지만, 오후가 되자 그녀가 반강제로 나를 밴에 태웠다.

3일간 걷는 동안 나는 좋게 말해 초라했고, 나쁘게 말해 치욕적이었다. 건강한 사람에서 건강이 그저 그런 사람, 몸집이 나보다 훨씬 더 큰 여자들까지 나이와 체구를 불문하고 모두가 나를 지나쳤다. 하루는 고개를 들어 보니 머리가 빠진 것으로 보아 암 환자인 듯한 70대 여자가 흐트러짐 없는 발걸음으로 나를 지나쳐 걷고 있었다. 내 상상이었는지 모르지만, 목발을 짚고 지나가면서 동정 어린 눈으로 나를 쳐다보았던 노파도 분명히 기억난다.

이 이야기를 하는 이유는 내가 비만했던 기간 내내 운동해 왔다는 점을 강조하고 싶어서다. 수년간 나는 근력 운동, 댄스 수업, 걷기, 요가, 체육관, 개인 트레이너, 필라테스 등에 돈과 시간과 희망을 소비했다. 하지만 운동은 결코 체중 감량을 돕는 효과적인 방법이 아니었다. 실제로 3일 걷기 행사를 위해 6개월간 훈련하는 동안에도 나는 약 2kg이 늘었다. 혹시 근육이 증가해서일까? 잘 모르겠다. 옷이 꽉 끼어서 나는 지방이 많아졌다고 생각했다.

살을 빼고 건강을 회복하기 위해서는 라이프스타일에 운동 이외의 다른 무언가를 더해야 한다. 그 무언가가 바로 단식이다.

단식 중에 운동하기

단식 중에 운동할 수 있을 뿐 아니라 운동이 권장된다는 것을 알고 나면 많은 사람이 충격을 받는다. 2년 전 단식을 시작한 이래, 나는 성인이 된 이후 지금 가장 멋진 몸매를 가지고 있으며, 그 어느 때보다 근육이 많다. 나는 계속 지방이 줄고 있으며, 느리지만 꾸준한 속도로 근육이 증가하는 중이다. 그리고 나는 거의 매일 활기에 차 있다.

나는 예전보다 운동하는 데 시간을 덜 소비한다. 과거에는 하루에 적어도 3시간은 워킹 데스크(러닝 머신이 달린 책상-역자 주)를 사용했고, 일주일에 수차례 트레이너와 운동했다. 그때 나는 몸매가 더 형편없었고, 더 뚱뚱했으며, 훨씬 더 배고팠다. 지금 나는 운동을 즐긴다. 대체로 그렇다!

내 루틴은 단순하다. 나는 거의 매일 20분 동안 숨이 찰 만큼 빠른 속도로 개를 산책시키고, 일주일에 두 번 45분씩 역기나 기구로 근육 운동을 한다. 여기서 근육 운동이란 체육관에서 개인 트레이너의 지도를 받으면서 혹은 남편과 함께 앱을 이용해 작은 기본 역기나 기구로 낮은 저항 운동을 한다는 뜻이다. 최근에 나는 주 2회 하는 크로스핏 수업을 추가했다. 나는 반에서 가장 열등생일 때가 많지만, 가벼운 무게를 들더라도 내가 스쿼트하고 역기를 드는 근육질의 종마처럼 느껴진다.

요컨대 나는 단식을 시작한 이래로 운동을 덜 하지만, 전보다 더 건강하다.

운동을 꼭 해야 할까? 그렇다! 운동은 뇌와 호흡, 심장, 폐, 근육, 소화, 세포 구성, 정신 건강 등에 도움이 된다. 내 경우, 운동을 전혀 하지 않고 열흘쯤 지나면 기분이 처지고 만족감이 떨어지기 시작한다. 다시 한번 말하지만 자신에게 맞는 운동을 찾는 일은 개인적인 여정이고, 앞으로 메건이 몇 가지 권고안을 제시하겠지만, 누구도 당신에게 일주일에 어떤 운동을 정확히 3시간 해야 한다고 단언해서는 안 된다.

최근에 남편과 나는 네바다로 휴가를 갔다. 우리는 블루 다이아몬드라는 작은 마을을 여행했는데, 사막 산에 자리 잡은 이 마을에는 매력적인 식당과 자전거 가게 그리고 자전거 라이딩과 승마, 산책을 할 수 있는 241km에 달하는 바위투성이 등산로가 있었다. 우리는 별생각 없이 등산을 떠나기로 결정을 내렸다. 나로서는 태어나서 처음으로 해 보는 진짜 등산이었다. 조금도 과장 없이, 나는 긴장이 되었다! 하지만 나는 긍정적으로 생각하려고 애쓰며 등산길에 올랐다. 1시간 30분간 3200미터를 걸어 정상에 올랐을 때 우리는 울긋불긋한 줄무늬로 수놓아진 놀라운 산의 풍경과, 얼굴을 스치는 상쾌하고 시원한 바람으로 보상을 받았다.

갑자기 나는 감격해서 울기 시작했다.

아름다운 산 정상에 올라 팔을 높이 들어 올리며 찍은 친구들의 기념사진을 본 적이 있을 것이다. 많은 친구가 이런 사진들을 온라인에 올렸고, 나는 그들의 체력이 정상에 오를 만큼 강하다는 사실에 항상 기뻐했다. 하지만 내가 그럴 수 있으리라고는 생각하지 않았다.

내가 네바다 산 정상에 올랐을 때 갑자기, 그리고 뜻밖에도 내가 틀렸다는 것이 증명되었다. 당신도 똑같이 할 수 있다!

1. 각자의 형편과 일정에 맞는 운동을 선택하라.

일주일에 뛸 수 있는 시간이 단 두 시간이라면 마라톤 참가 신청을 하지 마라. 예산을 초과하는 값비싼 개인 필라테스 수업에 등록하지 마라.

2. 좋아하는 운동을 찾아라.

지금 신음이 터져 나오고 있다면 이해한다. 나는 일어나서 움직이는 것이 고통스러웠기 때문에 운동이라면 뭐든 싫어했었다. 나는 야외의 평온함을 좋아해서 걷기를 선택했는데, 걷는 습관을 서서히 들였다. 당장 좋아하는 운동을 찾을 수 없다면 자신이 즐길 수 있는 환경에서 운동하도록 하라. 예를 들어 스트레스를 해소하기 위하여 관절에 무리가 가지 않는, 충격이 적은 운동을 찾고 있다면 강도가 낮은 요가를 시도해 보라. 수영장을 좋아한다면 수중 에어로빅 수업에 등록하라.

3. 카디오 운동을 줄이고 근력 강화 운동을 늘릴 것을 고려하라.

좋은 운동 습관을 들이지 못한 많은 사람이 카디오(심장 강화 운동-감수자 주) 운동을 두려워한다. 빨리 지치기 때문이다. 근력 강화 운동을 천천히 시작해서 계속 늘릴 수 있다. 매일 무게를 점점 늘려 가는 과정이 커다란 만족감을 선사한다.

4. 운동이 쉽거나 지루해지면 운동을 추가하거나, 더 어렵게 만들거나, 환경을 바꿔라.

인체는 적응력이 매우 뛰어나서 끊임없이 바꾸지 않으면 운동 효과도 떨어질 것이다.

5. 매주 자신의 기분을 점검하고 운동과 심리 상태의 연관성을 찾아라.

밖에서 산책할 때 마음이 더 차분해지는가? 일주일에 수차례 역기를 들어 올리면 기분이 좋아지는가? 많은 사람이 운동이 감정 상태에 막

대한 영향을 미친다고 느낀다.

6. 운동 친구를 만들어라.

운동은 좋아하는 사람과 생산적으로 시간을 보낼 수 있는 좋은 수단이다. 배우자나 파트너, 친구, 상사, 엄마, 이웃과 운동할 수도 있다. 누구든 상관없다. 둘 다 단식을 하고 있다면 전에 함께 식사했던 시간을 운동하는 시간으로 바꾸면 된다.

7. 운동을 최적화하라.

단식 기간과 '식사 기간' 중의 운동 효과를 비교해서 최적의 운동 시간을 찾아라. 내 경우에는 단식할 때 운동이 훨씬 더 잘되지만, 식사 기간에 더 좋은 결과를 얻는 사람들도 있다.

메건 라모스

과거에 나는 운동과 관련한 것이라면 뭐든지 싫어했다. 땀, 수고, '~을 태워라' 같은 구호 등 모든 게 싫었다. 지금은 건강하고 활력이 넘쳐서 개의치 않는다. 내가 체육관 체질이라는 생각마저 드는 날도 있다. 나는 트레이너의 프로그램을 충실히 따라 매주 크나큰 발전을 이루었다. 나는 근육과 골 질량이 증가했는데 이는 내게 특별히 중요하다. 내 나이 30세 때 골다공증 진단을 받았기 때문이다.

운동은 스트레스를 풀 수 있는 좋은 배출구이기도 하다. 나는 피자나 파스타를 내 몸무게만큼 먹어 대며 스트레스를 풀곤 했는데, 이로 인해 감정적으로나 육체적으로 엉망이 되었다. 나는 이제 안다. 오늘 내가 끔찍한 하루를 보낼 수도 있겠지만, 산뜻한 기분으로 체육관에서 나오리라는 걸 말이다. 힘든 날에 눈물을 흘리며 체육관에 걸어 들어갔다가도 마치 세상을 다 가진 듯 어깨를 덩실거리며 거리로 나왔던 적이 여러 번 있다.

하지만 이브처럼 나도 여기까지 오는 데 오랜 시간이 걸렸다. 거의 10년 동안 나는 살을 빼겠다는 일념 하나로 체육관에 수천 달러를 썼지만, 항상 처참히 실패했다. 지금은 체중을 줄이기 위해서가 아니라 스트레스를 풀고 더 튼튼해지려고 운동한다.

다시 한번 말하겠다. 칼로리를 태우려고 체육관에 가지 마라. 내가 전에 그랬듯이 실내 자전거를 탄 후, 칼로리 계산기를 켜고, 아침으로 먹은 글레이즈 입힌 도넛의 250Cal를 태우고 나서 내려오지 마라. 체중 감량은 '칼로리 인, 칼로리 아웃' 방식이 아니므로 운동으로 칼로리를 소비해도 지방이 빠지지 않는다. 내가 감량하지 못한 것도 그 때문이다. 나는 고장 난 게 아니었다. 잘못된 정보를 얻었을 뿐이다.

나만 이것을 까맣게 몰랐던 것이 아니다. 내가 만난 많은 사람이 어느 때보다 열심히 운동한다고 말하지만, 그들은 여전히 살이 찌고 있다. 그들은 하루에 800Cal만 섭취하고 하루에 1500Cal를 태울 수 있지만, 체중은 점점 더 늘고 있다. 무슨 일이 벌어지고 있는 걸까? 문제는 비만을 설명하는 '칼로리 인, 칼로리 아웃' 모델에 심각한 결함이 있다는 것이다. 앞에서도 언급했듯이 체중 변화는 호르몬에 의해 조절되며, 그중 인슐린은 지방 저장에 중요한 역할을 한다.

내가 운동과 체중 감량에 얽힌 진실을 완전히 깨달은 건 단식과 저탄수화물 식단으로 27kg을 감량한 직후에 파리에 갔을 때였다. 며칠간 친구들과 함께 거리를 쏘다녔지만, 나는 체육관을 하나도 보지 못했다. 단하나도. 하지만 파리 사람들은 뚱뚱하지 않았다. 사실 파리에서는 뚱뚱하면 일을 제대로 볼 수가 없다. 에스컬레이터도 없다. 엘리베이터는 코딱지만 하다. 당시에 나는 키 160cm에 54kg이었는데, 엘리베이터 안에 들어가면 밀실 공포증을 느꼈다. 지하철의 의자와 통로 역시 좁다.

함께 여행 중이던 꽤 과체중인 친구가 나에게 말했다. "메건, 살을 빼기 전에는 절대 이곳에 다시 오지 않을 거야. 여기 오기 전까지는 내가 얼마나 뚱보인지 깨닫지 못했어. 참 알 수가 없어. 파리 사람들은 아침을 먹지 않아. 하루에 두 번 먹는데 치즈, 버터, 달걀 같은 지방이 많은 음식을 주로 먹어. 파리지엔들은 많이 걷기는 해도 다른 운동은 안 해. 그런데 다들 말라깽이야!"

운동은 체중 감량에 도움이 되지 않는다. 비만은 호르몬에 의해 조절된다. 러닝 머신 위에서 몇 분을 보내든 상관없다. 나쁜 음식을 너무 자주 먹어 체지방을 태울 기회를 주지 않는다면 살은 빠지지 않을 것이다. 근육을 운동시킬 수는 있다. 하지만 호르몬을 운동시킬 수는 없다.

내 고객 대부분은 운동하지 않으면 살을 뺄 수 없다거나, 운동하면 빨리 감량할 수 있다는 생각에 철저히 세뇌되어 있었다. 이런 생각이 틀렸다고 여러 번 판명되었지만, 사람들은 이 생각을 좀처럼 버리지 못한다. 그렇다. 운동은 근육의 탄력과 기분, 유연성, 체력 향상을 포함해 많은 다른 건강상의 이점을 지닌다. 하지만 운동이 체중 감량에 도움이 되지는 않을 것이다.

다른 건강상의 이유로 나는 일주일에 네 번, 새벽 4시 30분에 침대에서 몸을 끌고 나가 역기를 든다. 나는 매일 적어도 한 시간 동안 두 마리의 그레이하운드를 산책시킨다. 그렇게 해서 나는 기쁘게도 제지방량을 몇 kg 늘렸고, 지금은 튼튼하고 건강한 뼈를 갖게 되었다. 하지만 과거에 고달픈 운동이 감량에 도움이 되지 않았듯, 지금도 별 도움이 되지 않는다.

사람들에게 통제할 수 있다는 환상을 심어 주는 '칼로리 인, 칼로리 아웃' 모델은 완전히 틀렸다. 나는 종종 고객들에게 지금까지 운동이 효과가 없었는데도 왜 갑자기 운동이 감량에 도움이 될 거라 생각하는지 물어보곤 한다. 그들은 항상 자신이 충분하리만큼 열심히 운동하지 않는다고 대답한다.

당신은 체중을 줄일 수 있지만, 이는 에어로빅 수업과는 아무 상관이 없다. 감량은 당신이 무엇을 먹는지, 특히 언제 먹는지와 직결된다. 나는 모든 고객에게 최대한 몸을 움직이라고 권장하지만, 우리는 살을 빼기 위해 운동해서는 안 된다. 우리는 끊임없이 운동했지만, 더 뚱뚱해지기만 했다. 그러니 제발, 운동하고 단식도 하라.

제이슨 펑

내 고객 중에는 유명인인 UFC 챔피언 조르주 생 피에르가 있다. 2017년 11월 4일, 이 전설적인 종합 격투기 선수는 UFC 미들급 챔피언십에서 마이클 비스핑과 겨룰 예정이었다. 조르주가 4년 동안 타이틀전을 치르지 않았기 때문에 이 경기에는 큰 상금이 걸려 있었다. 그와 그의 팬들, 이 스포츠를 위해서 말이다. 계체량 전에 체중을 늘려야 했던 그는 두 시간마다 먹기 시작했다. 평생 그는 근육을 늘리려면 더 많이 먹어야 한다는 생각에 빠져 있었다. 그래서 엄격한 운동 외에도, 조르주는 그 어느 때보다 음식을 많이 먹었다. 결과는 참담했다. 그는 경련을 일으키기 시작했고, 잠을 잘 수 없었으며, 아침에 자주 토했고, 가장 놀라운 것은 혈변을 보았다는 점이다. 병명을 진단받지 못했던 조르주는 말 그대로 고통을 헤쳐 나갔다. 모든 역경에도 불구하고 그는 3라운드에서 가까스로 우승을 차지했다.

그 후 의사들은 마침내 조르주가 장에 궤양을 일으키는 염증성 장 질환인 궤양성 대장염을 앓고 있다고 판단했다. 그는 약을 처방받았지만, 그 외에도 증상을 해결할 다른 방법을 찾고 싶었다. 나를 찾아온 그에게 나는 간헐적 단식을 권했다. 몇 주 만에 조르주의 증상이 크게 개선되었다. 그는 잠을 더 잘 자기 시작했고, 염증이 가라앉았으며, 경련이 멈췄다. 뼈와 근육량이 개선되었고, 지방 비율도 낮아졌다. 조르주 같은 엘리트 운동선수에게 가장 좋았던 것은, 기운이 더 나고, 스스로 운동이 더 잘된다고 느낀 것이다. 현재 조르주는 빈속으로 훈련하는 것으로 하루를 시작하며, 그의 말에 따르면 집중력이 좋아지고 몸이 더 가뿐하다고 한다.

사실 빈속으로 운동하면 식사 후에 하는 것보다 운동을 더 잘할 수 있다. 생각해 보라. 배고픈 사자와 육즙이 촉촉이 밴 커다란 영양으로 금방 배를 채운 사자 중에 어느 쪽과 싸우고 싶은가? 누구도 사납고 빠르고 죽기 살기로 덤벼들 굶주린 사자를 선택하지 않을 것이다!

단식 중에 운동하면 인슐린 수치는 낮아지지만, 노르아드레날린과 성장호르몬(HGH) 수치는 높아진다. 이런 호르몬 상태에서는 에너지 수준이 높아(노르아드레날린과 HGH 덕분에) 더 열심히 운동할 수 있다. 그리고 운동 후에 식사하면 HGH가 높이 유지된다. HGH는 근육 재건에 도움을 줘 회복 속도를 빠르게 한다.

생리학적으로 운동하기 전에 먹어야 할 이유는 없다. 실제로 나는 종종 사람들에게 아침에 일어나자마자 빈속으로 운동하라고 권한다. 필요한 모든 연료가 이미 몸에 있기 때문이다. 새벽 4시에, 우리 몸에서는 체내 호르몬이 급증해 포도당이 혈류로 들어가게 된다. 아침 6시나 7시에 일어나 운동하면, 혹은 오전 어느 때라도 몸은 그 포도당을 태운다. 그러니 먹을 필요가 없다.

단식과 운동을 병행하면 더 날씬해지고, 근육이 더 많아지며, 더 활기차게 살 수 있다. 명심하라. 운동만 해서는 체중 감량에 도움이 되지 않는다. 단식을 해야 한다.

죄책감 없이 마음껏 먹기

이브 메이어

단식이라는 행위는 일정 시간 동안 먹지 않기로 선택하는 것이다. 포식은 일정 시간 동안 먹기로 선택하는 행위일 것이다. 하지만 과거에 햄버거와 피자, 탄산음료, 프렌치프라이, 아이스크림을 마음껏 먹었던 시절은 잊어버려야 한다. 단식에 고무되어 새로운 삶을 살면서 주의 깊고, 건강하고, 만족스럽게 포식하는 방법을 내가 알려 줄 것이다. 어떻게 그럴 수 있는지 궁금한가? 단식하지 않을 때 배불리 먹을 수 있기 때문이다.

전과는 많이 다를 테지만 말이다.

포식은 어떤 것이고 어떤 느낌인가?

단식을 처음 배울 때 나는 어떤 일이 벌어질지 몰라 두려웠다. 배가 고 플까? 굶주림에 시달릴까? 내가 할 수나 있을까? 그러나 짧은 단식을 몇 번 하고 나서는 앞날을 예상하기 시작했다. 나는 약간의 배고픔에 익숙 해졌고, 먹지 않더라도 배고픔이 사라진다는 사실에 놀라지 않게 되었 다. 단식 중에 몸 상태가 믿어지지 않을 정도로 너무 좋을 때도 있었고, 전보다 높은 수준으로 생각이 또렷해지고 기쁨을 느끼는 순간을 경험하 기도 했다.

하지만 나는 여전히 즐거운 마음으로 식사를 기다리며, 여전히 푸짐하 게 먹는 것을 즐긴다. 음식 냄새부터 입안에서 느껴지는 음식의 질감과 맛 까지 포식의 모든 것을 좋아한다. 단식을 시작하기 전에 나는 식사를 거르 는 사람은 많이 먹는 것을 좋아하지 않으며, 미식가는 결코 될 수 없는 괴 짜라고 생각했다. 단식하면 나도 그런 사람이 될까 봐 걱정스러웠다.

나는 너무나 잘못 알고 있었다!

매번 단식을 마치고 나면 맘껏 먹어야 한다. 분명히 말하지만, 마음껏 먹는다는 건 내가 전에 믿었듯이 과식으로 고통에 허덕이는 내 위가 자비 를 구할 때까지 탐욕스럽게 먹어 대는 것이 아니다. 그보다는 건강한 음 식을 배가 부를 때까지 음미하며 즐겁게 먹는 것이다(시간은 1시간 정도가 가장 좋다).

브로콜리를 싫어하는 사람이 감정을 조절해서 게걸스러운 눈빛으로 브로콜리 그릇 앞에 앉아야 한다는 이야기가 아니다. 되도록 유기농 자연식품으로 당신이 맛있게 먹을 수 있는 저탄수화물, 건강한 지방(LCHF: Low Carb Healthy Fat) 음식을 선택하는 것이 가장 좋다. 실제로 건강에 이로운 음식을 전부 다 좋아하지는 않겠지만, 시간이 지나면 기호와 입맛이 변한다.

그리고 이것은 아주 중요한 변화다.

하지만 포식은 완벽하게 먹는 것을 의미하지 않는다. 건강한 사람들조차 가끔 건강에 해로운 음식을 탐닉한다. 지금 나는 90% 시간 동안에 기분이 좋아질 음식을 먹고, 10% 시간 동안에 영양가가 없고 기분이 좋아지지 않을 음식을 먹는다. 나는 햄버거를 정말 좋아해서 여전히 전처럼 자주 먹기를 바란다. 하지만 감자튀김, 더블 베이컨 치즈버거, 초콜릿 밀크셰이크를 먹으면 몸이 늘어지고 살이 찐다는 것을 안다. 그리고 이런 식으로 먹으면 다음 날 거부할 수 없는 엄청난 탄수화물 갈망이 생긴다는 것도 안다. 대신 나는 구운 양파와 아보카도, 베이컨, 체더치즈 가루, 할라페뇨를 곁들인 샐러드용 녹색 채소를 담은 엄청 큰 사발에 지글거리는 미디엄 레어 와규 쇠고기 패티를 얹어 즐긴다. 나는 이 음식을 한 입한 입 음미하면서 맛있게 먹는다. 이 식사를 끝내면 기분이 아주 좋고, 다음 날 갈망을 느끼지 않는다!

어떻게 음미하며 먹을 수 있는지 궁금한가? 몇 가지 팁을 알려 주겠다.

먼저 당신이 좋아하는 배부른 음식을 선택하라. 당신이 세계 최고의 요리사가 아니라면 가족 중에 그런 사람을 찾아라. 시간이 있다면 음식을 보기 좋게 담아라. 가장 비싼 식기를 사용하라. 비록 예쁜 종이 접시일지라도 말이다. 당신이 차린 음식들은 색과 질감, 향기, 온도가 다양해야 한다. 체더치즈를 곁들인 아삭하고 시큼한 풋사과처럼 맛을 섞고 의외의 조합을 이것저것 놀듯이 시도해 보라. 같이 먹는 것을 좋아한다면 친구와 가족, 동료들과 함께 식사하라. 텔레비전을 끄고 휴대폰을 내려놓아라. 음식을 천천히 씹고 맛에 집중하라.

목표는, 당신이 좋아하는 최고 품질의 음식을 멋지게 차려 최대한 방해받지 않으면서 식사를 하나의 행사로 만드는 것이다. 그리고 배가 부를 때까지 먹어라. 칼로리를 계산하거나, 건강한 지방을 제한하거나, 다른 사람들이 당신이 과식한다고 생각한다는 이유로 먹는 것을 중단하지 마라. 만족스럽고, 배부르고, 편안할 때까지 먹어라.

절대로 이룰 수 없는 꿈처럼 들리는가? 물론 방금 한 이야기가 이상적인 상황이라는 걸 인정한다. 현실에서는 시간이나 돈이 없거나, 미소 짓는 사랑하는 가족들 옆에서 값비싼 도자기 식기에 아름다운 저녁 식사를 준비할 기분이 아닐 때도 있다. 때로는 우리가 11시간을 일하고 장을 보지 않았거나, 짜증 난 10대 자녀들은 우리와 함께 앉지 않으려 한다. 아니면 24시간 단식 후에 마음이 급한 나머지 뜨거운 베이컨에 체더치즈 한 덩이를 싸서 입에 넣다가 혀를 데고 싱크대에 베이컨 기름을 떨어뜨릴지 모른다(이런, 나만의 경험이 아니길!).

항상 완벽한 상황은 아니겠지만, 우리가 단식과 축제(포식)를 모두 해야 한다는 사실은 그대로다. 두 가지 모두 형벌이 되어서는 안 되며, 둘 다 즐거울 수 있다. 이제 우리는 음식 접시가 작고, 장을 덜 보고, 요리를 적게 하고, 여유 시간이 많은 단식 라이프스타일에서 자유를 발견할 수 있다. 우리는 좋아하는 음식, 새로운 요리법, 친구들과 함께하는 저녁 식사, 포도주 한 잔이 있는 축제에서 흥분을 발견할 수 있다.

사실 우리는 음식을 먹고 즐길 자격이 있다. 나는 식성을 바꾸기가 어려웠고, 설탕을 포기하는 것이 마치 애도의 과정처럼 느껴졌음을 인정한다. 하지만 스스로 선택한 식사 방식 덕분에 나는 10% 시간 동안에 나의 건강식품 목록에 없는 음식을 먹으면서도 감량한 체중을 유지할 수 있다.

친구들과 가족들도 마음껏 먹는 당신의 모습에 행복해하고 안심할 수 있다. 그들은 당신의 단식 라이프스타일에 점점 적응하겠지만, 당신은 배고프거나 몸에 끔찍한 음식(예를 들면 치토스)이 먹고 싶어 투덜거리기도 할 것이다. 단식할 때는 이 점을 기억하라. 단식을 하는 건 당신의 선택이며 당신은 언제든 단식을 끝낼 수 있다. 이는 가끔 당신이 불평할 수 있다는 의미도 되지만, 다른 사람들을 짜증 나게 할 수 있다는 점을 절대 잊지 마라. 당신이 단식을 마치고 나면, 가족들은 맘껏 먹는 당신의 모습을 보고 싶어 할 것이다. 그들은 당신이 배고파 죽을 지경이 아니며, 영양 공급에 관해 건강한 태도를 지녔음을 알아야 한다. 그들에게 이를 증명하는 가장 좋은 방법은 음식을 진정으로 즐기는 것이다.

그러니 축제를 즐겨라. 맛있는 음식을 먹어라. 한 입 한 입 즐겨라. 건강하고 훌륭하고 맛있는 음식을 먹으며 매 순간을 음미하라. 곁에 없으면 더 애틋해진다는 말이 있듯이 입도 그렇다. 단식하면 실제로 먹는 즐거움이 커진다!

먹는 일은 인간이 삶을 지속하는 데 필요한 자연스러운 과정이다. 식사는 즐거운 경험이어야 한다. 죄책감 없이 음식을 즐기는 법을 배우는 것은 단식하는 법을 배우는 매우 중요한 단계다.

| 죄책감 없이 맘껏 먹는 방법 |

1. 무엇을, 언제, 어디서, 얼마나 오래 먹을지 통제하라. 한 끼 식사에 가장 적절한 시간은 1시간이다.

2. 식사에 방해되는 것들을 제거하라. 예를 들어 휴대폰을 치우고 TV를 끄고 책을 내려놓아라.

3. 자신이 음식에서 동력을 공급받는 생물체이며, 식사가 즐거운 경험임을 상기하라.

4. 편안하게 배가 부를 때까지 먹어라. 충분히 먹을 때까지 식사를 멈추지 마라. 나중에 배가 고플 것이 두려워 계속 먹지도 말아라. 나중에 음식을 더 먹을 기회가 있을 것이다.

5. 선택한 음식과 그 양을 다른 사람의 것과 비교하지 마라. 모든 사람의 몸은 제각기 다르다.

6. 명심하라. 먹어도 괜찮다. 음식을 먹는다는 이유로 자신을 벌하지 마라. 체구가 어떻든 당신은 영양을 공급받을 자격이 있다. 인간이 살기위해 반드시 해야 할 일을 혐오한다는 건 전혀 자연스럽지 않다.

단 음식(과 너무나 맛있어 보이는 다른 음식들)의 문제

경고하건대 포식 기간에 폭식을 부추기거나 당신을 중독이라는 토끼굴에 빠트리는 음식을 먹지 말기 바란다. 비만 대사 수술로 세 번 입원했을 때를 제외하고, 나는 단식을 시작하기 전에 매일 단것을 먹었다. 하루에 여러 번 먹을 때도 있었다. 그렇다. 난 음식 중독이었고, 확실히 단 음식에 중독되어 있었다. 나는 단것을 갈망하고, 손꼽아 기다리고, 즐기고, 단 음식만 보면 흥분을 느꼈다.

단식을 시작하기 전에 단것을 끊으려고 했지만, 나는 보기 좋게 실패했다. 단 음식을 좋아하는 습관은 상당히 줄었지만, 단것이 당길 때 나는 에리스리톨이나 스테비아를 이용해 저탄수화물 간식을 오븐에 구웠다. 처음엔 맛이 이상했지만, 시간이 조금 지나니 아주 맛있었다. 단것을 먹으면서 살을 뺄 수 있다면, 나는 그것이 '가짜'일지라도 이렇게 살 수 있다고 생각했다.

하지만 문제가 있었다. 결국 11kg 정도 빠지더니 거기서 멈추었다. 나는 더 빼고 싶었지만, 내 식단이 다음 단계로 넘어가지 않고는 그럴 수 없다는 것을 알았다. 또 다른 문제는 스테비아와 같은 천연 감미료는 칼로리가 거의 없거나 전혀 없는데도 내 인슐린 수치에 영향을 미친다는 것이었다. 나는 인슐린 저항성이 있어서 혈당을 안정시키려면 단것을 완전히 끊어야 했다. 영원히는 아닐지라도 적어도 목표 체중에 도달하고 건강을 회복할 때까지는 그래야 했다.

2018년 초에 첫 단식을 하면서 나는 내 인생에서 모든 단맛을 포기했다. 그것은 엄청난 타격이었다. 설탕 없이 크림만 넣은 커피를 싫어했던 나는 모닝커피를 마시며 기분을 망쳤다. 단 음식은 항상 식사 중에 내가 가장 좋아하는 부분이었기 때문에 먹는 즐거움이 사라질까 봐 걱정했다. 나는 해독 중인 마약 중독자 같았다. 단식으로 체중을 줄였고 근 몇 년 동안 가장 건강하다고 느끼면서도 내 건강에 매우 해로운 것을 여전히 갈망하는 이유를 나는 알지 못했다.

나는 규칙을 많이도 어겼다. 예를 들어 11일 단식할 때 매일 커피 두 잔에 스테비아 4방울을 넣었다. 한번은 부모님 집에 혼자 있었는데, 부엌에서 마지막 도넛을 입에 넣고 마치 누군가가 사라진 도넛의 범죄 현장을 조사하려고 들이닥치기라도 한 듯 상자를 밖으로 내던졌다. 또 한번은 잠깐이라도 혀에 단맛을 느끼고 싶어서 쓸데없이 숙면을 돕는 씹는 멜라토닌을 먹었다.

마침내 나는 유혹을 최대한 피하기로 마음먹었다. 나는 집에 있는 모든 달콤한 것들과 에리스리톨과 스테비아를 버렸다. 물론 낭비한다는 생각에 죄책감이 들었지만, 그런 것들을 그대로 놔둘 수는 없었다. 나는 건강해지고 싶었다. 나는 그런 물질에 휘둘리고 싶지 않았고, 그러기 위해서는 단칼에 끊어야 한다는 것을 알고 있었다.

그래서 그렇게 했다.

곧 나는 단것을 훨씬 덜 그리워하기 시작했다. 언젠가 내가 아침과 점심을 거르려고 했던 날이 기억난다. 오후 3시가 되어서야 배가 고파 드디어 먹으려고 앉았다. 첫술을 입에 넣었을 때 내가 왜 배고프지 않았는지 깨달았다. 내가 달콤한 것을 갈망하지 않았기 때문이다.

지금 나는 약 90% 시간 동안 설탕과 감미료를 먹지 않는다. 나는 어떤 감미료도 넣지 않은 커피를 좋아한다. 나는 모든 사람에게 감미료를 먹지 않겠다고 맹세했다. 내가 단것을 먹는다면 대개 특별한 행사이거나 갈망을 더는 무시할 수 없어서이다.

지금 나는 머리가 더 맑아졌고, 태어나서 처음으로 건강한 체중을 유지하고 있다. 나는 거의 아프지 않고, 기분도 아주 좋다. 내 생각에, 결국에는 나의 인생이 꽤나 달콤해진 것 같다. 나는 설탕(또는 중독된 물질)을 포기할 수 있음을 보여 준 산증인이다. 단것이 없으면 사는 재미가 없어질 거라 생각할 수 있지만, 모든 중독성 물질이 그렇듯 그건 사실이 아니다. 설탕은 몸과 마음을 속여서 생존을 위해 그것이 필요하다고 믿게 만든다. 그렇지 않다.

설탕과 감미료는 갈망을 불러일으키기 때문에 많은 사람이 단식을 하는 것을 훨씬 더 어렵게 만든다. 많은 경우 체중 감량도 정체된다. 설탕 섭취량을 한 달 동안 매주 절반으로 줄여 제로로 만들고, 당신의 생각과 몸, 체중이 어떻게 달라졌는지 느껴 보라. 그러고 나서 얼마나 먹고 싶은지 결정하라.

맘껏 먹는 것은 폭식이 아니다

건강한 음식으로 구성된, 관리된 포식은 폭식과 다르다. 폭식이라는 용어는 때로는 거의 모든 과식 증상을 묘사하기 위해 별 뜻 없이 사용되지만, 사실 폭식은 장애다. 실제로 폭식은 미국에서 가장 흔한 식이 장애이자 내가 36세까지 앓았던 장애다. 나는 낮에는 평범하게 먹었지만, 매일 밤 텔레비전 앞에 앉아 감자칩, 아이스크림, 고기, 사탕을 많이 먹었다. 먹는 내내 내 머릿속에서 잔인한 소리가 들렸다. 한쪽에서는 내가 뚱뚱하고 못생겼다고 하고, 다른 쪽에서는 음식을 먹으면 기분이 좋아질 거라고 지껄여 댔다. 이 목소리들이 멈추고 내 인생의 스트레스가 과식의 고통에 가려져 사라질 때까지 나는 걸신들린 듯이 먹었다.

이런 식으로 음식을 오용하던 나는 내 삶의 현실을 마주하지 못했다. 음식은 내가 행복과 슬픔과 자부심을 느끼지 못하게 했다. 나는 감정 없이 터벅터벅 걷는 좀비가 되어 인생을 진정으로 경험하지 않은 채 그저 최선을 다하려고만 했다. 나는 프라이드치킨과 케이크로 기쁨과 슬픔을 차단했다.

그리하여 비참하고 절박했지만, 나는 어린 딸에게 긍정적인 역할 모델이 돼야 한다는 걸 불현듯 깨달았다. 내가 이런 식으로 음식을 먹고 오용하는 것을 딸에게 가르쳐 준다면 나는 나 자신을 절대로 용서할 수 없을 것 같았다. 그래서 나는 행동으로 옮겼다. 나는 40일 동안 외래 환자 치료 시설에 들어가 여러 종류의 치료를 받은 끝에 폭식 장애를 극복했다.

만약 당신에게 폭식 장애가 있다고 생각되면 재활 치료가 잘 맞을 수 있다. 하지만 아닐 수도 있다. 많은 사람이 인지 행동 치료로 효과를 보고 있다. 하지만 먼저, 먹는 동안 자신이 무슨 생각을 하는지를 주의 깊게 관찰하기를 권한다. 다음과 같은 생각을 할 수 있다.

'넌 먹을 자격이 없어.'
'이 마른 사람들 앞에서 먹는 걸 부끄러워해야 해.'
'넌 이 방에서 가장 뚱뚱한 사람이야.'
'넌 역겨워.'

당신이 이런 식으로 생각한다면, 그리고 누군가가 당신의 딸, 아들, 가장 친한 친구, 파트너에게 이런 식으로 이야기한다면 어떻게 할지 상상해 보라. 그런 학대로부터 그들을 보호하고 싶지 않을까? 그렇다면 왜 자기에게 그런 말을 하게 두는가? 폭식 장애에 시달린다면 자기 자신에게 사랑을 담아 말하는 법을 배울 수 있는 치료를 받기를 강력히 권한다.

| 당신은 폭식을 하는 걸까? |

전국 식이 장애 협회(The National Eating Disorders Association)는 폭식 장애(BED, Binge Eating Disorder)를 심각하고, 생명을 위협하며, 치료가 가능한 식이 장애로 규정한다. 폭식 장애의 특징은 다음과 같다.

- 음식을 많이 먹는 일이 잦다(종종 매우 빨리, 불편할 때까지).
- 폭식 중에 스스로 통제할 수 없다는 느낌이 든다.
- 과식 후에 수치심, 고통, 죄책감을 느낀다.
- 폭식 후에 몸에 해로운 보상 조치(예: 설사제 사용)를 자주 이용한다.

위 항목 중에 하나라도 해당한다면 치료 전문가의 도움을 받기를 권한다.

메건 라모스

대부분의 다이어트법에서는 배가 부를 때까지 먹어서 뚱뚱해진다고 가르친다. 이런 오해는 대중의 의식에 너무 깊이 뿌리박혀 내가 추수감사절 다음 주 월요일에 체중계 위에 올라가라고 하자 수많은 고객(남녀 모두)이 울음을 터트렸다. "맹세코 빵이나 감자, 디저트는 입에도 안 댔지만, 무진장 먹었어요."

그러나 체중계에 숫자가 나타나면 후회의 눈물이 웃음의 눈물로 변한다. 명절 음식을 그렇게 먹었는데도 거의 모든 고객이 체중이 줄거나 그대로였다! 그들은 엄청나게 먹고도 어떻게 4kg도 늘지 않을 수 있는지 이해하지 못했다.

추수감사절에 포식을 하고도 내 고객들의 체중이 늘지 않았던 이유는, 체중 증가가 '칼로리 섭취량 vs 칼로리 소비량'의 문제가 아니기 때문이다. 체중 증가는 인슐린을 비롯한 호르몬이 조절한다. 배가 부를 때까지 정제된 탄수화물을 많이 섭취하면 인슐린 수치가 상당히 높아지고 인체의 포만감 호르몬이 활성화되지 않아 살이 찐다. 하지만 추수감사절에는 보통 탄수화물이 많은 음식을 먹지 않는다. 물론 식탁 위에 롤빵, 음식에 채워 넣는 소, 호박파이 같은 탄수화물이 많은 음식들이 차려져 있을 수 있지만, 대개는 인슐린에 영향을 훨씬 덜 미치는 방울양배추와 칠면조, 고구마를 많이 먹는다.

추수감사절에 탄수화물을 폭풍 흡입하고 사과파이를 다 먹어치웠다고 해서 정말 문제가 생길까? '단식으로' 씻어 낸다면 대답은 '아니오'다. 나는 항상 이 방법을 사용한다. 모든 사람에게 내가 탄수화물을 먹지 않는 초인적인 존재라고 말하고 싶지만, 나는 그럴 수 없다. 나는 가끔 피자를 즐기는데, 대개 너무 많이 먹는다. 괜찮다. 그러고 나서 나는 항상 단식 일정을 잡는다. 단식은 인슐린 수치를 낮추고 지방에 저장된 음식 에너지를 태워서 피자로 인한 갑작스러운 호르몬 변동을 '바로잡는다'. 단식은 내가 피자를 먹으며 느꼈던 죄책감까지 씻어 낸다.

많은 고객에게 평온한 마음으로 배가 부를 때까지 먹거나 탄수화물을 주기적으로 먹는다는 것은 납득하기 힘든 일이다. 그들이 아는 것이라고는 배가 부를 때까지 먹으면 대개 체중이 증가하고, 푸짐한 고탄수화물 식사로 인한 피해를 복구하려면 보통 몇 달에서 몇 주가 걸린다는 것이다.

이것은 나 역시도 배우기가 녹록지 않은 교훈이었다.

2012년, 단식과 저탄수화물 식단으로 건강을 되찾고 체중을 조절할 수 있게 된 나는 친한 친구 두 명과 함께 한 달간의 유럽 여행 계획을 세웠다. 그러다 어떤 생각이 떠올랐고 난 울기 시작했다. 어떻게 이탈리아에 가서 피자나 파스타를 먹지 않을 수 있지? 나는 우리가 방문한 나라의 문화를 진정으로 즐기고 싶었다. 음식은 그야말로 우리 삶의 방식에서 너무나도 많은 부분을 차지한다. 나는 좋은 기회를 놓치고 싶지 않았다.

그때 나는 나의 체중, 식사에 대한 나의 생각 그리고 맘껏 먹고 싶은 나의 욕망이 완전히 나의 통제권 아래에 있다는 것을 깨달았다. 내가 저녁에 피자를 먹거나 점심때 파스타를 먹을 계획이라면 관광하는 낮 동안에 단식할 수 있었다. 혹시라도 거부하기 힘들 정도로 맛있어 보이는 젤라토를 마주칠 경우를 대비해 나는 다른 도시로 이동하는 날마다 단식을 하기도 했다.

나는 유럽 원정 계획을 실행했고, 여행하는 동안 4.5kg이 빠졌다. 여행이 끝날 무렵 로마에서 내 반지가 너무 커져서 새 반지를 사야 했다. 그 어느 때보다 나는 이 여행을 통해 단식이 나의 몸과 행복을 조절할 수 있는 도구라는 것을 알게 되었다. 나는 포식과 단식을 넘나들며 잘 지낼 수 있었다.

내가 상담하는 사람들은 대부분 먹는 것을 두려워하지만, 또한 먹지 않는 것도 두려워한다. 그들은 오랫동안 먹지 않으면 폭식을 하게 되어 살이 찐다는 말을 들어 왔다. 포식과 단식은 자연스러운 순환이며, 나는 그 순환의 모든 부분을 즐길 수 있다는 것을 알려 주고 싶다. 내 말을 믿어라. 적절한 음식을 먹거나 탄수화물이 많은 음식을 즐기면서도 그 사이사이에 단식 일정을 잡는다면 스스로 몸을 통제한다는 느낌을 갖게 될 것이다. 무엇보다도 명절에 사랑하는 사람들과 즐겁게 시간을 보내고, 휴가 때 식습관이 허리둘레에 어떤 영향을 미칠지 너무 걱정하지 마라. 우리 몸은 축제 때 사랑하는 사람들과 맘껏 먹고 축제와 축제 사이에 단식하도록 설계되어 있다.

│ 책임감 있게 포식하는 다섯 가지 방법 │

1. **미리 계획하라.** 명절이나 휴가가 다가오면 행사 전후에 단식을 시도해 보라. 단식 기간은 단식 근육이 얼마나 강한지에 따라 짧게 하거나 길게 할 수 있다. 하지만 시간을 조금만 늘려 보라. 보통 24시간 단식하는 사람이라면 행사 1주일 전이나 행사 후에 36시간 단식을 시도해 보라.

2. **포식하는 시간을 정하라.** 늦은 저녁보다 이른 저녁이 낫다. 무엇을 먹든 잠들기 전에 몇 시간 동안 연소할 수 있기 때문이다. 탄수화물이나 당류는 저녁이나 밤이 아니라 한낮에 먹어라.

3. **일정을 충실히 지키고 간식을 먹지 마라.** 포식 기간 동안에는 충분히 그 음식을 즐기되 그 외의 시간에는 간식도 먹지 않도록 노력하라. 먹는 시간을 지키는 일이 중요한 이유는, 인체가 지방을 저장하는 호르몬인 인슐린을 분비하는 횟수가 줄어들기 때문이다.

4. **탄산음료를 생략하라.** 단 음료를 피하도록 노력하라. 특히 나중에 식

사할 때 탄수화물이나 디저트를 먹을 생각이라면 더욱 그렇다. 증류주에 섞는 음료도 조심하라. 마가리타와 피냐 콜라다, 그 외에도 많은 열대음료는 설탕이 너무 많이 들었으니 혼합 음료를 좋아한다면 선택한 알코올에 탄산수나 소다수, 라임주스를 섞어라.

5. **포도주에 유의하라.** 포도주를 마시려면 잔류 설탕이 없는 드라이 와인을 마시도록 노력하라. 당 함량이 높은 모스카토와 리슬링과 달리 카베르네와 드라이 샴페인은 당이 적으므로 포도주 목록에서 무엇을 주문할지 잘 모르겠다면 이것들을 고르는 것이 안전한 선택이다.

건강한 식습관

단식은 허리둘레와 전반적인 건강에 놀라운 영향을 미칠 수 있지만, 새로운 식사법만으로는 이 라이프스타일을 유지하기 힘들다. 마음껏 먹고도 영원히 궤도를 이탈하지 않게 할 건강한 식습관이 필요하다.

다음 다섯 가지 팁은 이 라이프스타일을 발전시키는 데 도움이 되며, 새로운 당신을 즐겁게 받아들이게 해 줄 것이다.

팁 1. 식욕을 떨어뜨려라

무엇을 먹는지만이 중요한 것이 아니다. 먹는 순서가 당신의 성패를 결정할 수 있는 중요한 요소다. 나는 이 교훈을 명절 가족 만찬에서 어렵게 배웠다.

저탄수화물 식단을 처음 시작했을 즈음, 추수감사절에 나는 엄마가 구운 맛있는 감자를 딱 두 개 먹었는데, 항상 맨 처음에 먹었다. 왜 그랬을까? 명절 며칠 전부터 그 감자를 떠올렸기 때문이다. '명절이잖아. 이 정도는 먹어 줘야지.'

이는 재앙으로 가는 지름길이었다. 감자가 혈당 수치를 높여 췌장이 인슐린을 급증시킨 탓에 배가 무척 고팠다. 결국 나는 감자를 아주 많이 먹고도 더 먹고 싶었고, 명절 후 사흘 동안 배가 빵빵하니 죽을 지경이었다. 나는 다시는 엄마의 감자에 손을 대면 안 된다고 생각했지만, 밝혀진 바이는 옳지 않았다. 나는 여전히 감자를 즐길 수 있지만, 그러기 위해서는 다른 방식이 필요하다.

지금 나는 음식을 다른 순서로 먹는다. 나는 단백질과 지방, 전분이 없는 채소부터 먹기 시작한다. 여기에 샐러드, 칠면조 가슴살, 칠면조 껍질, 방울양배추가 포함될 수 있지만, 뭐가 됐든 나는 항상 이 음식들을 감자보다 먼저 먹는다. 내 '특별 간식'을 먹을 준비가 됐을 때쯤에는 배가 차서 감자에 눈길이 가지 않았다. 식사가 끝날 무렵 감자는 내게 매우 다른 효과를 나타낸다. 다른 음식들로 이미 식욕을 충분히 채웠기 때문에 나는 맛있는 감자에 시큰둥한 것이다.

외식하거나 만찬을 먹을 때 항상 잎이 많은 녹색 채소처럼 전분이 없는 채소나 브로콜리나 콜리플라워처럼 땅 위에서 자라는 채소로 시작하라. 그리고 단백질을 먼저 먹고, 녹말과 당류를 마지막까지 아껴 둬라. 배가 부르면 입맛 당기는 이런 음식들을 아주 많이 먹기는 힘들 것이다. 한 단계 더 나아가, 외출하기 전에 집에서 뭔가를 먹음으로써 미리 작정하고 식욕을 '떨어뜨릴' 수도 있다. 배가 부르면 식단 계획을 망칠 수 있는 군침 도는 음식을 피하기가 훨씬 쉬워진다.

팁 2. 생각없이 먹지 마라

서서 밥을 먹는가? 컴퓨터 앞에서 점심을 먹는가? 너무 빨리 먹는 통에 음식을 씹지도 않고 삼키는가? 한 끼 접시를 다 비워도 생각 없이 먹으면 여전히 배고플 수 있다. 우리는 모두 바쁘다. 모든 사람이 하루에 6시간 이 더 있었으면 한다. 그래서 우리 대부분은 적어도 하루 한 끼는 바쁜 와 중에 먹기 때문에 한 시간 안에 다시 배고픔을 느낀다.

많은 고객들이 왜 식사 후에 배가 부를 때가 있고 그렇지 않을 때가 있 는지 그 이유를 모르겠다고 말한다. 나는 그들에게 먹을 때 무엇을 하는 지 일지를 적어 보라고 부탁한다. 이런 일지들에는 항상 몇 가지 유사한 행동이 적혀 있다. 때때로 내 고객들은 사무실에서 점심이나 저녁을 때 운다. 가끔은 급하게 아이들을 축구 경기에 데려가거나 학교를 마친 아 이들을 데리러 가야 할 때가 있다. 하지만 이야기는 언제나 똑같다. 이동 중에 식사하면 절대 만족할 수 없다. 시간 여유를 갖고 식사를 즐길 때 사 람들은 강한 포만감을 느낀다.

그럼 먹을 시간이 없을 때는 어떻게 하란 말인가? 간단하다. 먹지 마라. 시간이 있으면 먹고, 시간이 없으면 먹지 마라. 그저 먹기 위해 먹지 마 라. 언제나 단식이 하나의 선택 사항이다. 당신은 음식을 언제 섭취할지 결정할 자유가 있다. 배가 고프지 않고 너무 바쁜데도 하루에 몇 번씩 먹 으려고 애쓰지 마라.

시간이 있을 때는 음식을 꼭꼭 씹어 먹을 수 있다. 제니퍼 로페즈는 음 식을 매번 20번 씹는다고 하는데, 당신도 해 보는 게 어떨까? 식사를 시작 할 때부터 포만감을 느낄 때까지는 시차가 있어서 너무 빨리 먹으면 먹은 음식을 몸이 알아챌 여지가 없다. 그 결과 배고픔이 사라지지 않는다!

팁 3. 배고플 때는 마트에 가지 마라

단식 중에 장을 보면 대개 다음 날 크게 후회한다. 마트에 갔는데 배가 고프면 애써 피하려 했던 정크푸드에 손이 갈 확률이 훨씬 높다.

나는 시간이 여유로운 일요일 아침에 농산물 직판장이나 상점에 가려고 노력한다. 이로 인해 내 식습관과 내가 구매하는 식품의 질이 크게 향상했다. 나는 마음이 급하면 나중에 후회할 '빠르고 편리한' 정제된 식품을 살 가능성이 크다는 걸 알아차렸다.

팁 4. 작은 접시에 담아라

웨딩 레지스트리(결혼 선물 목록-역자 주)를 작성할 때 내가 가게 직원에게 "가게에서 가장 작은 디너 접시를 원해요!"라고 말하자 그녀는 눈구멍이 열 개나 있는 괴물을 보듯이 나를 쳐다보며 그런 요구를 한 사람이 내가 처음이라고 말했다. 그녀가 도왔던 다른 고객들은 모두 최대한 큰 접시를 원했다. 가게 역시 그들의 요구에 부응한 것이 확실한 듯 그곳에는 중간 크기 접시 1개와, 챙이 넓은 멕시코 모자 솜브레로만큼 아주 큰 접시 24개밖에 없었다.

여러분이 작은 접시를 사용하면 덜 먹으라는 신호가 뇌로 보내진다. 왜냐하면 성인들은 포크를 언제 내려놓을지 알기 위해 외부 신호를 사용하는 경향이 있기 때문이다. 반면 아이들은 스스로에게 멈추라는 신호를 보내기 위해 내부 단서에 의존한다. 작은 접시에 담은 음식을 다 먹고 나서 우리는 언제나 음식을 더 먹을 수 있다. 하지만 작은 접시로 먹으면 우리가 음식을 더 원하는지 아닌지 신중하게 생각하게 된다. 그래서 우리가 무심코 먹지 않는 데 도움이 된다. 우리는 배고파서 먹는 걸까, 아니면 접시를 다 비우고 싶어서 먹는 걸까?

팁 5. 식사 시간에만 먹어라

'건강한' 음식일지라도 간식은 체중을 늘리는 가장 빠른 방법이다. 간간이 여기저기 놓인 아몬드 한 줌을 먹으면 곧 체중이 다시 늘기 시작한다. 아몬드는 괜찮지만, 그것을 먹는 시간이 식사 시간의 일부인지 확인하라. 기억하라. 간식은 당신의 친구가 아니다.

간식을 끊는 실용적인 전략은 식탁에서만 식사하기로 자신과 약속하는 것이다. 이 전략은 우리가 하지 말아야 할, 무심코 먹는 습관을 끊는 데 도움이 된다. 우리는 반드시 배고플 때만 먹어야 한다. 당신이 간식을 먹는 이유가 배고파서인가, 단지 심심해서인가?

나는 통근 시간이 길어서 자주 주유소 편의점에서 견과류 한 봉지를 샀다. 어느 날 전문 세차를 맡긴 후에야 나는 이 습관을 끊을 수 있었다. 차 내부를 청소한 남자는 차에 흩어져 있는 아몬드를 모아 보니 한 컵이 나왔다고 말했다. 토론토에서 올랜도까지 도로 운전을 하기 며칠 전 나는 깨끗하고 음식 없는 차로 만들겠다고 결심했고, 결국 목적지에 도착할 때까지 아무것도 먹지 않았다! 자, 시간을 내서 차를 치우고, 새 출발하는 마음으로 운전 중에 간식 먹는 것을 줄여라.

저녁에 TV를 보는 사람들에게 내가 추천하는 또 다른 꿀팁은 퍼즐 북을 사서 커피 테이블에 놓는 것이다. 그러면 광고 방송이 나오는 동안 정크푸드 대신 퍼즐에 몰두할 수 있으니 뇌 훈련까지 할 수 있다.

무엇보다도 두려워하지 마라. 당신은 단식과 단식 사이에 음식을 즐길 수 있고, 적절하게 포식을 즐길 수도 있다. 필요할 때 이 팁들과 단식을

도구로 사용한다면 새로운 체중을 유지하고 앞으로 수년 동안 행복하고
건강하게 살 수 있을 것이다.

CHAPTER

17

목표 달성 그리고 그 이후

이브 메이어

지금쯤 당신은 더 긴 단식을 몇 번 마치고 간헐적 단식이 생활화되었을 수 있다. 사람마다 목표에 도달하는 속도가 다르므로 아직 목표를 이루지 못했더라도 괜찮다. 당신은 결국 목표를 달성할 것이다!

성과 추적하기

아마도 단식을 진행하면서 자신이 얼마나 잘하고 있는지 측정하고 싶을 것이다. 하지만 얼마나 발전했는지 추적하려면 체중을 재는 일보다 훨씬 더 많은 것을 해야 한다. 이제는 가능한 활동이나 먹지 않아도 되는 약, 건강 문제로 몇 년간 밤잠을 설친 후에 숙면하는 시간 등으로 성과를 측정할 수 있다. 단식을 시작하기 전에 적어 둔 개인적인 목표들을 기억하는가? 그 목록을 꺼내서 보라. 그리고 목표를 적지 않았다면 몇 가지를 재빨리 생각해서 적어 보라. 괜찮다. 내가 기다리겠다.

준비됐는가?

이제 목표를 추적하는 방식으로 이 목록을 편집하면 된다. 종이나 컴퓨터, 휴대폰에 단식을 시작한 날짜와 진행 상황, 목표한 날짜를 적어라. 목표한 날짜는 당신의 생일이나 결혼기념일, 혹은 아무 날이어도 된다. 이 날짜가 최종 날짜일 필요는 없다. 결국 단식은 경주가 아니라 라이프 스타일이므로 단식을 영원히 삶의 일부로 만들기 바란다.

내가 사용한 목표 추적 방법은 다음과 같다. 내 목표는 체지방률을 29%로 만드는 것이다. 나는 현재 체지방률이 36%이므로 이 목표를 세운 날과 이 목표를 달성하고 싶은 날, 그리고 그사이에 근접 목표 날짜를 한두 개 적어 놓았다. 컴퓨터를 잘 다룬다면 자동으로 그래프가 생성되는 멋진 스프레드시트로 만들 수도 있고, 게으른 나처럼 대강 정리해도 된다. 뭐가 됐든 목표 달성 의지를 북돋는 시각화 도구를 사용해야 한다.

예를 들면 다음과 같은 식이다.

2018년 10월 시작	근접 목표	최종 목표
체지방률 36%	체지방률 32.5%	체지방률 29%

나는 이 방식이 목표에 도달하는 과정을 추적하는 가장 간단한 방법이자, 몸무게보다는 전반적인 건강과 행복에 초점을 맞추는 방법임을 알게 되었다.

체중계가 나에게 맞을까?

몸무게를 재느냐 마느냐, 그것이 문제로다. 무엇을 먹고, 언제 단식할지 결정해야 하듯이, 체중계가 도움이 될지 방해가 될지 결정해야 한다. 남편은 체중계를 좋아해서 아침에 화장실에 다녀온 뒤 제일 먼저 하는 일이 체중계에 올라가는 것이다. 체중이 오를 때도 있고 내려갈 때도 있지만, 어느 쪽이든 그는 냉철하게 체중계에 찍힌 숫자를 앱에 기록한다. 그의 뇌는 체중계 숫자를 데이터 또는 이런저런 레버를 당겨 변경할 수 있는 간단한 정보로 처리한다. 그는 체중이 항상 오르락내리락한다고 생각하기 때문에 그 데이터는 그의 기분에 영향을 미치지 않는다. 내가 보기에 그는 과학적이고 합리적인 사람이다. 하지만 나는 다르다. 당신도 내 남편처럼 냉철해서 매일 체중을 재는 것이 식생활과 라이프스타일을 결정하는 데 도움이 된다면, 그렇게 하라.

나는 몸무게를 잴 때 남편과 매우 다르게 반응한다. 나는 예민해서(전혀 과장하지 않고) 체중계에 올라가면 그 즉시 죄책감, 무서움, 비애, 후회, 수치심, 슬픔, 내가 언제라도 다시 뚱뚱해질 것이라는 두려움을 포함한 감정의 질풍노도를 경험한다. 이런 감정들은 하루에 0.1kg이 찌든 1kg 이 찌든 일어난다. 체중계가 역겨운 숫자를 꺼내 놓으면 울고 싶어진다. 그리고 가끔 나는 울기도 한다. 특히 내가 전날 쏟은 노력과 체중계에 나타난 숫자가 어긋나면 더욱 그렇다. 체중계에 내가 싫어하는 숫자가 찍히면 그날 무슨 일이 생기든 종일 기분이 우울하다.

그런가 하면 체중계에 발을 디뎠을 때 전날보다 숫자가 줄어든 날이 있다. 그럴 때 내 감정은 기쁨과 즐거움, 흥분, 벅찬 기대감, 우월감, 행복, 오두방정, 환상을 넘나든다. 모처럼 생일 컵케이크를 맘껏 먹고 난 다음 날 체중계 숫자가 내려가면 나는 승리감에 취한다. 내 마음은 이렇게 말한다. '하하, 체중계야. 드디어 널 속였어. 어제 크림을 듬뿍 얹은 컵케이크를 통째로 먹었는데, 그걸 알아채지 못하는구나. 지금부터 뭐든 먹고 싶은 걸 먹을 수 있어. 먹어도 살이 찌지 않잖아. 드디어 내 몸을 속이는 방법을 알아냈어!'

날 믿어라. 나는 이런 생각이 자랑스럽지도 않고, 전혀 현실에 근거하지 않다는 것도 안다. 그러나 지금 나는 내 마음이 음식에 집착한다는 걸 알기 때문에 정신 건강을 위해 매일 체중을 재지 않기로 선택했다.

하지만 체중계가 항상 이치에 맞는 건 아니라는 점은 여전히 남는다. 내가 첫 번째 장기 단식을 할 때 매일 체중이 줄다가 갑자기 늘기 시작해서 단식이 끝날 때까지 계속 체중이 늘었다. 물론 나는 단식하는 일주일 동안 한 입도 먹지 않았지만, 체중이 많이 늘었다. 나는 5년 전에도 88kg 이었는데, 숨쉬기 운동을 할라치면 청바지가 꽉 끼었고 지퍼를 내리기가 힘들었다. 올해 다시 88kg이 되었을 때 같은 청바지를 쉽게 벗을 수 있었다. 왜일까? 몸에 근육이 더 생기고 지방이 줄었기 때문이다. 몸무게는 같았지만, 근육이 더 많아져 더 건강하고 균형 잡힌 몸이 된 것이다.

따라서 체중계를 수시로 확인하는 방식은 모든 사람에게 통하는 건 아니며, 근육이 지방보다 밀도가 높다는 사실처럼 모든 것을 고려하지도 않는다. 근력 운동을 하고 있다면 (내가 청바지를 입었을 때처럼) 옷맵시가 좋아졌음에도 체육관에 다니기 전보다 체중이 더 나갈 수 있다. 체중계는 골량, 혈압, 심박수 등과 같은 매우 중요한 다른 건강 지표도 설명하지 못한다.

체중계를 사용할지 말지 망설이고 있다면 체중계에 대한 감정적인 반응뿐만 아니라 그에 대한 당신의 의존도를 측정하는 방법이 있다. 일주일 동안 매일 같은 시간에 몸무게를 재라. 체중과 감정을 기록하라. 체중 변화에 놀라지 않는다면 계속 그렇게 해라. 1온스(28.35g)씩 올라갈 때마다 겁을 먹는다면 일주일 또는 한 달에 한 번 재거나 아니면 아예 체중을 재지 말아야 할지도 모른다. 자신에게 가장 잘 맞는 빈도나 시간을 골라라. 그리고 끊임없이 체중을 재는 데 너무 집착한다면 친구나 자선 단체에 체중계를 기부하라. 체중계를 그대로 두고 싶어 하는 가족이 있다면 안 보이는 곳에 숨겨 달라고 부탁하라.

신체 치수 추적하기

나는 매일 저울에 오르는 일보다는 체지방률이나 사이즈를 측정하는 것을 더 좋아한다. 신체 치수는 체중만큼 빠르게 변화하지 않으므로 매일 측정하거나 심지어 매주 측정하는 것도 문제가 될 수 있다는 점을 유념하라. 또한 누가 측정하고 어떤 기구를 사용하느냐에 따라 결과가 크게 다를 수도 있다. 예를 들어 내 치수는 나, 남편, 트레이너가 측정할 때 결과가 완전히 다르다. 한 달에 한 번 치수를 기록해 보라. 그리고 항상 같은 사람이 같은 기구를 사용하도록 하라.

나는 꽤 구식이라 줄자로 키를 재서 기록한다. 하지만 첨단기술을 이용하고 싶고 비용에 구애받지 않는다면 DEXA 신체 구성 스캔이 매우 효과적인 것 같다. 온라인으로 검색하면 해당 지역에서 이런 방식으로 검사하는 전문 업체를 찾을 수 있다. 나처럼 월간이나 분기별로 검사하고 싶다면 비용을 줄인 패키지 상품이 있다. 이런 기계들은 측정이 빠르고 통증이 없으며 신체 치수 측정, 체질량 지수 vs 제지방량, 골밀도 등을 자세히 알려 준다(DEXA 스캔은 이중 에너지 방사선 흡수 계측법으로 기존에는 주로 골다공증의 진단에 사용되던 검사 방법이다. 근육량의 평가에도 사용할 수 있었지만, 우리나라 보건복지부에서 이 검사를 인정한 것은 2019년으로 비교적 최근이다. 다만 근감소증과 관련해 진단과 치료 효과를 평가하기 위해 사용되어야 하며, 적은 양이지만 방사선에도 노출이 되므로 이 책에서와 같이 건강 상태를 평가하기 위한 목적으로 정기적으로 이 검사를 하는 것은 국내 실정과 맞지 않다.–감수자 주).

DEXA 스캔은 아주 간단해서 옷을 다 입은 상태에서 3D 스캐너가 몸을 분석한다. 몇 분 안에 나오는 결과에는 그래프와 데이터가 포함되며, 나중에 다시 방문하면 이전 방문에서 얻은 숫자와 비교한 그래프를 볼 수 있다.

이 스캔은 내가 전에 생각해 본 적이 없는 것들을 보여 준다. 예를 들어 분명히 나는 골량 수치가 매우 좋다. 왜일까? 아마도 내가 20년 동안 매우 뚱뚱했기 때문일 텐데, 내 뼈가 무거운 체중을 감당하느라 매우 강해졌을 것이다. 스캔 결과, 나의 내장 지방(내장 기관 주변의 지방)이 감소하고 있었다. 이것이 좋은 소식인 이유는 내장 지방은 심장병이나 대사 증후군, 제2형 당뇨병과 같은 특정한 건강 문제가 발생할 가능성을 알려 주는 지표이기 때문이다.

하지만 명심할 게 있다. DEXA 스캔은 보고 싶지 않은 당신의 단면을 보여 줄 것이다! 첫 번째 스캔을 하기 전에 나는 불편하지 않을 만큼 옷을 벗으라는 요청을 받은 후 방에 혼자 남겨졌다. 내가 손잡이 두 개를 들고 원형 발판에 서자 힘을 빼고 버튼 몇 개를 누르라는 말이 들려왔다. 나는 가능한 한 가장 정확하게 측정하고 싶어 완전히 벌거벗은 상태였다. 기사들이 머리를 올리라고 해서 나는 스모 선수처럼 머리를 곧추세웠다. 발을 엉덩이 폭으로 벌리고 벌거벗은 몸을 기계에 노출한 채 원형 발판이 천천히 내 몸을 돌리기 시작하자 나는 손잡이를 잡고 버튼을 눌렀다. 나는 이제 전기구이 통닭이 어떤 느낌일지 정확히 알고 있다!

옷을 입고 방을 나가자 직원들이 바로 당일에 이메일로 검사 결과를 보내 줄 것이라고 말했다. 나는 사무실을 나왔고, 집에 돌아와 이메일을 열었다. 결과가 벌써 도착해 있었다! 내 몸에 대한 데이터와 측정치, 정보를 받는다는 생각에 마음이 설레어 마우스를 움직이던 나는 이메일의 미리보기 표시를 눌렀다가 화들짝 놀랐다. 이게 뭐람? 벌거벗은 내 몸이 전기구이 통닭처럼 나의 특대형 모니터 화면에서 빙빙 돌고 있었다. 물론 컴퓨터로 만든 이미지였지만, 그게 나라는 것은 삼척동자도 알아보았을 것이다. 그 영상은 충격적이고 할 말을 잃게 했다. 그때 나는 내 몸의 모든 결함을 볼 준비가 되어 있지 않았다. 나는 수많은 나의 불완전함을 이미 잘 알고 있다고 생각했지만, 그건 내 착각이었다!

충격이 가신 후, 그제서야 나는 빙빙 도는 내 몸의 모형에 흥미가 생겼고, 이러한 종류의 스캔이 정확한 측정에 유용하다는 것을 알게 되었다. 하지만 벌거벗은 내 몸이 이메일에 나타날 거라고 경고를 했었어야지!

성과를 추적하는 다른 방법

어떤 식으로든 각자에게 잘 맞는 방법으로 성과를 측정할 수 있지만, 다음 방법들도 시도해 볼 만하다.

- 매달 같은 날 같은 옷을 입고 같은 장소에서 전신 사진을 찍는다. 사진에 날짜와 몸무게를 적어 매달 냉장고에 붙인다.
- 더는 맞지 않는 청바지를 찾아 일주일에 한 번씩 입어 보라.
- 매주 허리에 끈을 감아 허리둘레 길이로 자른다. 매주 왼쪽에서부터 줄을 감아 보고 줄이 점점 짧아지는 것을 지켜봐라. 때로 체중이 줄지 않을 때도 있다!
- 혈당을 관찰하고 앱을 이용해 추적한다. 매주 변화 정도를 확인한다.
- 하루에 두 번 자동 혈압 측정기(온라인으로 구매가 가능함)를 이용해 혈압을 측정하고, 스프레드시트를 이용해 추적한다. 매주 그래프를 만들어 어떻게 변하는지 확인한다.
- 동네 한 바퀴 걷는 데 걸리는 시간을 잰다. 한 달에 한 번 이 시간을 추적해 지난달과 비교해 본다.
- 하루에 한 번 플랭크를 하고 얼마나 오래 버틸 수 있는지 추적하라.
- 한 달에 한 번 같은 각도로 셀카를 찍고 이전 셀카와 비교한다.
- 사용 중인 허리 벨트의 구멍을 기억해 그것이 변하는지 확인한다.

- 계단을 올라갈 때 숨이 차는지 관찰한다.
- 병원에 가서 콜레스테롤, 지질, 중성지방을 포함한 혈액검사를 받는다.

성과를 측정하는 일은 목표를 이루는 데 필수적이다. 자신이 성취하려는 것이 무엇인지, 혹은 자신이 그동안 얼마나 발전했는지 모른다면 목표를 달성했는지도 알 수 없다. 승리를 맛본 이후 영원할 것 같은 정체기를 겪을 때가 있는가 하면, 승리가 폭죽처럼 연달아 터질 때도 있을 것이다. 측정치를 추적해 성공을 만끽하라. 당신을 아끼고 당신의 목표를 지지하는 사람과 성공을 공유하라. 우리는 자책하는 데 많은 시간을 보내지만, 이제 한층 발전한 자신을 마땅히 칭찬할 때다.

- - - - - - - - - - - - - - - - - - - -
목표에 도달했다면
- - - - - - - - - - - - - - - - - - - -

당신이 해냈다! 축하한다. 당신은 록 스타다!

이제 당신은 선택의 갈림길에 있다. 원래 세웠던 목표를 달성한 것으로 충분하다고 생각할 수 있다. 이는 당신이 그 목표에 머물고 싶다는 의미이다. 혹은 목표를 조금 더 높여 더 공격적인 목표를 세울 수도 있다. 어떤 결정을 내리든 당신에게 달려 있고, 당신은 어느 시점에서든 멈출 수 있다. 결국 누구나 항상 마음을 바꿀 권리가 있다.

사실 현재 상태에 만족하는 것은 누가 뭐래도 괜찮다. 자신의 몸에 만족하고 건강이 좋다는 것을 알게 되면 더 밀어붙일 필요가 없다. 대신 자신의 상태를 알고, 스스로 성취를 축하하며, 이를 즐기고, 그것을 유지하기 위해 무엇을 해야 하는지 배워라. 반드시 자신을 인정해 주고, 정상적으로 궤도에 머무르고 있는지 추적 관찰할 수 있는 고무적인 방법을 꼭 찾아라. 명심하라. 체중계의 숫자가 목표일 필요는 없다. 유연성 높이기, 예전에 입던 청바지 다시 입기, 특정 체지방률 달성하기, 헐떡이지 않고 등산하기 등 노력할 가치가 있다고 생각하는 모든 것이 목표가 될 수 있다.

어떤 사람들에게는 달성한 목표를 유지하는 일이 처음에 목표를 이루는 일만큼이나 어렵거나 혹은 더 어렵다는 것을 명심하라. 겁주려는 게 아니라 솔직하게 말하는 것이다. 목표 달성에 만족하여 현상 유지를 한다는 것은 노력을 멈추고 동네 식당에서 슈퍼 사이즈 치즈버거에 감자튀김 그리고 탄산음료 세트를 주문하거나 다시는 단식을 하지 않겠다고 결심한다는 의미가 아니다. 현상 유지를 위해서는 계속 노력해야 한다. 하지만 가끔 실수하거나 실패할 수도 있다는 것을 기억하라. 괜찮다. 21장에서 다시 제자리로 돌아올 수 있는 여러 가지 방법을 알려 줄 것이다.

더 높은 목표 세우기

목표 달성을 적절히 축하하고 원하는 시간만큼 현상 유지를 한 후에는 한층 더 성취하고 싶은 마음이 들 수 있다. 즉 새로운 목표를 세워야 한다는 의미이다. 예를 들어 나는 현재 첫 체지방률 목표인 37%를 달성해 이를 유지하고 있지만, 또 한 번 나와의 경주를 시작한다면 체지방률 29.9%를 목표로 정할 것이다. 처음에 사용했던 규칙이 목표를 설정하는 데 똑같이 적용된다. 복습이 필요하면 7장 '준비, 설정, 목표 달성!'을 다시 보라.

목표를 달성한 것으로 충분하니 계속 노력할 필요가 없다고 결정하는 것은 나에게는 낯선 경험이다. 나는 성취욕이 하늘을 찌르기 때문에 쓰러질 때까지 노력하려고 한다. 하지만 지금 나는 내 성공을 인정하고, 새로운 내 몸을 즐기고, 새 옷을 입어 보고, 처음으로 등산을 하고, 내가 항상 원했던 일이 마침내 일어났다는 것을 받아들이는 법을 배우고 있다. 당신도 그러길 바란다!

(좋은) 우연이 일어난다면

목표를 바꾸겠다는 결심이 우연히 올 수도 있다는 것을 명심하라. 가장 최근의 체중 감량 목표인 88kg에 도달했을 때 나는 황홀했다. 몇십 년간 감량과 요요를 반복해 온 내가 감량한 체중을 일주일간 유지한 건 그때가 처음이었다. 그리고 나는 단식과 케토를 병행해서 체중을 훨씬 더 줄이기 시작했다. 나는 결국 84kg이 되었고, 지난 7개월 동안 82kg에서 86kg 사이를 오락가락했다. 나에게는 이 결과가 대단하게 느껴지고, 현재로서는 이걸로 충분하다. 나는 자긍심으로 가득 차 있고, 여전히 내가 86kg 아래라는 사실에 적응 중이며, 일반 옷집에서 당당히 옷을 산다. 솔직히 내 평생 특대형 매장을 방문하지 않고, 볼이 넓은 신발을 주문하지 않으리라고는 생각해 본 적이 없다. 게다가 믿을 수 없을 만큼 심신 상태가 좋다. 올해 한 번밖에 아프지 않았는데, 일 년에 대여섯 번 아팠던 과거를 생각하면 이는 입이 쩍 벌어질 만한 발전이다.

앞으로 나아가기

두 번째 또는 세 번째, 네 번째 목표를 설정한다고 해서 첫 번째 목표 달성이 퇴색하는 건 아니다. 이는 달에 도착하고 나서 화성에 가기로 한 것과 같다. 안 될 게 뭐 있나? 당신은 원하는 것을 결정할 수 있고, 그 여정도 당신이 원하는 대로 끝나거나 계속될 수 있다. 내가 유일하게 제안하고 싶은 것은 두 가지 혹은 그 이상의 목표를 동시에 실행하지 말라는 것이다. 그러면 확실하게 집중하고, 탁월한 성공을 시각화하는 데 도움이 된다. 우리 인간은 동시에 여러 가지 일을 하는 데 서툴다. 달성할 새로운 목표는 항상 있으니 목표가 바닥날까 봐 걱정할 필요가 없다. 그리고 당신은 최고의 모습이 되기 위해 항상 노력할 수 있다.

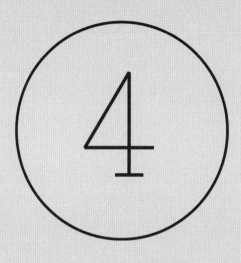

단식 문제 해결하기

건강 문제 해결하기

메건 라모스

단식하는 동안 새로운 신체적 변화를 예상하는 것은 타당하다. 당신은 배고플 때 어떻게 대처할지 배워야 할 것이다. 갈증, 두통, 불면증과 같은 예기치 못한 문제들도 경험할 수 있다. 이런 증상이 모두에게 일어나지는 않지만 실제로 발생한다. 그러나 걱정할 일은 아니다. 매우 드물지만 빈혈, 신장이나 간 기능 장애, 불규칙한 심장 박동 같은 더 심각한 건강 문제를 겪는다면 의사의 조언을 구해야 한다.

이번 장에서는 사람들이 단식을 시작할 때 경험하는 가장 흔한 신체 반응의 목록을 실었다.

모든 사람은 다르며, 모든 사람의 몸이 단식에 다르게 반응한다는 점을 명심하라. 다시 말하지만, 증상이 심각하다면 의사와 상담하는 게 가장 좋다.

구취 또는 나쁜 뒷맛

단식을 시작하는 사람들은 때때로 입에서 금속 맛이 난다고 보고한다. 호흡에서 매니큐어나 과일 냄새가 난다는 사람들도 있다. 이는 몸이 케토시스에 들어갔다는 신호다. 베타-히드록시부티레이트, 아세토아세테이트, 아세톤 등 케톤은 소변과 날숨을 통해 배출되며, 좋지 않은 냄새가 날 수 있다(예를 들어 아세톤은 매니큐어의 성분 중 하나다). 처음 몇 주 동안은 양치를 더 자주 해야 할 수도 있지만, 냄새나 맛은 시간이 지나면서 사라질 것이다.

복부팽만

복부팽만감이 있다면 소금을 과하게 섭취했을 수 있고, 이로 인해 몸에서 수분이 배출되지 않는다. 소금 섭취를 줄이고 사골 육수나 다른 짠 음료보다는 물을 마시도록 하라.

추위

단식하면서 추위를 느낀다면 몸이 케토시스로 진입하고 있다는 신호다. 단지 몸이 포도당 연소 모드에서 체온을 유지할 만큼 충분한 지방을 연소하는 상태로 바뀌는 데 다소 어려움을 겪고 있을 뿐이다. 걱정할 일이 아니다. 몸이 지방에 적응해 당 연소에서 지방 연소로 완전히 전환되면 몸이 따뜻해진다.

변비

단식하면 인슐린 수치가 떨어지고 이렇게 되면 저장된 물을 배출하라는 신호가 신장에 보내진다. 이로 인한 탈수로 변비가 생길 수 있다. 단식하지 않는 날에는 잎이 많은 녹색 채소와 섬유질의 섭취량을 늘린다. 단식하는 동안, 필요하다면 엡섬 솔트 목욕을 하고 구연산 마그네슘(하루에 한 번 400mg으로 시작)을 복용한다(구연산 마그네슘은 마그네슘 보충 목적으로 의약품으로 처방되는 약으로, 동일 성분의 건강식품을 만들거나 수입할 수 없다. 400mg의 구연산 마그네슘에는 마그네슘이 약 64mg 들어 있지만, 변비에 구연산 마그네슘을 복용하길 권장한 이유는 사실 마그네슘의 보충보다는 이 약으로 인해 변이 묽어지거나, 심한 경우에는 설사와 같은 부작용이 나타나기 때문에 변비에 도움이 될 것을 기대하기 때문이다.–감수자 주). 소금과 물로 수분을 보충한다.

많은 사람이 장기 단식 기간에 장이 텅텅 비어 변비에 걸린다고 추측한다. 길게 단식하는 동안 변을 보지 않더라도 경련이 없다면 괜찮다.

우울증

1장에서 설명했듯이 사람들은 단식할 때 종종 불안을 덜 느끼고 기분이 좋아진다고 보고한다. 우울증은 흔치 않으니, 우울감을 느낀다면 치료사의 조언을 구하기 바란다.

설사

단식 중에 설사가 나면 치아(Chia)씨 1~2큰술이나 질경이 씨앗(차전자) 껍질을 물에 섞어 10분 정도 기다렸다가 마셔 보라. 치아씨와 차전자 모두 소화관에 남은 수분을 흡수하여 묽은 변을 진정시킬 수 있다.

어지러움

어지러움은 종종 가벼운 탈수의 징후이다. 온종일 물을 마시고 있는지 확인하라. 피클 주스나 사골 육수의 형태로 소금을 더 섭취한다. 이브의 아버지와 같은 일부 사람들은 고혈압이 안정될 수도 있다. 혈압 약을 복용하는 사람이 단식을 시작하고 현기증을 느낀다면 반드시 의사를 찾아야 한다. 약물 복용량을 낮춰야 할지 모른다.

마른 입술

얼핏 이해가 안 갈 수 있지만, 마른 입술은 소금이 충분하지 않다는 신호다. 피클 주스나 사골 육수의 형태로 식단에 소금을 추가하라.

피로

단식을 시작하고 처음에는 몸이 당 연소에서 지방 연소로 전환하면서 피곤함을 느낄 수 있다. 단식을 처음 시작해서 3~4번 하다 보면 피로가 가시고 활력이 더 생길 것이다.

두통

두통은 단식할 때 매우 흔하다. 우리는 그 이유를 정확히 알지 못하지만,

염분 결핍 때문일 수 있다고 추측하기도 한다. 두통을 예방하고 치료하려면 사골 육수나 피클 주스 형태로 소금을 더 많이 섭취하라. 이부프로펜과 다른 진통제를 멀리하라.

속 쓰림

위에 위산을 흡수할 음식이 없으면 위산 일부가 올라와 가슴이 조이고 타는 듯한 느낌이 들 수 있다. 처방이 필요 없는 제산제를 먹어 보거나 낫지 않으면 의사에게 처방전을 요청하라.

격한 감정

변덕과 격렬한 감정, 종종 폭발적인 감정은 엄청나게 흔하지는 않지만, 단식을 시작하고 경험할 수도 있다. 단식은 놀랍도록 새로운 라이프스타일인지라 누구든 감당하기가 어려울 수 있다. 조금만 참아라! 당신을 사랑하고 이해하는 사람들을 곁에 두고, 필요하다면 전문 치료사를 찾아라.

메스꺼움

단식하는 동안 메스꺼움을 느끼는 것은 정상으로 간주하지 않으며, 탈수의 징후일 수 있다. 물을 마시고, 메스꺼움이 사라지지 않거나 불편할 정도로 메스꺼움이 심해지면 단식을 중단하라.

불면증

대부분의 사람들이 간헐적 단식을 시작하고 첫 2주 동안 수면 문제를 겪는다고 보고한다. 이는 몸이 단식 중에 증가하는 아드레날린에 적응한 결과다. 매일 잠자리에 들기 전에 차분하고 편안한 환경을 만들어 마음을 가라앉혀 보자. 불을 어둡게 하고 따뜻한 허브차 한 잔을 마시고 몸이 준비될 때까지 책을 보라. 수면을 방해하는 블루라이트를 방출하는 TV, 휴대폰, 노트북, 태블릿 화면을 자기 전에 보지 마라. 불면증이 사라지지 않으면 멜라토닌 보충제를 복용해 보라(14장 '온종일 단식한 후에 잠드는 꿀팁'에 있는 멜라토닌 관련 감수자의 주석을 꼭 다시 살펴보세요.–감수자 주).

갈증

단식 중에 느끼는 갈증은 정상이다. 몸이 위장 내의 연료(음식)를 태우고 나면 글리코겐을 태우기 때문이다. 글리코겐은 물 분자와 결합되어 있다. 지방이 빠졌다는 말 대신 수분이 빠졌다고 말하는 것을 들어 본 적이 있는가? 그것이 바로 이 말이다. 그래서 갈증이 생긴다. 단식하는 동안 목이 마르면 물을 더 마셔라. 체중(kg)에 32.5를 곱해 보자. 적어도 계산해서 나온 수만큼의 물을 mL로 마시도록 노력하자. 매일 그만큼의 물을 마셔야 한다.

위장 장애

메스꺼움과는 반대로 배탈은 십중팔구 공복통의 결과일 것이다. 미네랄워터를 마시면 나아질 수 있다.

CHAPTER

단식의 심리학

이브 메이어

단식을 시작했을 때 나는 내 위장과 끊임없이 전투를 벌일 거라 생각했지만, 그런 나의 예상은 완전히 빗나갔다. 나의 가장 큰 적수는 내 마음이었다.

단식을 하기 전 내 삶은 음식을 중심으로 돌아갔다. 나는 식사를 계획하고, 음식이 엄청 먹고 싶을 것을 예상하고, 장보고, 먹고, 요리하고, 식당을 찾고, 예약하고, 먹고, 음식 사진을 찍고, 소셜 미디어에 사진을 올리고, 먹고, 영리한 음식 해시태그를 생각해 내고, 친구들과 음식 이야기를 하고, 설거지하고, 음식 후기를 쓰고, 좀 더 먹었다.

그러다가 단식을 시작했고, 음식 외에 무언가에 내 삶을 집중해야 한다는 것을 깨달았다. 하지만 그러기 위해서는 뇌를 재교육할 필요가 있었다.

간헐적 단식을 시작하고 나는 갑자기 여가가 엄청나게 많아졌다는 것을 알게 되었다. 몇 시간 동안 할 일이 없자 지루해졌다. 나는 간식을 먹거나 식탁에 앉으려는 습관화된 욕망을 떨쳐 내기 위해 새로운 취미와 관심사를 찾아야 했다. 나는 멘토링을 시작했고, 딸과 쇼핑을 했으며, 책을 더 읽기 시작했다. 습관을 들이는 데 몇 주가 걸렸지만, 이제는 내가 TV 앞에 앉아 주전부리를 입에 집어넣으며 시간 보내는 것을 좋아했다는 사실이 믿기지 않는다!

어떤 습관을 들여 본 지가 너무 오래된 사람이라면 뭐든 새로 시작하기가 어렵다는 걸 알게 될 것이다. 특히 불안하면 간식이 먹고 싶어질 수도 있다. 스트레스 받지 마라. 그보다는, 먹는 일을 제외하고 친구 혹은 가족과 무슨 일을 할 때 즐거웠는지 기억해 보라. 기억나는 게 없다면 그들에게 물어보라. 또는 그들이 당신과 어떤 활동을 하고 싶어 하는지(먹는 것 말고!) 알아채는 것이 훨씬 낫다. 흔히들 아이들로부터 오랜 시간 부엌에만 있는 부모와 함께 시간을 보내지 못해 아쉬웠다는 이야기를 듣고 놀란다. 가족과 함께 산책하거나 콘서트 티켓을 사는 것으로 시작하라.

자신이 오랫동안 잊고 있던 라이브 음악이나 야외 활동을 좋아한다는 사실을 새삼 발견할 수도 있다.

단식을 시작하기 전에, 나는 먹는 일 외에 좋아하는 일 목록을 만들면 도움이 될 거라 생각했다. 나는 개에게 프리스비를 던지고, 동네를 걷고, 책을 읽고, 옛 친구들에게 연락하고, 집 정리하는 것을 무척 좋아했었다는 걸 기억하고 충격을 받았다. 단식 초기에 아이스크림 통에 내 감정을 빠뜨리고 싶다는 마음이 굴뚝같을 때 이 목록을 다시 보며 마음을 다잡을 수 있었다. 앞서 말했듯이 예전 관심사 중 많은 걸 되돌리는 데 시간이 좀 걸렸지만, 지금은 그것들 없이 산다는 건 상상할 수 없다.

| 먹는 일 대신 할 일 40 |

단식으로 지루할 때는 노력이 필요하거나, 머리를 써야 하거나, 시간이 많이 드는 일을 할 필요가 없다. 아래 활동 중에 어떤 것을 선택해도 시간(몇 분에서 어쩌면 몇 시간)이 금세 지나갈 것이다.

1. 물 마시기
2. 음악 듣기
3. 엄마에게 전화하기
4. 다음 휴가지 알아보기
5. 산책하기
6. 주방 청소하기
7. 개 산책시키기
8. 책 읽기

9. 이력서 갱신하기

10. 친구에게 전화하기

11. 도서관 방문하기

12. 뜨개질하기

13. 일기 쓰기

14. 한 번도 본 적 없는 TV 프로그램 보기

15. 점핑 잭 10회 하기

16. 차 끓이기

17. 빨래 개서 정리하기

18. 요가 수업에 참여하기

19. 쇼핑하기

20. 받은 이메일 정리하기

21. 이웃집에 놀러 가기

22. 드라이클리닝 맡기기

23. 기도나 명상하기

24. 옷장 정리하기

25. 야외에 앉아 햇볕 쬐기

26. 아이와 재미있는 모험하기

27. 디지털 사진 정리하기

28. 스크랩북 만들기

29. 보드게임 하기

30. 오디오북 듣기

31. 정원 가꾸기

32. 공예품 만들기

33. 박물관 가기

34. 감사 편지 쓰기

35. 잡지나 신문 읽기

36. 잡동사니 서랍 정리하기

37. 옛날 가족영화 보기

38. 화장실 청소하기

39. 야생화를 따서 꽃병에 넣기

40. 갈퀴나 비로 마당 쓸기

단식하는 동안 하지 말아야 할 것

그렇지 않다고 생각할지 모르지만, 사실은 음식이 뚜렷이 강조되는 활동이 아주 많다. 단식하는 동안 그런 활동에 참여하면, 장담하는데 음식을 보고 돌연 마음이 바뀌어 어느새 쿠키 단지가 손에 들려 있을 것이다.

경고한다! 단식을 시작해서 끝내는 순간까지 다음 활동을 피해야 한다.

소셜 미디어 보기

사람들이 소셜 미디어에 어떤 글을 올리는지 아는가? 맛있어 보이는 음식 사진이다! 당신이 나와 같다면 처음 단식을 익힐 때 2초에 한 번 음식 사진이 나타나면 참지 못하고 냉장고로 달려갈 것이다. 그러나 유혹보다 더 나쁜 것은 당신이 느낄지 모르는 자기 혐오감이다. 나는 이런 사진들을 보고 좌절감을 느꼈고 이를 올린 사람들을 생각했다. 나는 이렇게 생각하기 시작했다. '이 설탕과 튀긴 음식을 다 먹고도 어떻게 그렇게 멋져 보일 수 있지? 왜 나만 먹을 수 없는 거지?'

물론 이런 생각은 터무니없지만, 강하고 자신 있어야 할 때 당신을 집어삼킨다. 기억하라. 당신은 통제력이 있다. 건강해지기로 마음먹은 사람은 바로 당신이다. 단식을 결심한 사람은 당신이므로 언제라도 당신 스스로 단식을 멈출 수 있다.

장보기

단식을 시작하기 전에는 상추와 토마토를 사려고 마트에 가서 코코아 크리스피와 팝 타르트를 들고 집에 돌아왔다. 나는 배고플 때 장을 보는 바람에 장바구니에서 간식거리를 바로 꺼내 먹었다. 나는 대개 쇼핑 리스트나 계획 없이 마트에 갔기 때문에 가족에게 푸짐하게 요리를 만들어 줄 생각으로 손에 잡히는 대로 식재료를 집어 들었다. 이런 습관 때문에 종종 나는 매주 장을 보러 가서 시간과 돈을 낭비했다. 이런 무계획적인 쇼핑 탓에 항상 상한 음식을 버려야 했고, 그로 인해 나는 낭비한다는 죄책감을 느꼈다.

단식 덕분에 지금 나는 더 나은 소비자이자 요리사가 되었다. 식사 횟수가 줄어든다면 대신에 준비한 식사가 맛있고 즐거워야 한다고 나는 생각했다.

하지만 나는 단식할 때는 마트에 갈 수 없다. 마트에서 무료 시식 코너를 지날 때마다 배가 안 고프더라도 내 반사 반응과 싸움이 시작되기 때문이다. 쇼핑 카트를 밀면서 통로를 지나갈 때 나는 유혹과 함께 내가 먹을 수 없는 것들에 둘러싸여 있다고 느낀다. 나는 너무 분하고 박탈감이 심한 나머지 대개 계획보다 일찍 단식을 끝내고, 때때로 정말로 필요한 양보다 더 많이 먹게 된다.

따라서 가족을 위해 요리를 하더라도 단식 전후에는 장보기를 신중하게 계획하기를 강력히 권한다. 가족에게 도움을 요청하거나 가능하다면 배달 서비스를 이용하라.

요리하기

나는 단식할 때 요리를 하지 않는다. 음식의 모양, 느낌, 냄새가 너무 강렬해 내 감각이 당해 내지 못한다. 내 의지력이 부족해서가 아니다. 감각이 음식의 포격을 당하면 음식을 맛보고 싶은 것은 당연하다.

다행히도 남편과 열한 살짜리 딸은 혼자서 요리할 수 있다. 하지만 모든 사람이 이런 형편은 아니므로 단식하는 동안 요리해야 한다면 다음과 같은 몇 가지 조언을 할 수 있다.

- 단식하기 전에 가족들의 식사를 준비해 놓고 데우기만 한다.
- 요리할 수 있는 가족에게 도움을 요청한다.
- 조리 음식을 사거나 가족에게 외식하라고 한다.
- 가족이 아주 좋아하지만 당신은 좋아하지 않는 음식을 요리한다.
- 환기 장치를 켜거나 창문을 열어 음식 냄새를 줄인다.

접시 닦기

이 말에 놀랄지 모르지만, 단식 중에 다른 사람들을 위해 설거지하는 건

나에게 힘든 일이다. 몇 년 전 나는 남은 푸딩에 '어쩌다' 손가락을 집어넣어 핥아먹었다. 한번은 지저분한 접시에 남은 닭 한 조각이 48시간 단식을 시작한 지 42분 만에 내 입에 들어갔다. 나는 수십 년간 줄기차게 주전부리를 해 와서 이 나쁜 습관을 깨는 데 시간이 걸렸다.

이제 나는 단식에 훨씬 더 익숙해져서 아마도 내가 먹지 않더라도 더러운 접시를 편하게 씻을 수 있을 것이다. 하지만 남편에게는 말하지 않을 것이다. 나는 설거지를 싫어하고 친절하게도 남편이 항상 설거지를 해 주니까(쉬잇)!

몰에 가기

처음 단식을 시작했을 때는 동네 쇼핑몰에 쇼핑하러 가는 것이 좋은 생각 같았다. 어쨌든 남아도는 여가에 뭘 해야 했을까? 쇼핑으로 마음을 달래 보자고! 하지만 쇼핑몰에 들어서자 프레첼 가게에서 풍겨 오는 냄새가 내 얼굴을 간지럽혔다. 계피 롤과 피자 조각을 들고 돌아다니는 사람들에게 화가 났고, 딱 한두 입만 먹었으면 하고 생각했다.

지금 나는 단식 중에 쉽게 쇼핑몰에 갈 수 있고, 심지어 사람들이 커다란 프레첼을 들고 다녀도 동족들을 여전히 사랑할 수 있다. 하지만 처음에는 그렇지 않았으니, 내가 저지른 실수를 반복하지 마라.

영화관 가기

나는 영화 보러 가는 것을 좋아한다. 내게 영화관은 다른 사람의 눈을 신경 쓰지 않고 어둠 속에서 팝콘과 사탕을 입속으로 마구 욱여넣을 수 있는 시원하고 안전한 장소를 의미했다. 식습관을 바꾸면서 나는 팝콘과 콜라 대신에 엄청 큰 딜 피클(Dill pickle)과 물을 먹었는데, 꽤 만족스러웠다. 하지만 지금도 영화관에서 단식한다는 건 재미없게 느껴진다. 나는 단식에 충분히 적응했고 극장에서는 영화 감상만 즐겨야 한다는 걸 알지만, 아쉽게도 영화관에서 먹으려는 습관만은 고쳐지지 않는다. 아마 당신도 그럴 것이다.

이런 상황을 피하려면 맘껏 먹는 기간에 영화관 외출을 계획하라. 집에서 간식을 먹지 않고 많은 영화를 보는 방법도 있다.

파티에 가기

나는 사교 행사를 피해 단식을 계획한다. 단식할 때가 있고 맘껏 먹을 때가 있는데, 파티는 나에게 먹을 때다.

어린아이를 키우는 중년의 기혼 여성인지라 나는 고급 음식을 먹는 저녁 모임에 자주 참여하지 않는다. 그래서 단식이 나에게 더 쉽다. 사교 모임이 잦아 단식 일정을 잡기 힘들다면, 라임이 든 물 한 잔이나 클럽 소다를 손에 들고 방을 돌며 사람들을 만나라. 사람들은 음식에 관해 질문을 덜 할 것이고, 잔을 들고 있으면 손이 심심하지 않을 것이다. 게다가 마시면서 사람들과 어울리면 웨이터들이 음식을 덜 자주 갖다 줄 것이다. 사람들이 당신이 먹는 음식을 모두 지켜본다고 생각할지 모르지만, 파티에 가서 감쪽같이 위장한 음료를 몇 잔 마시고, 밤새 사람들과 어울리고, 아무것도 먹지 않더라도 대개는 눈치 채지 못할 것이다. 그들이 음식을 권할 때 가장 쉬운 방법은 지금 배가 고프지 않다고 말하는 것이다.

휴가 떠나기

나는 휴가 중에 하는 간헐적 단식이 편하지만, 집을 떠나면 긴 단식이 힘들다. 나는 음식을 먹으며 다른 문화와 장소를 경험하는 것을 좋아하기 때문에 여행하면서 긴 단식을 하면 배울 기회를 잃는다는 느낌을 받는다. 하지만 휴가 중에 간헐적 단식을 하면 하루 한두 끼는 정말로 포식을 할 수 있어서 나에게는 아주 좋다.

단식 중 '할 일'과 '하지 말아야 할 일' 목록은 사람마다 다를 수 있다. 다른 모든 것들이 그렇듯이 연습하면 정말로 단식이 더 쉬워진다. 솔직히 나도 처음에는 그런 말을 믿지 않았지만, 사실이었다. 처음에 단식할 때 나는 파티나 쇼핑몰, 음식이 있는 가게 근처에도 갈 수 없었다. 지금은 그런 일들을 쉽게 할 수 있다. 다음을 기억하라. 단식을 언제 시작하고 언제 멈출지 스스로 결정해야 한다. 스스로 통제해야 한다. 단식하는 내내 자신의 마음과 몸에 최선이 무엇인지 결정해야 한다. 나처럼 만사를 완벽히 통제하려는 사람에게는, 자신이 정말로 책임져야 한다는 것을 받아들인다면, 단식이 즐거운 일이 된다.

마지막으로, 단식 초기에 특별한 상황이 필요해도 자신을 너무 가혹하게 판단하지 마라. 나 역시 그런 실수를 했고 자신을 나약하다고 생각했다.

나는 나약한 게 아니라 경험이 부족했던 것이고, 시간이 흐르면서 경험이 쌓였다.

이제 나는 내가 강하다는 것을 안다. 나는 단식 기술을 개발할 시간과 상황을 스스로에게 제공했다. 나는 내가 남몰래 생각했던 것처럼 루저가 아니다! 당신은 자신에게 최고의 성공 기회를 제공할 자격이 있다. 그리고 조금씩 당신이 항상 꿈꿔 왔던 몸과 마음으로 바뀌는 것을 보게 될 것이다.

제이슨 펑

어렸을 때부터 나는 단식할 때 몸보다는 마음이 훨씬 더 힘들다는 것을 알았다. 신체적인 배고픔은 매우 빨리 지나가는데, 다행히도 나는 이를 오래전에 직접 체험했다.

열두 살 때 나는 빈혈로 위 내시경과 대장 내시경 검사를 받아야 했다. 마침내 의사들은 내가 소화성 궤양을 앓고 있다는 것을 발견했지만, 진단 전에는 증상이 의외였고 원인도 알 수 없었다. 위 내시경 검사에서는 입에 작은 카메라를 삽입해 위 속으로 집어넣어 출혈이 있는지 찾는다. 대장 내시경 검사에서는 아래에서 위로 튜브를 삽입해 대장을 살펴본다. 검사 전 24시간 동안 나는 아무것도 먹어서는 안 되었다. 부모님은 검사가 고통스러울까 봐 걱정하기도 했지만, 심하게 굶주린 나머지 내가 약해질까 봐 걱정하셨다. 어쨌든 성장하는 아이에게는 음식이 필요하니까. 그것도 많이!

하지만 이 두 가지 검사보다도 더 생생하게 기억나는 것은 낮에 먹지 않는 동안 아무렇지도 않았다는 사실이다. 피곤하지도 않았고, 미쳐 버리지도 않았으며, 배가 고파 쓰러지지도 않았다. 기껏해야 약간 불편했다. 그때 나는 무척 놀랐지만, 고객들에게 단식을 권하기 전까지 오랜 세월 그때의 기억을 잊고 있었다.

왜 내가 수년간 단식을 생각하지 못했을까? 끊임없이 먹는 것이 중요하다고 여기고 이를 권장하는 문화 속에서 우리가 살고 있기 때문이다. 단식이 실은 완전히 건강하고 자연스럽다는 것을 도저히 이해하지 못하는 악의 없는 사람들을 마주친다면 잘 설득해 그들의 생각을 바꿔 놓기를 바란다.

단식이 흔하다는 것을 알라

수백만 명이 정기적으로 단식하는 집단들이 있다. 많은 이슬람교도가 라마단 기간에 단식한다. 많은 가톨릭 신자가 사순절 동안에 단식한다. 많은 유대인이 속죄일에 단식한다. 불교도와 모르몬교도, 힌두교도 모두 나름의 단식 전통을 가지고 있다. 중요한 점은 특정한 종교의 구체적인 전통이 아니라, 이들 집단 내에서는 많은 사람이 거의 성인기 내내 일정에 따라 단식하는 일이 이상하지 않다는 것이다. 그들은 별 어려움 없이 단식하는 것 같고, 백안시당하지 않으며, 어머니들도 자식이 기절하거나, 더 크지 않거나, 배고파서 죽을까 봐 걱정하지 않는다. 하지만 오늘날 우리 사회에서는, 대부분의 사람들이 단 한 끼라도 굶을 수는 없다고 굳게 믿는 것 같다. 그들은 단 한 끼라도 식사를 거른다는 건 있을 수 없거나, 문명사회의 모든 규칙을 어기는 이상한 일로 생각한다.

단식을 시작하려고 할 때 자신이 비정상적이거나 전대미문의 일을 하는 게 아닐까 고민된다면 걱정하지 마라. 단식하는 사람들은 차고 넘치니 당신은 전혀 잘못된 행동을 하는 게 아니다! 당신의 선택은 완전히 정상이고, 역사를 통틀어 수십억 명이 당신이 앞으로 자주 하려는 바로 그 행동을 했다.

사회생활하면서 단식하기

이브 메이어

단식하겠다고 생각하니 파티복을 창고에 넣어 둬야 할까 봐 두려울 수 있다. 걱정하지 않아도 된다. 단식한다고 해서 사회생활이나 휴가, 가족의 축하 모임, 당신에게 중요한 그 밖의 어떤 것도 포기할 필요가 없다. 이번 장에서는 사회생활을 둘러싼 골치 아픈 일정 문제나 개인적인 문제들에 관한 지침을 알려 줄 것이다. 약속한다. 성공적인 단식 계획과 왕성한 사회생활은 상호 배타적인 목표가 아니다!

일정 짜기가 전부다

단식하는 동안 사회생활을 어떻게 할 것인가라는 핵심적인 문제를 다루기 전에 몇 가지 기초 사항을 알아야 한다. 그중 하나는 체계화하는 것이다. 단식은 믿을 수 없을 만큼 유연하게 할 수 있어서 모든 상황에서 모든 사람에게 통하지만, 어떤 단식을 하든 단식의 한 가지 중요한 요소는 계획한 일정을 잘 지키는 것이다.

나는 단식한 지가 매우 오래되어 때때로 그 방식이 너무 유연해지기도 한다. 나는 이렇게 생각한다. '지난 며칠 동안 제대로 음식을 먹지 않았으니 단식은 내일 해야겠군.' 그러다가 '내일'이 몇 번 더 미뤄지면 갑자기 일주일간 단식을 하지 않게 된다. 이렇게 되면 보통 일주일 동안에 체중이 약 0.5~1.5kg 증가한다. 그리고 이 기간에 찐 건 근육이 아니라 '지방'이다.

한편으로는 내 강박적인 성향 덕에 최고의 결과를 얻을 수 있다. 내가 첫 단식으로 24시간 단식을 한다고 하자. 단식은 순조롭게 진행될 것이고, 나는 이렇게 생각하기 시작할 것이다. 음, 36시간이나 48시간, 아니면 3일이나 일주일로 늘려 볼까? 갑자기 일과 가족에 관련한 질서정연한 계획들이 공중에 떠 버리고, 생활은 엉망이 되어 버린다.

이런 예들을 소개하는 이유는, 단식은 융통성이 있으니 각자 상황에 맞게 일정을 조정할 수 있다고 생각해, 단식을 너무 많이 하거나 혹은 충분히 하지 않을 수 있다는 것을 알려 주기 위해서다. 당신이 나와 같다면, 그래서는 안 된다. 우리는 생활이 너무 바쁘기 때문에 하나의 계획을 집중해서 실천해야 한다. 애석하게도 당신에게 필요한 정확한 일정을 아무도 알려 줄 수 없다. 그것을 알아내는 것은 당신 몫이다.

단식을 시작하고 나는 너무나 화가 났다. 세계 최고의 전문가를 찾는다면 목표에 이르게 하는 마법의 단식 일정을 얻을 수 있을 거라 생각했다. 하지만 단식 여행 초기에 업계 최고인 펑 박사와 메건 라모스를 만났지만, 그들조차 그런 마법의 해결책을 제시하지 못했다.

이제 나는 이해한다. 메건과 펑 박사는 최고의 프로들이라 당사자가 스스로 이상적인 단식 일정을 알아내야 한다는 것을 안다. 전문가들은 수천 명에게 효과가 있었던 방식을 안내하고 제안하고 공유할 수 있다. (실제로 메건이 몇 가지 훌륭한 샘플 계획을 제시할 것이다.) 하지만 그들은 당신의 생활을 자세하게 알 수 없다. 그들은 당신이 야식을 좋아하거나, 매일 세 아이에게 밥을 해 주거나, 차를 몰고 맥도널드 앞을 지나가다가 자기도 모르게 드라이브스루로 들어가는 것을 알 수 없다. 일요일 교회 예배 후의 브런치가 가족에게 신성한 일이라거나, 그날을 피해 단식 일정을 짜야 한다거나, 다음 주에 사업상 저녁 약속이 있다는 것을 그들은 알지 못한다. 우리에게는 모두 극복해야 할 버릇과 계기, 일정이 있으며 오직 당사자만이 그것을 알아낼 열쇠를 쥐고 있다.

단식하려면 균형과 책임, 계획이 필요하다. 이 일정을 선택한 후 각자의 생활 방식에 맞게 수정할 수 있지만, 이를 충실히 지키려면 열심히 노력해야 한다. 일정 짜는 것을 좋아하는 사람이라면 이 일이 쉽게 다가올 것이다. 얼마나 자주 규칙적으로 단식할지 정했다면 이제 단식을 자신의 생활에 맞춰라.

단식하면서 훌륭하게 사회생활을 할 수 있는 몇 가지 팁을 알려 주겠다.

순교자나 얼간이가 되지 마라

단식을 시작했을 때 나는 생활에 맞춰 단식을 계획하는 방법을 알지 못했다. 나는 단식 시간을 전략적으로 선택하지도 않았고, 단식하면 어떤 기분일지 생각해 보지도 않았다. 결국 나는 회사에서 매주 1회 제공되는 무료 조식이나 점심을 보고 동료들을 노려 보곤 했다. 물론 무료 조식과 점심은 매주 같은 요일에 제공돼서 그날이 언제인지 확실히 알고 있었지만, 나는 내가 괜찮을 거라 생각했었다. 하지만 나는 괜찮지 않았다. 동료들은 내가 단식하는 동안 항상 지지해 주었지만 나는 짜증 내고, 분개하며, 항상 투덜거렸다.

당신은 내 실수에서 배울 수 있다.

이제 깨닫지만, 지난주의 개인적, 직업적 성과를 이야기하는 월요일 미팅에서 내가 감량했다고 알린 것은 그런 대로 괜찮았다. 하지만 내가 단식 중임을 비밀로 했어도 전혀 문제가 없었을 것이다. 단식은 내 사생활이니 비밀로 했다면 많은 질문을 피할 수 있었을 텐데 말이다. 그런데 회사에서 무료 음식이 제공되는 날에 단식하면서 동료들에게 분개한 것은 나 스스로 받아들일 수 없는 행동이었다. 아침을 먹지 못한다고 사람들 앞에서 불평하거나, 단식 중이라 점심을 먹을 수 없다고 동네방네 알리는 것은 동료로서 할 도리가 아니었다. 내 끔찍한 상황을 명예 훈장처럼 여기고 음식이 먹고 싶다고 징징댄 것은 동료들에게 민폐를 끼치는 행동이었다.

나는 순교자처럼 행동했고, 그것을 후회한다.

다행히도 이런 행동을 바꾸는 데 몇 달밖에 걸리지 않았지만, 누군가가 처음부터 단식할 때 얼간이가 되지 않는 방법을 말해 주었으면 좋았을 것이다. 그 방법은 다음과 같다.

단식할 때 유세 떨지 마라. 단식은 당신이 통제할 수 있는 범위 안에 있으며, 단식 방법과 일정은 당신이 정했다. 추수감사절이나 휴가 기간, 또는 직장의 무료 조식이 제공되는 월요일에 단식하기로 했다는 이유로 난감해하거나 고통스러운 척 행동하지 마라. 단식 일정은 당신 책임이다. 그러니 그냥 받아들여라.

언제 단식해야 할까

가능하면 음식이 무료로 제공되는 곳이든 사 먹을 수 있는 곳이든 어디든 간에 단체 활동을 피하여 단식을 계획하라. 내 경우는 회사가 무료 급식을 제공하는 날에는 단식하지 않고 동료들과 함께 건강한 음식을 먹고 (혹은 도넛을 몰래 먹을 수도 있었다) 음식이 중요하지 않을 때에 단식을 할 수 있었을 것이다. 내가 매일 단식한 게 아니었으니 유연하게 일정을 짤 수 있었는데도 나는 그렇게 하지 않았다.

만약 자신의 건강한 식사 목록에 포함되지 않은 음식이 나온다거나 그럴 것 같다는 강한 의심이 드는 단체 행사나 파티에 참석할 예정이라면 자신이 즐길 수 있는 요리를 싸 가서 사람들과 나눠 먹어라. 음식을 싸 갈 수 없는 상황에서 행사에서 제공되는 음식이 먹고 싶지 않다면 집을 나서기 전에 제대로 된 한 끼를 먹어라. 파티에서는 음료를 손에 들고 사교에 집중하라. 아니면 파티에 가서 전채 요리를 몇 개 먹어 보라. 적당히 먹자. 이 행동으로 완벽해야 한다는 압박감에서 상당히 벗어난다는 걸 알고 놀랄 것이다. 맛있는 간식이 너무 많아 거부하기가 거의 불가능한 상황에서 단식을 선택한다면 실패로 이어지기 쉽다.

때때로 단식이 선택임을 기억하는 일이 어렵다. 단식을 꼭 해야 하는 것은 아니며, 반드시 특정한 날에 할 필요도 없다. 당신은 체중을 줄이고 건강을 증진하고 싶어서 단식을 선택했다. 당신이 특정한 날을 단식하는 날로 선택해야 하는 이유는, 장기적인 혜택이 특정 음식이 주는 잠깐의 즐거움보다 더 크기 때문이다. 당신이 모든 카드를 들고 있으니 뭐든 마음대로 할 수 있다.

참견하기 좋아하는 친구들과 동료, 파티 참석자들 대처법

내가 단식을 시작해서 사무실이나 집, 파티, 일상에서 먹는 모습을 보이지 않자 주위 사람들이 놀라운 반응과 의견을 내보였다. 많은 사람이 눈치 채지 못했지만, 알아차린 몇몇은 자신의 견해를 거리낌 없이 이야기했다. 항상 잘 먹는 내 모습에 익숙해진 이 사람들은 내가 사탕 단지나 생일 컵케이크, 오후에 먹는 감자칩을 사양하자 의아해했다. 처음에는 굳이 간식을 먹이려는 사람들이 있었다. 하지만 간식에 대한 내 반응에 익숙해지자 그들은 덜 권하기 시작했고, 나는 간식을 먹지 않는 일이 조금 더 쉬워졌다.

먹을 것을 권하면 다음과 같이 말해 보라.

- "고맙지만, 사양할게요. 배가 불러서요."
- "고맙습니다만, 배가 고프지 않네요."
- "맛있어 보이지만, 벌써 먹었어요."

- "지금은 괜찮아요."
- "아주 맛있어 보이지만, 괜찮아요."
- "나중에 먹을 수 있지만, 지금은 안 당기네요."

다음과 같이 말하지 마라.

- "단식 중이에요."
- "간식을 끊었답니다."
- "간식은 안 먹어요."

이렇게 말하면 엄청난 토론(또는 대립!)을 유발하게 되어 선의로 간식을 내온 사람들이 주전부리하겠다는 자신의 선택을 변호해야 한다고 생각할 수 있다. 가장 믿는 친구나 사랑하는 사람과 함께 있지 않은 한, 종종 대화를 아예 피하는 게 더 편하다.

우선순위를 바꿔라

단식을 하려면 몇 가지 행동과 시간을 보내는 방식 자체를 바꿔야 할 것이다. 생활에서 아무것도 바꾸지 않는다면 결국 당신은 개선이 필요하다고 생각했던 그 몸 그대로 살게 될 것이다. 당신의 사회생활이 주 5일 비즈니스 점심, 주 5일 전채 요리가 있는 해피 아워, 친구들과 즐기는 주말 브런치, 배우자와 함께하는 금요일 밤의 만찬, 일요일에 가족과 온종일 먹기로 구성되어 있다면, 사회생활에 큰 변화를 주어야 할 것이다. 우선

순위를 바꿔 음식이 중심이 되는 생활이 아닌 단식을 선택해야 할 것이다. 다행히도 당신이 나와 다르지 않다면, 자신의 일정을 살펴보고 조금만 바꿔도 큰 변화를 이룰 수 있다.

사업가로서 나는 전에는 대개 음식을 먹으며 비즈니스 미팅을 했다. 나는 모든 직원에게 도넛과 건강에 좋지 않은 점심, 생일 케이크를 제공했고, 일주일에 서너 번은 현재 또는 미래의 고객들과 점심을 먹으러 나가길 좋아했다. 단식을 시작하고서 나는 음식이 중심이 되는 이러한 활동을 많이 줄였다. 직원들이 여전히 간식과 식사를 함께 즐기길 좋아한다는 것을 알기에 나는 더 건강한 대안을 제공했고, 직원들 생일은 한 달에 한 번 몰아서 케이크로 축하했다. 일주일에 며칠 점심을 거르기로 했을 때 나는 모든 비즈니스 점심을 커피로 바꾸기 시작했다. 아무도 신경 쓰지 않는 것 같았고, 실제로 거의 눈치 채지 못하는 것 같았다!

자신의 한계를 알라

우리 중 많은 사람이 자신의 강함을 증명하겠다며 정말로 어려운 상황으로 뛰어든다. 자기가 해야 할 일들을 처리함에 있어서 이는 어리석고 고통스러운 방법이다. 그보다는 자신을 친절히 대하고 자신에게 성공할 수 있는 최고의 기회를 주면 어떨까?

이제 나는 내가 성공적으로 단식할 수 있다는 것을 알며, 내 인생에서 처음으로 목표 체중을 유지해 왔기 때문에 언제 단식하는 것이 내게 맞는 선택인지 알게 되었다. 내 경우에는 휴가 기간이라든지 부모님 등 가족이 방문하는 시기에는 한 번에 17시간 이상 단식하지 않는다. 함께 맛있는 음식을 즐겨야 하기 때문이다. 나는 집에 있을 때, 대개는 남편하고 만 있을 때 더 긴 단식을 선택한다. 그러면 내가 바쁘게 지낼 수 있다. 나는 이때 가장 쉽게 단식에 성공한다.

당신이 성공할 확률이 가장 높은 때는 언제일까? 그때로 단식 일정을 잡으면 된다. 단식은 자신을 거부하는 것이 아니다. 단식은 자기 방식으로 자신을 허용하는 것이다.

이 모든 방법이 처음에는 이상하게 느껴질 수 있지만, 시간이 흐르면서 자연스러워지고, 여러분은 그것을 해야 한다는 것을 의식하지 않게 된다. 마음과 몸을 진정으로 바꾸려면 환경을 바꿔야 한다는 생각을 해야 한다. 자신이 환경을 얼마나 통제할 수 있는지 깨닫는다면 자신감을 얻을 수 있다. 자신에게 새로운 행동을 채택할 시간을 주고 인내심을 가져라. 머지않아 당신은 집에서, 직장에서, 식료품점에서 그리고 식당에서 상상치도 못했던 방식으로 즐겁게 시간을 보낼 것이다. 의사 결정을 덜 하고 스트레스가 줄기 때문이다. 작은 성공일지라도 자신의 성공을 알아차리고, 하나하나 변화를 만들어 낸 자신의 공을 인정하라. 이러한 변화들이 빠르게 늘어 가면 어느새 거울로 뒷모습을 돌아보며 더 행복하고 새로워진 자신의 모습을 보게 될 것이다.

메건 라모스

내가 고객에게 권고하는 내용은 항상 똑같다. 단식 일정에 라이프스타일을 맞추지 말고, 라이프스타일에 단식을 맞추라는 것이다. 이브가 말했듯이 단식은 융통성 있게 할 수 있다. 그렇기 때문에 단식을 조금만 실천해 보아도 당신은 체중 감량 목표에 도달할 수 있을 만큼 꾸준히 단식을 하는 것과, 그러면서도 여전히 건강한 사회생활을 유지하는 것 사이에서 균형점을 찾을 수 있다. 단식 날을 하루 빼먹는 건 큰 문제가 아니다. 하지만 모두 빼먹어서는 안 된다.

우리 삶은 정신없이 바빠서 약속과 의무, 단식 사이의 균형을 맞추기가 어렵다. 내가 발견한바, 지나치게 체계적인 사람들은 때로 단식 일정에 너무 융통성이 없는 경향이 있다. 예를 들어 내가 흔히 듣는 시나리오는 다음과 같다.

고객 : "메건, 정말 슬퍼요. 수요일 점심에 대학 동창회를 못 갔어요."

메건 : "왜요?"

고객 : "알다시피 매주 월, 수, 금에 24시간 단식하잖아요."

메건 : "월, 목, 금 아니면, 월, 화, 금에 단식하지 그랬어요?"

고객 : "아, 왜 그 생각을 못했나 모르겠네요. 융통성 있게 할 수 있다는 생각을 못했어요."

반면에 어떤 사람들은 단식 일정에 대해 너무 무심하여 어떤 상황 때문에, 어느 그룹 사람들 때문에, 일 년 중 연회를 갖는 시기이기 때문에 등등 여러 가지 핑계를 대다가 단식 일정을 놓쳐 버린다. 예를 들어 흔히 여름이 단식하는 사람들에게 문제가 되는 이유는, 날씨가 좋을 때 사람들이 사교를 하고 바비큐를 즐기고 야외에서 술을 먹고 수영장 옆에서 간식을 조금씩 먹기를 간절히 원하기 때문이다. 다음은 또 다른 흔한 대화다.

고객 : "살이 하나도 빠지지 않아 정말 실망스러워요. 오히려 체중이 불어난 것 같아요."

메건 : "어떤 단식 요법을 따르고 있죠?"

고객 : "사실 단식하지 않아요. 주말에 바비큐 파티와 가족 나들이로 바쁘거든요."

메건 : "그럼 화요일은 어때요?"

고객 : "보통 직장에 있죠."

메건 : "그럼 그때 단식하면 어때요? 주말에 열심히 먹는다고 해서 주중에 하루 이틀 단식을 못할 이유는 없죠."

고객 : "아, 그 생각은 못했네요."

사실 인생은 '항상' 바쁘다. 종종 여름이나 주말을 핑계로 삼지만, 우리는 일 년 내내 매우 사회적인 존재다. 일 년 중 몇 달에 한 번은 명절이 있다. 너무 엄격하거나, 너무 극단적이거나, 너무 느긋한 태도는 실패의 지름길이다. 단식에서 가장 좋은 결과를 얻는 사람들은 유연성과 일관성을 갖고 충분히 계획하고 준비하는 이들이다. 먼저, 성공적이고 균형 잡힌 단식 요법의 몇 가지 예를 소개한다.

주 3회, 24시간 단식

24시간 단식을 반드시 월요일, 수요일, 금요일에 할 필요는 없다. 이틀 연달아 단식하고 3일 후에 해도 된다. 주말에 바쁠 것 같으면 3일 연속으로 해도 된다. 단식에 성공한 많은 사람이 월요일, 화요일, 수요일에 단식하고, 나머지 요일 동안에 죄책감 없이 친구들, 가족과 어울린다.

나는 단식 일정을 매주 3개의 특정 요일로 정하라고 권하지 않는다. 몇 주 전에 미리 계획을 세우고, 단식하기로 한 날에 예상치 못한 일이 생기면, 약속이 없는 다음 날에 단식하라.

주 3회, 36시간 또는 42시간 단식

36시간이나 42시간 단식은 매우 성공적일 수 있지만, 사회생활을 방해받지 않으면서 일주일에 세 번 단식하기는 어렵다. 내 경우에는 월요일과 수요일 또는 화요일과 목요일 42시간 단식이 좋은 전략이었다. 금요일과 토요일은 약속이나 모임이 있는지 여부에 따라 유연성 있게 단식을 선택 사항으로 삼으면 된다. 나의 경우 월요일과 수요일에는 42시간 단식을 지속하기가 비교적 쉬웠지만, 금요일과 주말에는 시행착오를 수없이 거듭하면서 고군분투했다. 마침내 나는 금요일에 24시간 단식하고 그것을 자랑스러워하기로 했다. 그렇게 하지 않으면 사람들을 만날 확률이 80%인 금요일에는 내가 자기 파괴적인 기분에 빠져 단식할 기회를 놓치거나 날려 버렸다고 생각했다.

일주일에 세 번 24시간 단식에서 42시간 단식한다는 목표를 세워라. 무엇을 하게 되든 그것을 자랑스러워하라. 유연하고 긍정적인 태도를 유지하라. 실패하기 쉬우니 무리하지 마라.

주 1회, 72시간 단식

어떤 사람들은 작은 단식을 여러 번 하기보다는 일단 단식을 시작해서 그 시간을 연장하는 것이 더 쉽다고 생각한다. 당신이 그런 성향이라면 72시간 단식이 가장 좋은 선택일 것이다. 이 단식 일정을 사용하는 사람들 대부분은 주말에 맘껏 먹고 나서 일요일 밤에 단식을 시작하여 수요일 밤에 단식을 중단하고 남은 요일 동안 식사한다. 이 방식은 친구나 가족과 함께 주말을 매우 바쁘게 보내는 사람들에게 아주 잘 맞는다.

3일 단식은 대단해 보이지만, 실은 평일 저녁 식사를 두 번 거르는 것에 불과하다. 그래서 저녁 식사가 가족에게 중요한 시간인 사람들에게 좋다. 또한 주중에 두 끼만 미리 계획을 짜면 되므로 주로 집에서 요리하는 사람에게 잘 맞는다.

휴일과 휴가, 방문객을 위한 계획

1년 중에 단식을 전혀 할 수 없는 시기가 있을 것이다. 명절이나 동창회 같은 행사가 있거나, 멀리서 투숙 손님이 올 수도 있다. 이런 경우라도 간식을 피해야 한다. 왜일까? 그동안 혈당 수치를 안정시키고 인슐린 수치를 낮추기 위해 열심히 노력했기 때문이다. 간식이 그 과정을 망칠 것이므로 당신은 다시 항상 배고프기 시작할 것이다.

내가 꼭 해 주고 싶은 조언은 명절 동안에 최대한 간식을 피하라는 것이다. 음식이 널려 있어 자제하기 힘들다는 건 알지만, 그중 많은 음식이 단것이나 정크푸드, 기름진 전채 요리 종류여서 한번 먹기 시작하면 입속으로 끝도 없이 들어간다. 하지만 축제를 기꺼이 즐기고 싶다면 배부르고 만족스러운 제대로 된 한 끼 식사에 집중할 필요가 있다. 조금씩 자주 먹는 것은 발전을 저해하는 최악의 행동이다.

내 고객 중 많은 사람이 휴가 가기 전에 심각한 공황 상태에 빠진다. 그들은 크리스마스 주간에 포식하는 것이 어떤 영향을 미칠지 익히 알기에 일주일 도쿄 여행이 두 배나 나쁜 영향을 줄 것이라는 사실에 겁을 먹는다. 걱정을 내려놓아라! 사실은 휴가가 명절보다 훨씬 쉽다! 왜일까? 크리스마스나 추수감사절, 그 밖에 다른 많은 가족 행사나 종교의 휴일 동안 우리는 보통 집에 머물기 때문에 쉬지 않고 먹게 된다. 우리는 명절 모임에 참석해서 떠나는 순간까지 엄청난 양의 음식을 대접받는다. 몇 시간씩 먹는다! 하지만 여행할 때는 밖으로 나가 돌아다니고, 탐험하고, 걷고, 지역 명소를 방문한다. 오직 식사할 때만 멈춘다. 바로 그거다.

최근에 런던에서 돌아온 내 고객은 체중계에 오르기를 두려워했다.

"메건, 매끼 맥주와 감자칩을 먹었어요."

그거 아는가? 그는 여행 중에 하루에 두 번밖에 먹지 않았기 때문에 매끼 감자칩을 먹고 맥주를 마셨는데도 3kg을 감량했다. 그는 매일 밤 호텔 방 소파에 앉아 넷플릭스를 보면서 간식을 먹지 않았다. 그러니 휴가 때 마음 편히 축제를 받아들여라. 1년 중 포식을 더 할 수 있는 시기가 있는가 하면, 단식을 더 할 수 있는 시기가 있다.

다시 제자리로 돌아오기

이브 메이어

누구도 완벽하지 않다. 그래서 주된 라이프스타일을 바꾸면, 특히 단식을 하고, 즐겨 먹던 해로운 음식을 포기하면 때때로 실수하게 될 것이다. 약속하건대, 괜찮다. '언제나' 다시 제자리로 돌아올 수 있다.

최근 어느 토요일에 나 역시 예전 식습관으로 돌아갔다.

그날 나는 힘든 일을 겪고 있었다. 몇 년 전 나의 대처 방법은 설탕과 탄수화물로 가득 찬 음식을 폭식함으로써 고통을 잊는 것이었다. 나는 대부분의 사람들이 (때때로 무리 지어) 술과 마약을 사용하듯 음식을 사용했다. 하지만 나는 대개 집에서, 집 안에서도 특히 텔레비전 앞에서 홀로 먹었다. 배고픔에 끊임없이 굴복하면 괴로움을 잊을 수 있었으니 폭식은 나를 위로하는 쉬운 치료법이 되었다.

어느 토요일 갑자기 고통이 폭포처럼 나를 덮쳤고, 고통은 갈수록 극심해졌다. 공황 상태에 빠진 나는 뭐든 나를 진정시킬 것을 간절히 원하게 되었다. 그리고 이런 생각이 떠올랐다. '마구 먹으면 돼. 음식을 사용해 감정을 멈추는 건 이번이 정말로 마지막이야. 나 혼자니까 아무도 모를 거야. 현금도 있으니 남편은 내가 갔던 상점의 신용카드 청구서를 볼 수 없을 테고.'

당신이 어떤 물질에 중독된 적이 없다면 약이나 술, 트윙키(미국의 작은 케이크 상표명-역자 주)가 중독자의 삶에 가져다주는 만족감(과 역설적으로 절박함)을 설명하기는 어렵다. 하지만 가속 페달을 밟으며 차를 케이크 가게 주차장으로 들이밀면서 나는 그런 광적인 충동을 크게 느꼈다. 나는 차의 문을 쾅 닫고서 차를 보다가 비스듬히 주차한 것을 알아차렸다. '알게 뭐람.' 정신이 나간 나는 이성을 잃은 채 당을 공급받을 준비를 했다.

가게 안으로 들어가서 여섯 명이 줄 서 있는 것을 보고 가슴이 철렁 내려앉았다. 나는 기다릴 시간이 없었다. 크림이 많이 든 아이싱이 덮인 달콤한 번트 케이크를 당장 입에 넣고 싶었다. 다행히도 구석에 작고 하얀 아이싱 덩이들로 덮인 시식용 레드 벨벳 번트 케이크가 눈에 들어왔다. 나는 달려가서 한 조각을 입에 쑤셔 넣고 씹지도 않고 삼켰다. 그러고는 모두에게 등을 돌리고 또 다른 시식용 케이크를 먹으며 사람들이 나를 보지 못하게 해 달라고 기도했다. 나는 입에 묻은 부스러기를 닦으며 다시 줄에 들어가 차례를 기다리려다 내 앞에 아직 여섯 명이 있다는 것을 알아차리고, 다시 시식용 접시로 돌아가 작은 레드 벨벳 케이크를 두 조각 더 먹어 치웠다.

그리고 마법처럼 눈에 띄지 않기를 바라며 가게 밖으로 뛰쳐나왔다.

내가 여기서 멈춰 차로 향했을 거라 생각하겠지만, 나는 그러지 않았다. 나는 같은 쇼핑센터에 시식용 식품을 제공하는 고급 식료품점이 있다는 것을 알고 있었다. 나는 식료품점 문으로 걸어 들어가 모든 시식용 음식을 마구 먹어 대기 시작했다. 요구르트에서 주스, 육포, 포도 그리고 내가 가장 좋아하는 제과점에서 갓 구운 빵과 쿠키까지.

나는 내가 잠시 미쳤다는 것을 알았고, 나 자신이 너무나 부끄러웠다. 하지만 나는 통제 불능 상태가 되어 그런 생각들을 억누르며 호박빵 한 조각에 손을 뻗었다.

갑자기 근처에서 목소리가 들렸다. 처음에는 희미했던 소리가 점점 더 가깝게 들렸다.

"안녕, 이브. 만나서 반갑다!"

나는 고개를 들었고 손을 흔들었다. 놀랍게도 내가 아는 사람이었다. 나는 화장기 없는 얼굴에 볼품없이 머리를 질끈 묶고 있었다. 이런 몰골로 입안에 빵을 가득 채운 내 모습은 분명 괴물 같아 보였을 것이다. 하지만 이 친구를 2년 만에 만났고, 그사이 나는 23kg을 감량한 상태였다.

"와, 너 정말 멋져 보여!" 친구가 소리쳤다.

"고마워." 나는 진심으로 말했다.

집에 돌아와서 나는 시식용 번트 케이크를 약탈한 일부터 식료품점에서 미쳐 날뛴 일까지 남편에게 모두 이야기했다. 나는 내게 큰 도움이 되었던 식단을 지키지 못한 것이 너무 부끄럽다며 울었고, 하필이면 아는 사람에게 '딱 걸린' 이야기를 하며 또 울었다. 하지만 눈물이 내 뺨을 타고 흘러내리자 남편이 웃기 시작했다.

"입에서 빵 부스러기가 떨어져도 멋지다는 이야기를 듣다니 좋은 거 아냐?"

그건 사실이었다. 그런 상황에서 칭찬받는다는 건 꽤나 즐거운 일이었다.

눈물을 닦고 나서 나는 남편과 몇 분 더 이야기를 나누었고, 내가 왜 그런 방식으로 먹어 댔는지 생각하기 시작했다. 나는 그 과정에서 내가 다루고 싶어 하지 않는 몇 가지 문제가 있음을 깨달았다. 나는 남편의 새 직장과, 바쁜 사업주였던 내가 컨설턴트와 작가로 전업하는 것을 걱정하고 있었다. 나는 자신감을 잃고 내 목적을 의심하고 있었고, 그러한 두려움으로 인해 과거의 나쁜 습관으로 돌아가 또다시 음식에 휘둘린 것이다. 나는 정말 루저가 된 기분이었지만, 곧 숨을 크게 쉬고 다음을 깨달았다. '내가 먹어 댄 건 딱 20분 동안이야. 20분 동안만 우스꽝스럽고 멍청한 행동을 했을 뿐이야.'

내 이야기에서 배울 점은 다음과 같다. 당신이 먼 길을 왔을지라도(그리고 훨씬 더 건강해지려면 아직 멀었다고 느낄지라도) 항상 몇 분이나 며칠, 심지어 몇 주 동안은 최고의 상태를 벗어나게 될 것이다. 당신은 사람이고, 그래서 불완전하다. 당신은 굉장한 존재지만, 오류투성이이기도 하다. 당신은 많이 발전했고, 노력을 쏟아부었고, 자신의 건강을 매우 잘 알고 있다고 생각하겠지만, 그래도 이따금 엉덩방아를 찧을 것이다. 그리고 그래도 괜찮다.

정신줄을 놓고 마구 먹어 댄 내 이야기처럼 당신에게 작은 문제만 생기기를 바란다. 하지만 큰 문제가 생길 수도 있다. 병에 걸리거나, 크게 다치거나, 직장을 잃거나, 관계를 끝내거나, 아픈 가족을 돌보는 일 등으로 힘들 수 있다. 인생은 끝없이 그리고 가차 없이 달리는 롤러코스터다. 이 난폭한 놀이 기구 안에서 할 일은 당신이 노력할 가치가 있는 존재임을 기억하는 것이다.

상투적인 표현이지만, 단식을 시작하고 나서 당신은 탈선하게 될 것이다. 나는 늘 망치고, 실패하고, 넘어진다. 하지만 이제 나는 오랜 시간 자책하는 대신, 그냥 다시 시작한다. 오랫동안 나에게 신비한 피조물로 보였던 마른 사람들도 가끔 과식한다는 것을 나는 알게 되었다. 날씬하고 건강한 사람들은 나쁜 음식과 좋은 음식을 모두 먹지만, '대부분의' 시간에 자신에게 유익한 식사나 단식 방식을 따른다.

그러니 제발, 당신이 넘어진 이후에 제자리로 돌아올 수 있을지 궁금하다면, 다시 시작해도 괜찮다고 자신에게 말해라. 천 리 길도 한 걸음부터 시작하니, 일어나 먼지를 털고 다시 시작하는 것을 두려워 마라. 당신은 그럴 가치가 있다!

│ 넘어진 뒤 털고 일어나는 방법 │

1. 가능한 한 빨리 자신을 용서하라.
2. 자신을 향해 웃는 법을 배울 수 있다면 두 배 빨리 치유될 것이다.
3. 당신 삶에서 무슨 일이 일어나고 있는지 잘 살펴, 당신에게 필요한 것을 얻지 못할 가능성을 고려하라. 가능하다면 당신에게 필요한 것을 건강한 방식으로 제공하려고 노력하라.

4. 당신이 망친 과정을 확인한 후에 당신이 성공한 과정을 인정하라. 자신에게 성과를 자랑스러워할 시간을 줘라.

5. 계속 앞으로 나아가라. 어제보다 더 잘하려고 노력하라.

커뮤니티 찾기

이브 메이어

우리는 단식에 대한 의견이 여러 가지일 수 있다고 이야기했다. 사람들은 식사를 거른다는 생각에 강한 거부반응을 보이는 경향이 있어서, 목표를 혼자 간직한 채 새로운 라이프스타일을 널리 알리지 않는 것이 현명할 때가 있다.

그렇기는 해도 지지와 응원 역시 필요하며, 당신의 여행을 도울 수 있는 사람은 많을수록 더 좋다. 이번 장에서는 커뮤니티를 형성하는 가장 좋은 방법을 알아보자.

타이밍이 전부다

내 경험상 단식이 자신에게 효과가 있다고 판단한 후에는 단식한다는 사실을 알리는 것이 좋다. 초기에 스스로 공부하여 단식할지 말지를 결정하는 시기는 친구들에게 조언을 구할 때가 아니다. 왜일까? 그들의 몸과 당신의 몸이 다르거니와 그들이 당신의 깊은 속내를 알지 못하기 때문이다. 전에도 말했듯이 그들은 단식의 건강 혜택에 대해 전혀 모르고 있을지도 모른다.

당신이 나와 같다면, 감량을 시도하거나 건강을 다시 한번 향상하려고 하려다 극도로 취약한 상태에 빠질 수 있다. 불완전한 몸이나 반복되는 실패, 의지력 부족에 수치심을 느낄 수도 있다. 이런 모습이 외부에 드러났다고 당신이 느낄 때, 다른 사람들의 의견은 필요 이상으로 과도하게 당신 마음에 영향을 미칠 수 있다.

친구나 직장 동료에게 새로운 라이프스타일을 알리기 전에 잠시 멈추면 침묵 속에서 자신만의 의견에 귀를 기울일 수 있다. 우리 중 일부는 몸과 마음이 건네려는 말에 귀 기울이는 데 엄청난 집중력이 필요하다. 특히 우리가 너무 오랫동안 자신을 깔보고 있었다면 말이다. 무엇을 언제 먹는지 선택하는 일은 독자적이고, 사적이며, 개인적인 것이다. 많은 경우 자신의 필요와 비전에 주의를 집중하면서 장기간 자신에게 귀 기울일 때만 그런 결정을 할 수 있다.

단식을 비밀에 부치는 가장 좋은 방법은 자신의 라이프스타일에 맞춰 단식을 계획하는 것이다. 오래전에 계획된 저녁 파티에 참석하지 않겠다고 하거나 늘 해 오던 일요일 브런치를 피한다면 사람들이 눈썹을 추켜세우며 당신이 대답할 준비가 되어 있지 않은 질문들을 쏟아 낼 것이다. 그보다는 조용하고, 홀로 있으며, 방해받지 않는 시기에 단식을 시작할 계획을 세워라. 단식이 당신에게 효과가 있다면 아마도 생각보다 빨리 다른 사람들과 단식에 관해 이야기할 준비가 되었다고 느낄 것이다.

단식 라이프스타일 알리기

단식을 이해하고 지원하는 공동체를 만들 준비가 됐다고 판단될 때에도 누가 이를 받아들일지, 혹은 그럴 사람이 있기나 할지 확신하지 못할 수 있다. 그렇다. 강렬한 반응이 예상될 수 있다. 단식의 안전성에 우려를 표하는 사람들이 있는가 하면, 질문을 백만 개 퍼붓는 사람들도 있을 것이다. 그리고 어떤 사람들은 단식이라는 당신의 선택이 자기가 택한 것과 다르다는 데 불편함을 느껴 화를 낼지도 모른다. 이런 반응은 반드시 일어나므로 당신이 우선 자신의 태도를 확고히 해야 한다. 단식이 당신에게 효과가 있었다면 꿋꿋이 서서 그것을 옹호하라. 다른 사람의 질문이나 걱정 때문에 흔들리지 마라. 당신의 선택이고 당신의 건강이다.

하지만 나는 두 가지 이유로 단식에 관해 말할 때 너무 방어적이지 않도록 권고한다. 첫째, 어떤 것을 방어하거나 사과할 때 우리는 종종 약해 보인다. 더 나쁜 것은, 방어하는 사람이 스스로 자신을 약하다고 느낀다는 것이다. 이러한 자신 없는 태도는 당신이 옳은 길을 가고 있음을 자신 혹은 다른 사람들에게 이해시키는 데 아무런 도움이 되지 않는다. 자신이 하는 일을 확신하고 그것을 보여 줘라! 둘째, 누가 당신을 지지하는지 알면 놀랄지도 모른다. 나도 그랬다!

간헐적 단식을 하고 몇 주가 지나고 나서 나의 24시간 단식 날에 직장에 가니 회의실에 무료 음식이 있었다. 아침에 친절한 동료가 가져온 도넛과 회사가 제공한 주간 생일 케이크가 내 체중 증가에 큰 역할을 했기 때문에 나는 마음을 다잡았지만 걱정스러웠다. '왜 안 먹냐고 누가 물어보면 어떡하지?' 입을 다물 수도 있었지만, 나는 단식에 대한 내 입장이 확고하고 무슨 질문이든 대답할 준비가 되어 있다고 생각했다.

2분이 지나지 않아 동료가 먹음직스러운 생일 케이크 한 조각을 권했다. 그 순간이 온 것이다. 나는 첫마디를 어떻게 시작할지 단단히 준비하고 있던 터라 이렇게 대답했다.

"고맙지만, 사양할게요. 지난 몇 주 동안 규칙적으로 단식을 했는데 오늘은 온종일 단식 중이에요." 방이 조용해서 다른 사람들이 내 목소리를 들었을 터였다. 나는 곧 쏟아질 질문과 의심스러운 표정 그리고 모욕을 각오했다.

그러나 그들은 그런 행동을 하지 않았다. 오히려 나는 방 안의 반응에 깜짝 놀랐다. 어떤 동료는 미소를 지으며 단식이 별일 아니라는 듯 어깨를 으쓱했고, 다른 동료 몇 명이 내게 다가와 축하해 주었다. 몇몇은 이 주제에 전혀 관심을 보이지 않았다. 내가 다가온 동료 몇 명에게 단식해 본 적이 있냐고 묻자 일부는 그렇다며 어렸을 때 종교적 이유로 단식했다고 대답했다. 다른 몇몇은 이미 체중 감량이나 체중 유지, 건강을 위해 정기적으로 간헐적 단식을 하고 있었다.

궁금해하며 나의 단식에 대해 더 듣고 싶어 하는 사람들도 있었고, 내가 우려했듯이 걱정을 내비치는 사람들도 있었다. 그들은 나에게 대사가 느려지는지, 기력이 달리거나, 두통이 있거나, 배가 고픈지 물었다. 이들은 18시간 동안 식사를 하지 않고도 여전히 몸 상태가 좋다는 내 이야기를 듣고 무척 놀랐다.

우리 동료들은 친절하고, 지지를 보내고 개방적이었다. 그런 사람들을 곁에 둔 것도 내 복일 것이다. 하지만, 다시 말하지만, 똑똑하고 온정적인 친구들마저도 단식으로 당신이 어찌 될까 봐 겁을 낼 수 있다. 내가 친구 자멜라에게 나흘 동안 밥을 먹지 않았다고 하자 그녀는 단식을 중단해 달라고 애원했다. 내가 며칠간 단식을 멈추지 않자 그녀는 내 안부를 살폈고, 안전을 위해 음식을 조금 먹거나 주스를 마시면 어떻겠냐고 거듭 제안했다. 그리고 단식 중에 처음으로 루이지애나에 사는 부모님을 방문했을 때 배운 사람들이고, 개방적이며, 세상 무엇보다 나를 사랑하는 그들은 애를 끓였다. 어쨌든 나는 그들의 외동딸이니까!

내가 사전에 책을 몇 권 읽고, 많은 조사를 하고, 블로그를 팔로우하고, Fasting Lane.com의 팟캐스트를 듣고, 신념을 확고히 하라고 권하는 이유도 이 때문이다. 당신은 당신에게 가장 도전적인 비평가들을 상대할 준비를 해 두어야 할 뿐 아니라, 격려하고 이해하는 친구들에 놀랄 준비도 되어 있어야 한다. 하지만 무엇보다도, 단식이 당신에게 효과가 있다면 중요한 의견은 오직 당신의 의견이다.

| 단식 중임을 알리는 유용한 팁 |

1. 다른 사람들과 이야기를 나누기 전에 단식의 모든 측면, 즉 건강상의 이점에서 과학적인 배경에 이르기까지 공부하라. 그러면 예상치 못한

질문에도 대답할 준비가 될 것이다.

2. 단식에 생활을 맞추지 말고, 생활에 맞춰 단식 일정을 짜라.

3. 단식한다고 말해야 할 확실하고 설득력 있는 이유가 생길 때까지 기다려라. 예를 들면 어느 날 아침 동료들과 아침 식사를 하지 못하거나, 사무실 생일 케이크를 정중하게 거절해야 할 때.

4. 단식을 감정적으로 지지하거나 반대하는 반응을 예상하라.

5. 신뢰할 수 있는 책과 온라인 사이트를 찾아 걱정하는 친구나 가족이 더 알고 싶어 할 때 건네라.

6. 무엇을 얼마나 자주 먹느냐는 결국 당신의 선택임을 기억하라.

온라인 지원팀을 구축하라

당신이 나 같은 사람이라면 모든 생활이 스마트폰에 담겨 있을 것이다. 나는 내 캘린더와 할 일 목록을 휴대폰에 작성하고, 휴대폰으로 이메일을 확인하며, 지난 10년 동안 모아 놓은 모든 연락처를 주소록이 아니라 휴대폰에 저장해 놓았다. 내가 잠자리에 들기 전에 마지막으로 보고 아침에 깨어나서 가장 먼저 손을 뻗는 것이 휴대폰이다. 휴대폰은 삶의 모든 측면에서 나의 지원 시스템이다.

단식하면 라이프스타일이 상당히 많이 변화하기 때문에 단식을 지속하려면 많은 사람의 도움이 필요하다. 단식이 잘될 때는 세상 부러울 게 없을 것 같지만, 그렇지 않을 때는 좌절감에 빠져 다른 이들의 도움을 필요로 할 수 있다. 이때 당신을 도와줄 수 있는 신뢰할 만한 사람들의 지원이 필요하다. 언제나 친구나 가족에게 먼저 도움을 요청해야겠지만, 결국은 먹은 음식과 먹지 않은 음식, 기분에 대해 말하는 당신에게 그들이 진저리를 낼 수 있다. 그래서 온라인 커뮤니티를 찾아보라는 것이다.

내가 단식을 처음 알게 된 건 펑 박사의 『비만코드』를 읽어 보라고 했던 친구 때문이었다. 그때 나는 펑 박사를 온라인에서 찾아 그에 관한 글을 읽고, 그의 비디오를 보고, 그의 팟캐스트를 듣고, 그의 웹 사이트를 샅샅이 뒤지고, 그의 파트너인 메건 라모스를 알게 되었다. 나는 그의 온라인 단식 지원 그룹에 가입했는데, 이를 계기로 DietDoctor.com과 같은 내가 가장 좋아하는 사이트들과 저탄수화물, 케토, 단식에 특화된 페이스북 그룹들을 알게 되었다. 페이스북 그룹을 통해 단식 초보로서 너무도 궁금한 게 많은 나 같은 사람들을 만났다. 나는 몇 년 동안 단식을 해 오면서 많은 답을 알고 있는 전 세계 사람들과 교류하기 시작했다. 난생처음 내가 체중 감량에 계속 성공하고 있는 이유는 온라인 자료 때문이라고 나는 믿는다. 실제로 그런 자료들이 매우 중요한 역할을 했기 때문에 나 역시 www.FastingLane.com에서 내 사이트와 팟캐스트를 시작했다. 이 사이트는 저탄수화물 식단과 단식을 알려 주는 의사와 전문가들 그리고 내가 감탄하고 배움을 얻었던 식단과 단식에 성공한 일반인들의 정보를 모은다. 언젠가는 당신도 이 사이트를 방문해 체험담을 들려주길 바란다.

최고의 온라인 지원 시스템을 구축하려면 의료 전문가에서 시작하라. 단식과 음식의 과학적 원리를 당신이 이해할 수 있도록 설명하는 의사와 연구자들을 찾아라. 그들의 말에 확실히 동조한다면 그들의 이론을 몸소 시험하여 증명하라. 당신이 누군가의 말을 전부 믿을 거라고는 생각하지 않지만, 건강을 개선하기 위한 최선의 지침을 찾는 데 도움을 줄 전문가를 몇 명 찾을 거라 믿는다.

다음으로, 당신이 매일 사용하는 소셜 미디어 플랫폼에서 당신이 원하는 라이프스타일을 추구하는 사람들을 찾아라. 예를 들어 당신이 트위터를 사용하고 장기 단식을 하고 있다면, 장기 단식하면서 트윗에 글을 올리는 사람을 팔로우하라. 이 사람의 트윗을 읽고, 용기가 생기면 대화를 해 보라.

그러기에는 인스타그램이 가장 손쉽다. 당신이 상상할 수 있는 모든 종류의 식사나 단식에 대해 구체적인 내용을 게시하는 사람이 많이 있다. 예를 들면 저탄수화물 식단을 섭취할 생각이라면, 이 용어를 검색해서 매일 이 주제를 토론하고자 하는 사람들을 모두 찾을 수 있다. 요리법이 좋아 보이고 콘텐츠를 게시하는 스타일이 재미있고 유익하다고 생각되는 사람을 몇 명 찾아라. 조언을 제공하고, 격려하며, 이야기하고, 할인 혜택을 제공하는 사람들도 있을 것이다. '비포'와 '애프터' 사진을 올리고 단식 요법의 세부 사항을 공유하는 사람들도 있을 것이다. 당신이 존경하고 배울 수 있는 사람들을 찾아라. 갑자기 기발한 아이디어를 얻을 수도 있다. 다시 말해, 당신에게 필요한 작은 정보를 알려 줄 한 사람 또는 여러 사람을 만날 수 있다.

비슷한 목표를 가진 사람들과 교류하고 싶다면 우선 신뢰하는 전문가 그룹이나 페이스북 그룹이 운영하는 유료 사이트를 추천한다. 페이스북 그룹들은 뜻밖에 나에게 도움이 되었다. 페이스북 페이지는 페이스북 그룹과 다르다는 것을 명심하라. 페이스북 페이지의 목적은 보통 브랜드나 조직이 이 페이지를 좋아하는 사람들에게 메시지를 전달하기 위한 것이지만, 페이스북 그룹의 목적은 공통 관심사를 지닌 사람들을 위해 공동체를 구축하는 것이다. 페이스북 그룹을 소유한 조직도 때때로 글을 게시하지만, 페이스북 그룹은 생각이 비슷한 사람들이 서로 돕기 위해 만든 것이다.

내 생각에, 단식할 때 다른 사람들은 어떤지 알면 큰 위안이 된다. 나는 48시간 단식 중 36시간이 지나면 많은 사람이 너무 배가 고파 포기하고 싶어지는지 알고 싶었다. 한 사람과 이런 경험을 공유해도 도움이 되지만, 페이스북 그룹에서 다양한 시기에 각양각색의 사람들이 비슷한 경험을 되풀이하는 것을 보면 확신이 든다. 온라인에서 생면부지 사람들의 이야기를 읽으면 사람은 모두 비슷하다고 느껴 '내가 별난 걸까?'라는 생각에서 벗어나게 된다.

또한 단식을 시작할 때, 함께 단식하는 온라인 친구들이 매우 도움이 될 수 있다. 똑같은 좌절감과 배고픔, 성공, 기쁨을 동시에 경험하는 일이 잦을 것이다. 24시간 단식하는 첫 주에 한 번도 만난 적 없는 사람들과 함께 단식한다고 생각하면 위안이 된다. 일부 질문들과 두려움은 낯선 온라인 친구들과 해결하는 게 더 쉽다. 온라인 질문에 대답하는 일이 나에게는 매우 고무적이다. 내가 수집한 지식을 나눌 수 있고 내가 실제로 경험했기 때문에 질문자가 어떤 상태인지 잘 알기 때문이다. 그들의 질문에 답하면서 내가 어디까지 왔는지 깨닫게 된다. 사람들이 올리는 '비포'와 '애프터' 사진도 영감의 큰 원천이 될 수 있다. 결국 그들이 목표를 달성할 수 있다면, 당신도 그럴 수 있다.

마지막으로, 온라인 지원 체계는 실제 친구들이 점점 넌덜머리 낼지모르는 당신의 작은 승리를 축하하는 데 도움이 될 것이다. 여기에는 매일 복용하는 당뇨병 약을 절반으로 줄였다거나 자랑할 만한 셀카를 찍었다는 따위의 승리가 포함된다. 온라인 지원 체계는 하루 24시간 당신의 질문에 답하고, 당신의 하소연을 듣고, 당신의 승리를 축하할 수 있다. 실제로 만나지는 않지만, 당신은 단식의 매 단계에서 당신의 승리를 응원할 온갖 유형의 친구들을 가질 자격이 있다!

| 온라인 지원팀 구축을 위한 세 가지 팁 |

1. 마음에 와닿는 단식과 식습관을 알려 주는 의사와 연구자 몇 명을 골라 그들이 운영하는 온라인 뉴스레터나 단체에 가입하라.

2. 가장 좋아하는 소셜 미디어 플랫폼에서, 당신이 실천 중인 단식과 식습관에 특화된 요리사나 레시피 개발자를 각각 두 명 팔로우하라.

3. 궁금한 것을 물어보고 같은 경험을 하는 사람들과 도움을 주고받을 수 있는 페이스북 온라인 그룹 한두 개를 골라 가입하라.

새로운 삶을 산다는 것

이브 메이어

나 역시 새로운 단식 라이프스타일에 적응하기가 쉽지 않았다. 왜일까?
나는 담배를 피우지 않고, 술을 거의 마시지 않으며, 번지점프도 하지 않
는다. 휴가지에서 휴식을 취하고 싶고, 먹고 싶다! 주전부리를 입에 달고
살지 못하고, 음식을 실컷 먹을 수 없게 되었을 때 내가 어떻게 했을까?

　내가 할 일은 눈을 크게 뜨고 주위를 둘러보며 새로운 기쁨의 원천을
찾는 것밖에 없었다. 그리고 나서 나는 진정으로 깊은 행복감을 느꼈다.

단식 라이프스타일을 시작한 이후 나의 첫 휴가는 남편과 함께 떠난 3주간의 캠핑카 여행이었다. 우리의 캠핑카는 평범한 밴이 아니었다. 접이식 침대, 숨겨진 화장실, 냉장고, 전자레인지, 싱크대 그리고 무엇보다 커피 메이커를 갖춘 이 차는 글램핑이라는 단어의 의미가 무엇인지 분명히 보여 주었다. 차 지붕 위의 태양 전지판 덕분에 전력과 인터넷도 마음껏 쓸 수 있었지만, 나는 그것으로 충분하지 않았다. 그동안 나에게 자동차 여행이란 치토스, 초콜릿, 짭짤 시큼한 감자칩, 원 없이 먹는 탄산음료와 커피를 의미했기 때문에 미니 냉장고를 채울 수 없다는 사실에 불안하고 실망스러웠다. 그래서 솔직히 나는 평소처럼 휴가를 떠난다는 흥분과 기대감이 거의 없었다.

이틀째에 나는 놀라울 정도로 많은 지역에서 와이파이가 터지지 않는다는 걸 알게 되어, 남편과 앉아서 주로 음식에 관한 생각들을 나누었다. 여전히 나는 애써 다른 것에 집중하려고 창밖의 하늘을 바라보았다. 아름다웠다. 아침엔 보라색이었던 하늘이 오후엔 분홍색으로 바뀌었고, 와이오밍을 지나 몬태나로 가는 동안 새들이 점점 더 많아졌다. 캐나다 국경을 넘을 때 하늘을 뚫고 뻗어 나간 멋진 산들이 우리가 밴프에 도착하자 구름 속으로 사라졌다.

우리가 캠핑카에서 나와 모험을 한 시간은 훨씬 더 놀라웠다. 옐로스톤 국립공원에서 나는 버팔로를 보고 숨이 멎을 정도로 놀랐고, 올드 페이스풀에서 사람들이 간헐 온천의 물보라를 맞자 키득키득 웃어 댔다. 우리 강아지가 강아지 친구를 새로 사귀어 길게 자란 풀밭을 뛰어다닐 때 나는 도서관의 뒤편 현관에서 눈 덮인 산들을 가만히 바라보았다. 나는 크레이지 호스와 러시모어산의 경치에 경외심을 느끼며 여름 산이 내

뿜는 상쾌한 공기 속에서 감미료를 넣지 않은 커피를 홀짝였다. 나는 아침에 늦잠을 잤고, 남편에게 키스했으며, 오랜 시간 산책을 했고, 맑은 강물에서 헤엄치는 물고기를 보았으며, 도서관에서 첼리스트의 연주를 들었고, 캠핑카에서 영화를 보았다. 나는 강아지와 원반을 던지며 놀았고, 새 배낭을 샀다. 그리고 천천히, 그러나 꾸준히 음식 생각을 덜 하고 주위의 것들을 더 많이 생각하려고 노력했다.

마치 내가 다시 살아나는 느낌이었다.

나는 그때까지 자연을 진정으로 감상한 적이 없었다. 자연은 결국 날씬하고 건강한 사람들을 위한 것이었다. 몸이 너무 무거우면 작은 언덕조차 올라갈 수 없고 숨쉬기도 힘들어 경치를 감상할 겨를이 없다. 호르몬이 매 순간 먹으라고 지시하는 상태가 되어 버리면 음식 말고는 다른 생각을 하기가 어렵다. 마음이 '먹어!'라고 소리칠 때마다 개, 남편, 아이, 삶이고 뭐고 간에 감사한 마음을 갖기가 어렵다. 하지만 나는 단식을 시작했고, 내가 훨씬 더 나아질 수 있다는 것을 알게 되었다. 인생은 내 생각과 달랐고, 휴가 동안에 나는 새로운 뭔가를 느끼기 시작했다.

그것은 자유였다.

단식을 하면서 나는 그동안 당연하게 여겨 왔던 많은 것에 감사하게 되었다. 나는 여전히 먹는 것을 좋아하지만, 내 삶에는 그보다 중요한 것이 훨씬 더 많다는 것을 깨달았다. 단식하면 당신 마음대로 사용할 수 있는 여가와 돈이 더 생길 것이다. 하지만 그런 것들을 넘어 단식은 당신에게 세상 밖으로 나가 즐길 수 있는 자유를 줄 것이다.

축하하자!

어떻게 축하할까

과거에는 내가 인생에서 무언가를 성취했을 때 축하하는 방법은 단 한 가지였다. 케이크! 그리고 샴페인. 스테이크. 구운 감자. 무슨 뜻인지 알 것이다. 건강한 식단으로 바꾸고 단식하면, 더는 작은 성공을 이룰 때마다 음식으로 축하할 수 없다.

새로운 축하 방법이 필요하다!

축하할 일이 많을 것이다. 큰 목표를 중히 여겨야 하지만, 그 과정에서 작은 성과를 축하할 수도 있다. 아마도 당신의 큰 목표는 36kg 감량이지만, 중간 목표는 벤치 프레스에 누워 36kg 역기를 들어 올리는 것일지 모른다. 축하는 성과에 비례해야 한다. 적은 노력으로 성취했다면 소소하게 보상하라. 예를 들어 첫 24시간 단식을 마쳤다면 그날 밤에 리모컨을 차지하는 식이다. 하지만 목표를 이루는 데 시간과 끈기가 필요하다면 크게 축하하라. 예를 들어 가장 좋아하는 밴드의 라이브 공연 티켓을 사는 것으로 9kg 감량을 축하할 수도 있다.

솔직히 말해서 나는 여전히 음식으로 축하를 하지만, 더 낫고 더 건강한 방법을 찾았다. 체중 감량에 대해 포상을 하기 위해 음식을 먹는다는 것이 좀 이상해 보이지만, 긴 단식을 끝낸 후에 비싼 레스토랑에서 미디엄 레어로 구운 소갈비 스테이크와 웨지 샐러드를 즐기는 건 근사한 일이다.

축하하는 일이 중요한 이유는 우리가 어디에서 시작해서 무엇을 성취했는지 상기할 수 있기 때문이다. 그러면 자신감이 상승하고 더욱 노력하게 된다. 감사의 표시로 당신의 목표를 지지해 준 사람과 함께 성공을 축하하기를 권장한다. 단식으로 절약한 돈을 일부 떼어 은행 계좌나 돼지 저금통에 넣어 축하 자금을 마련하라. 일주일에 2달러든 200달러든 상관없다. 당신이 건강해지면서 성과가 두드러지게 나타날 즈음에 저축한 돈이 불어나 있을 것이다.

어떻게 축하할 것인가는 당신이 무엇을 좋아하느냐에 달려 있다. 하지만 새 옷을 장만하든, 긴 시간 목욕을 즐기든, 꽃을 사든 '뭔가'를 해서 성취를 축하하라. 당신은 그럴 자격이 있다!

비만 대사 수술을 고민하는 사람들에게

이브 메이어

나는 비만 대사 수술을 한두 번도 아니고 세 번이나 받았다. 당신이 잘못 읽은 게 아니다. 세 번이 맞다. 단식을 알기 전에 다이어트로 체중을 줄이지 못했던 나는 조사를 통해 대부분의 연구에서 비만 대사 수술 후에 체중이 줄었다는 것을 알게 되었다. 나는 여러 의사를 찾아다니고 가족과 친구들의 지지를 받아 결국 수술하기로 결심했다. 2004년에 첫 번째 수술을 받고 나서 나는 체중이 줄어들기를 끈기 있게 기다렸다.

처음에는 살이 빠졌다. 수술 덕에 약물을 끊고 다낭성 난소 증후군의 부작용을 줄일 수 있어서 딸을 임신하는 데 도움이 되었다. 이는 긍정적인 효과였다. 그리고 엄청난 것이었다. 하지만 나쁜 소식도 있었다. 비만 대사 수술을 총 세 번 받았는데, 결국 체중의 일부 또는 전부가 다시 돌아왔다. 평생을 끈질기게 따라다녔던 배고픔도 수술 직후에 사라졌다가 다시 돌아왔다. 다시 말해, 수술은 내 '고장 난' 몸을 치유하지 못했다. 치유는 몇 년 후에 내가 단식을 발견했을 때 일어났다.

비만 대사 수술을 고려하고 있다면, 각자에게 필요한 조사도 할뿐더러 수술을 경험한 사람들과도 반드시 대화하기 바란다. 내 이야기가 이 수술의 장단점을 알려 주고, 수술이 당신을 위해 옳은 선택인지를 판단하는 데 도움이 되기를 바란다.

나의 이야기

나의 첫 비만 수술은 랩 밴드(복강경 띠-역자 주) 수술이었다. 랩 밴드 수술을 할 때 의사들은 몸에 밴드를 삽입해 위의 윗부분을 묶는다. 이 밴드는 피부에 있는 포트로 연결되며, 주사기로 이 포트를 통해 식염수를 주입해 밴드를 풍선처럼 부풀려서 더 조이거나, 아니면 식염수를 빼서 느슨하게 조정할 수 있다. 랩 밴드가 제대로 작동하면 포만감이 더 빨리 느껴지고 더 오래 유지된다. 이 수술은 칼을 거의 대지 않아 대개 복부에 조그마한 절개 자국 한두 개만 남는다. 문제가 생기면 밴드를 복원할 수도 있다.

수술 후 처음 몇 달 동안 나는 무아지경이었다. 회복 기간은 단 2주 정도였고, 통증도 견딜 만했다. 수술 후 3개월 동안 배고픔이 덜했고, 체중이 135kg에서 102kg으로 줄었다.

하지만 첫 랩 밴드 수술 후 4개월 만에 복수하듯 배고픔이 다시 돌아왔다. 체중 감량 속도가 느려지더니 그 후 몇 달 동안 감량이 완전히 멈췄다. 그리고 다시 살이 찌기 시작했다. 4년 만에 104kg 정도에서 머물렀다. 내 목표는 84kg에 도달하는 것이어서 내 기준으로 이 수술은 실패였다.

랩 밴드 수술은 부작용이 있었다. 특히 닭가슴살이나 브로콜리 같은 섬유질이나 수분이 없는 음식을 빨리 먹거나 과식하면 토했다. 랩 밴드가 너무 단단하게 묶여도 토했다. 랩 밴드 때문에 자기 전 3시간 이내에 식사하면 바로 토해서 혹독한 밤을 보내야 했다. 체중이 줄거나 늘면 장기도 수축하거나 확장하기 때문에 밴드를 조정해야 했다. 나는 가장 적절한 랩 밴드 위치를 찾기가 매우 어렵다는 것을 알게 되었다. 그래서 시간이 흐르면서 나는 밴드를 덜 조정하게 되었고, 그래서 많은 사람이 하는 행동을 했다. 말하자면 나는 랩 밴드와 협력하지 않고 그것을 모르는 척했다.

당시에 체중이 더는 빠지지 않고 늘었기 때문에 내 근무처의 외과의들과 이야기하기 시작했다. 그들은 랩 밴드를 꺼내서 개선된 신형 기구를 넣자고 제안했다. 그래서 나는 그 제안을 받아들여 2007년의 두 번째 비만 대사 수술에서 원래 있던 랩 밴드를 제거해 교체했다. 나는 예전처럼 이 수술이 배고픔을 영구적으로 해결할 거라 생각했고, 수술은 또 한 번 마법처럼 효과를 보였다! 몸무게가 84kg 정도로 줄자 나는 황홀경에 빠졌다.

이는 오래가지 않았다. 내 체중은 정확히 이틀간 84kg에 머물다가 점점 늘기 시작해 다시 102kg이 되었다. 랩 밴드 수술 이후에는 내 식단도 수술 이전보다 덜 건강했다. 왜일까? 먹고, 포만감을 느끼고, 아프지 않으려는 내 욕망이 강했기 때문이다. 나는 마요네즈를 추가하고 튀긴 고기를 넣은 햄버거에 소스를 듬뿍 쳐서 먹었다. 나쁜 선택이라는 건 알았지만 나는 너무 먹고 싶었고 배고팠다.

그렇다. 새 랩 밴드 수술 후 3개월 정도 지나자 나는 예전처럼 배가 고팠다. 유일한 차이점은 위가 작아져서 금방 채워진다는 것이었다. 이는 내가 온종일 먹었다는 의미이다.

6년이 지났고, 나는 꾸준히 증가하는 체중과 계속 씨름했다. 나는 음식에 끊임없이 집착했기 때문에 세 번째 비만 대사 수술을 알아보기로 했다. 나는 위를 나누어 음식이 소화되는 부분을 더 작게 만드는 위 우회술을 고려했다. 이 수술은 복잡하고 중대해서 나는 대신 랩 밴드를 제거하고 위 소매술을 받기로 했다. 이는 위를 실린더처럼 좁게 만드는 더 쉬운 수술이다. 위 소매술은 일반적으로 절개 부위가 작으며 2주 이내에 평소 생활로 복귀할 수 있다. 이 수술을 한 후에는 조정이 불가능하기 때문에 랩 밴드로 겪었던 문제가 없다는 점이 나는 마음에 들었다. 랩 밴드와는 달리 위 소매술은 되돌릴 수 없지만, 나는 배고픔 문제를 완전히 해결하기로 단단히 마음먹었다.

대체로 위 소매술은 좋은 경험이었다. 의사는 능숙하고 친절했으며, 통증도 별로 없었다. 회복하는 데도 2주밖에 걸리지 않았다. 처음 몇 달 동안 나는 훨씬 덜 배고팠고, 체중은 90kg 아래로 떨어졌다. 그러나 약 3개월이 지나자 또다시 끊임없이 배고팠다. 물론 나는 섬유질이 더 많고 더 건강한 음식을 전보다 더 먹을 수 있어서 만족스러웠지만, 여전히 배가 고프다는 사실에 낙담했다.

이 글을 쓰는 지금, 위 소매술을 받은 지 7년 정도가 지났다. 위 소매술은 랩 밴드 수술과 비교해 나에게 훨씬 효과적이었지만, 진실을 말하자면 세 번의 비만 대사 수술은 내 몸이나 마음을 치유하지 못했다. 내가 타임머신을 타고 15년 전으로 돌아갈 수 있다면 나는 이런 수술의 위험과 비용, 고통을 감수하지 않을 것이다. 단식은 내게 궁극의 해결책이었으므로 비만 수술을 고려하는 사람이라면 먼저 단식을 시도해 볼 것을 강력히 권한다.

제이슨 펑

흔히 비만 대사 수술이 과학적으로 입증된 유일한 장기적 체중 감량법이라고 하지만, 나는 이 수술에 문제가 많다는 것을 발견했다.

첫째로 이 수술은 보통 장기적으로 성공적이지 않다. 클리블랜드 클리닉은 위 우회 수술은 합병증 치료를 위해 후속 수술을 해야 할 위험이 10~20%이며, 환자의 약 1/3에서 담석이 발생하고, 환자의 30% 가까이에서 영양 결핍이 발생한다고 밝혔다. 그들의 주장에 따르면, 랩 밴드 수술의 경우 대부분의 환자가 장폐색, 탈모, 출혈, 응고를 포함하여 적어도 하나의 심각한 부작용을 경험한다.

비만 대사 수술에 대한 나의 개인적인 경험도 거의 비슷하다. 비만 대사 수술을 받은 후에 나를 찾은 환자들도 같은 경험을 했다. 랩 밴드 수술을 받은 내 고객들은 거의 모두가 이미 밴드를 제거했다. 위 우회 수술을 받은 고객 한 명은 수술을 여러 번 받아야 했고, 위가 계속 손상되어 메스꺼움과 구토가 멈추지 않았다. 지금까지 나는 비만 대사 수술 기법을 이용해 임상적으로 유의미한 체중 감량을 유지한 사람을 단 한 명도 만나지 못했다.

통계가 이 사실을 뒷받침한다. 이런 수술은 장기적으로 성공률이 낮고, 가장 강력한 위 우회 수술을 하더라도 시간이 지나면서 체중이 다시 증가할 위험이 상당하기 때문이다. 비만 대사 수술 이후 10년이 지난 사람의 경우 실패율이 35%까지 상승한다.

문제는 더 나은 수술 기술이 필요한 것이 아니라, 근본적으로 체중 감량의 문화를 바꿔야 한다는 것이다. 의료계는 체중 감량에 관한 '칼로리 인, 칼로리 아웃' 가설에 빠져 있어서 이것이 실패하면(필연적으로 실패한다) 의사들은 체중 감량을 목적으로 정상적인 신체를 훼손하는 과감하고 가혹한 방식에 의존한다. 내가 볼 때 이것은 패배를 인정하는 것이며, 이는 전혀 좋은 의료가 아니다. 의사는 환자의 수술을 승인하는 사람이 아니라 예방해야 하는 사람 아닌가?

다행히도 비만 대사 수술의 낮은 성공률로 인해 수술률 통계치가 감소하는 것 같다. 1999년에는 10만 명당 고작 6.9건으로 거의 알려지지 않은 수술이었다. 5년 만에 10만 명당 71.06명으로 10배 이상 증가했다.

그런데 묘한 일이 벌어졌다.

2003년 이후 비만 대사 수술의 성장이 완전히 정체되었다. 2009년에 10만 명당 71.26건으로 정점에 도달한 이후 서서히 엄청난 내림세가 시작되었다. 왜일까? 이유는 명확했다. 비만을 위한 수술은 별 효과가 없었고, 수술 경험자들은 친구들에게 수술하지 말라고 분명히 경고하고 있었다. 소문이 난 것이다. 비만 대사 수술은 좋지 않았다. 그 이후로 비만 대사 수술률은 서서히 감소하는 중이다.

처음 만났을 때 몸무게가 158kg이었던 고객 파멜라가 종종 생각난다. 파멜라는 고혈압, 제2형 당뇨병, 지방간과 같은 비만 관련 질환이 없었다. 하지만 천식과 관절통, 우울증, 무기력, 불규칙한 생리가 발생했다. 살을 빼겠다고 맹세한 그녀는 61kg 감량을 목표로 정했다. 그녀의 주치의는 6개월 후에 감량이 멈추면 비만 대사 수술을 논의해야 한다고 말했다.

그녀는 절대로 그 방법을 선택하지 않겠다고 마음먹었다.

대신 그녀는 식단에서 정제당을 제거했고, 탄수화물 섭취를 대폭 줄였으며, 건강한 지방을 먹는 데 집중했고, 간헐적 단식을 시작했다. 라이프스타일과 식습관을 바꾼 지 1년 26일 만에 그녀는 목표에 도달했다. 체중이 91kg으로 빠졌고 허리둘레가 23인치 줄었다. 현재 파멜라는 일주일에 세 번 42시간 단식을 하고 종종 이 기간을 더 연장한다. 활력이 생긴 그녀는 68kg이 될 때까지 계속 감량하기로 했다. 무엇보다도 수술 없이 이런 결과를 얻었다!

파멜라 같은 사람들은 감량에 성공하고, 수천 건의 비만 대사 수술은 실패했다. 이것은 이제는 장기적 성공이 입증된 단식을 고려해야 할 많은 이유 중 하나이다. 이제 단식이 주류에 편입되고, 의사와 의료 기관이 승인하며, 체중 감량과 건강을 유지하는 가장 간단한 방법으로 인정받을 때가 되었다. 과체중이거나 만성적인 건강 문제에 시달린다면 단식을 반드시 시도해 보기 바란다.

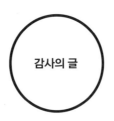

감사의 글

이브 메이어

펑 박사의 책을 처음으로 나에게 소개한 사랑하는 친구 수잰 슬로닙 박사에게 깊은 감사를 전한다. 친절하게도 나와 함께 이 책을 집필한 나의 단식 스승 제이슨 펑 박사와 메건 라모스에게 감사한다.

남편 레비 사우어브레이는 내 인생과 단식의 파트너로, 내가 단식을 더 빨리 발견하지 못한 것에 화가 나 울 때마다 나를 안아 주었다. 레비, FastingLane.com.에서 다른 사람들을 돕겠다는 내 꿈을 지지해 줘서 고마워요. 단식에 뛰어들어 내 기술을 능가한 친구이자 팀원인 FastingLane.com의 브리짓 하디에게 감사한다. 진심으로 딸 루나에게 감사한다. 루나는 겨우 열세 살에 더 건강해지기 위해 식습관을 바꾸는 과정에서 내 경험을 이용했다. 루나는 배가 고프지 않을 때 내가 더는 아침을 먹으라고 강요하지 않는 것에 영원히 감사한다. 내가 열흘 동안 굶겠다고 했을 때 긴장했지만, 마음을 닫지 않으셨던 부모님, 가이와 레지나 메이어에게 거듭 감사한다. 부모님은 내 경험을 지켜보고, 질문하고, 지지를 보내고, 건강을 위해 식습관을 바꾸었다.

지칠 줄 모르고 책을 작업한 에이전트 릭 브로드헤드에게 감사한다. 그리고 우리 책을 더 잘 만들어 준 재능 있는 사라 듀랜드에게 감사한다!

이 책의 메시지를 지지하고 그로 인해 더 오래, 더 많이 성취할 수 있는 많은 사람의 손에 전달해 준 하퍼콜린스 출판사에 감사드린다.

메건 라모스

이 책은 제이슨 펑 박사의 노력과 헌신 없이는 세상에 나오지 못했을 것이다. 그는 환자를 위한 최고의 치료법을 찾기 위해 현재의 치료 기준과 싸우는 데 두려움이 없었을 뿐만 아니라 내 생명까지 구했다. 나는 아주 어린 나이에 제2형 당뇨병 진단을 받아 조기 사망의 길로 빠르게 접어들고 있었다. 지금 나는 건강하고 튼튼하다. 사람들이 단식이 미친 짓이라고 했을 때도 제이슨은 계속 단식을 알렸다. 그는 가능한 한 가장 안전하고 문헌에 많이 인용된 과학적 설명을 제공하기 위해 수많은 시간을 연구하는 데 보냈다. 그는 내 시야를 방해하는 달콤한 안개를 걷어 냈다. 그리고 그런 그의 노력 덕분에 나는 생명이 위태로운 사람들이 건강을 관리하여 만성질환을 극복하도록 돕는 일을 하게 되었다.

전 세계 수천 명의 환자를 만나면서 나는 한 가지를 배웠다. 단식하는 사람들은 혼자가 아님을 알아야 한다는 것이다. 이 책에서 자신의 놀라운 이야기를 고백한 이브 메이어의 이타심과 솔직함이 우리의 그런 공허함을 채워 준다. 우리 클리닉에서 내가 만나는 모든 사람이 이브의 이야기를 들었으면 좋겠다. 그녀는 함께 책을 집필하면서 믿을 수 없는 이야기, 열정, 남부 사람 특유의 매력으로 나를 놀라게 했을 뿐 아니라 나의 멘토이자 가장 친한 친구가 되었다.

우리 팀, 릭 브로드헤드와 사라 듀랜드, 하퍼 웨이브의 대단한 편집자 줄리 윌에게 감사를 전한다. 그들은 이브의 이야기를 들어야 하는 수많은 사람을 위해 이 책을 만들었다. 언젠가 그들이 우리의 도움으로 얼마나 많은 사람이 생명을 구했는지 깨닫기를 바란다.

'집중 식이 관리Intensive Dietary Management'와 '단식하는 법The Fasting Method'을 통해 만난 수천 명이여, 내가 당신을 도울 수 있도록 믿어 줘서 감사한다. 내가 더 많은 사람을 도울 수 있도록 배움을 줘서 고맙다. 매일 일한다는 느낌이 들지 않도록 해 줘서 감사하다.

아직 자신을 포기하지 않은 이 책의 독자들에게 감사한다. 당신은 나의 영웅이며, 당신의 몸에 만족할 자격이 있다!

마지막으로, 험난한 이 여정에 동참한 놀라운 남편 엔젤에게 감사하고 싶다. 내가 이 책을 쓸 수 있도록 그가 혼자 저녁을 만들거나 심부름을 한 적이 셀 수 없이 많다. 그는 내가 기댈 믿음직한 바위와 같다.

제이슨 펑

이 책을 현실로 만들어 준 공동 저자 이브 메이어와 메건 라모스에게 깊은 감사를 표하고 싶다.

하퍼콜린스의 편집자 줄리 윌과 유능한 조력자 할리 스완슨과 엠마 쿠포르에게 특별한 감사를 전한다. 앤드리아 퀸, 브라이언 페린, 엘레나 네스빗, 데이비드 코랄, 보니 레온-버먼에게도 감사한다.

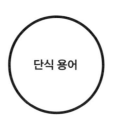

단식 용어

5 : 2 식단 : 일주일에 5일은 식사하고 이틀은 단식하는 방법

16/8 : 8시간 식사하고 16시간 단식하는 방법

20/4 : 4시간 식사하고 20시간 단식하는 방법

24 : 24시간 단식

아세트산 : 물을 제외한 식초의 주요 성분. 톡 쏘는 식초 향과 신맛을 준다. 식초는 식욕을 억제하고 녹말과 정제된 탄수화물의 소화를 늦추는 데 사용될 수 있으며, 이로 인해 탄수화물 소화 시 혈당 급증이 감소한다. 식초는 아밀라아제라는 효소를 비활성화시켜 췌장이 아밀라아제를 생산하게 하고 소장의 소화를 늦춘다.

격일 단식(ADF, Alternate-Day Fasting) : 격일 단식은 하루 단식하고, 다음 날은 먹는 패턴을 반복하는 방법이다.

아미노산 : 단백질을 구성하는 유기 화합물. 간이 소화 과정에서 분해된 아미노산을 재구성하여 혈액세포, 뼈, 근육, 결합 조직, 피부 등과 같은 새로운 세포 단백질을 만든다.

세포자멸사(Apoptosis) : 다세포 유기체에서 발생하는 프로그램 된 세포 사멸의 한 형태.

사과식초(ACV, Apple Cider Vinegar) : 사과식초는 여러 가지 질병을 치료하는 데 사용되는 가정용 치료제로서 역사가 길다. 혈당 조절과 소화 개선에 도움이 된다고 여겨진다.

자가포식(오토파지) : 더는 사용할 에너지가 없을 때 고장 나고 오래된 세포 기관(소기관, 단백질, 세포막)을 없애는 신체 메커니즘이다. 세포 성분을 분해해 재활용하는 통제되고 질서정연한 과정이다. 대략 24시간 단식 후에 일어나기 시작한다.

혈당(BG, Blood Glucose) : 혈당은 인슐린을 통해 세포에 흡수되어 모든 주요 인체 조직과 뇌에 에너지를 제공하는 당이다. 유일하게 혈당이 에너지원이 아닌 주요 조직은 간이다. 여분의 포도당은 간에서 지방으로 저장된다.

사골국 : 동물의 고기 뼈를 채소, 허브, 향신료와 함께 몇 시간 동안 끓여서 만든 육수. 단식 중에 영양분을 공급한다.

방탄커피(BPC, BulletProof Coffee) : 버터와 MCT 오일을 넣은 커피. 커피에 지방을 추가함으로써 영양을 높일 수 있다.

칼로리 인, 칼로리 아웃(CICO) : '칼로리 섭취량'에서 '칼로리 소비량'을 뺀 것이 저장된 지방 또는 손실된 지방의 양(결손)과 일치한다는 일반적인 믿음.

치아씨(Chia Seeds) : 정제당으로 분해되지 않는 추가적인 섬유소의 좋은 공급원.

먹으면 포만감이 더 오래 유지된다.

건조 단식 : 음식이나 음료 없이 장기간 단식하는 방법. 이런 종류의 단식에서는 가벼운 탈수가 발생하므로 권장되지 않는다.

전해질 : 나트륨, 염화물, 칼륨, 칼슘, 마그네슘, 인이 포함된 혈중 특정 미네랄. 단식하는 동안 전해질 수치가 낮아질 수 있다.

에리스리톨 : 발효 옥수수 또는 옥수수 녹말로 만든 에리스리톨은 포도, 멜론, 버섯과 같은 과일 및 곰팡이에서 자연적으로 소량 발생하는 당 알코올이다. 장내에서 일부만 흡수되어 소화되므로 일부 사람에게 위장 불편을 줄 수 있다. 승인된 저탄수화물 당 대체품으로 알려져 있다.

장기 단식(EF, Extended Fasting) : 장기 단식은 72시간(3일) 이상의 단식으로 구성된다.

지방 적응 : 몸이 포도당 대신 지방을 태워 에너지를 만드는 현상.

포식(맘껏 먹기) : 단식의 반대 개념. 음식을 먹는 날들.

그렐린 : 식욕을 자극하는 배고픔 호르몬.

당 부하 검사(GTT, Glucose Tolerance Test) : 식사 후 인체가 포도당(당)을 처리하는 방식을 알아내는 검사. 적어도 8시간 단식한 후에 실시한다.

포도당 신생 합성 : 간에서 글리코겐이 생성되는 과정. 인슐린은 이 생성 과정의

주요 자극제이다.

행그리(HANGRY) : 배고파서 화가 난.

HC(Heavy Cream) / HWC(Heavy Whipping Cream) : 진한 크림 / 진한 휘핑 크림.

고밀도 지단백질(HDL, High-Density Lipoprotein) : 콜레스테롤 검사에서 종종 '좋은 콜레스테롤'이라고 불린다.

갑상샘 저하증 : 갑상샘 호르몬 결핍으로 대사가 느려지는 증상.

염증 : 특히 부상이나 감염에 대한 반응으로, 신체 일부가 발개지고, 부어오르고, 열이 나고, 종종 통증이 생기는 인체의 국소 질환.

인슐린 저항성 : 세포가 더는 인슐린에 반응하지 않아 정량의 인슐린이 포도당을 세포로 옮기지 못하면 혈액에 포도당이 쌓인다. 이를 보상하기 위해 몸이 인슐린을 더 많이 생산하게 되어, 인슐린 수치가 계속 높아져 지방 연소가 차단된다. 공복 혈당이 5.7(103)이고 인슐린이 12µU/mL 이상이면 인슐린 저항성이 발생해 제2형 당뇨병으로 진행된다. 혈당이 5.7이지만 단식 인슐린이 9µU/mL 미만이면 인슐린에 민감한 상태이므로 저탄수화물 식단으로 인한 포도당 거부 모드일 가능성이 크다.

간헐적 단식(IF, Intermittent Fasting) : 주기적으로 오랜 시간 음식을 먹지 않는 시간 제한 식사. IF는 무엇을 먹느냐가 아니라 언제 먹느냐에 초점을 맞춘다.

케토/케토제닉(Keto/Ketogenic) : 지방 75%, 단백질 20%, 탄수화물 5%로 구성

된 식단을 먹으면 몸이 케토시스 상태에 진입한다. 케토제닉 식단은 초저탄수화물 식단으로 탄수화물이 20g 또는 그 이하만 포함된다. 이때 인체는 지방을 태워 연료 공급을 하게 되는데, 인슐린 수치가 현저히 떨어지고 지방 연소는 급격히 증가한다.

케톤(Ketone) : 몸이 지방을 태울 때 간에서 생산되는 대체 연료원. 케톤은 포도당이 적을 때 뇌에 연료를 공급하며 저탄수화물, 적당량의 단백질, 고지방 식단을 섭취하면 생성된다.

케토시스(Ketosis) : 몸이 케톤을 생산하는 대사 상태.

렙틴 : 뇌에 배부르다는 신호를 보내는 호르몬. 뇌에 도달한 렙틴은 식욕을 감소시켜 식사를 멈추게 하고 인슐린을 감소시킨다.

저탄수화물 고지방(LCHF, Low Carb High Fat) : 탄수화물을 적게 먹고 지방을 많이 먹는 식단.

다량 영양소(MACROS) : 인간 식단의 세 가지 구성 요소인 단백질, 지방, 탄수화물.

MCT 오일 : 코코넛유와 야자핵유의 천연 지방 상태에서 추출한 중쇄 중성지방.

대사 증후군 : 당뇨병 전단계라고도 불리는 인슐린 저항성으로 인해 혈압 증가, 고혈당, 허리 주위의 과도한 체지방, 비정상적인 콜레스테롤 또는 중성지방 수치 등의 증상이 한꺼번에 발생한다.

메트포르민 : 제2형 당뇨병 관리에 흔히 사용되는 혈당 강하제.

나한과(Monk Fruit) 감미료 : 동남아시아에서 재배된 둥근 녹색 과일에서 얻은 비교적 새로운 설탕 대체품. 강렬한 단맛을 제공하는 모그로사이드라고 불리는 비칼로리 화합물을 가지고 있다. LCHF(저탄수화물 고지방 식단)에서 허용하는 설탕 대체품으로 여겨진다.

순탄수화물 : 총 탄수화물에서 섬유질과 당 알코올을 뺀 수치.

체중 변화 없는 승리(NSV, Non-Scale Victory) : 체중 감량 없이 이뤄 낸 성공(예 : 작아진 옷 치수나 1마일(1600미터)을 달릴 수 있는 능력).

1일 1식(OMAD, One Meal A Day) : 하루에 한 끼만 먹는 단식.

주기적 단식 : 간헐적 단식의 다른 명칭.

다낭성 난소 증후군(PCOS) : PCOS는 세계적으로 가장 흔한 생식기 장애로 난소의 외부 가장자리에 작은 낭종이 생기고 난소가 확대되는 호르몬 장애. 가임기 여성의 약 8~20%에서 발병한다.

미국식 표준 식사(SAD, Standard American Diet) : 대부분의 미국인이 먹는 식단 유형으로, 1970년대와 1980년대 초에 시행된 음식 피라미드와 여러 연구에 기초한다. 하루에 최소 3끼의 식사를 권장하며, 칼로리와 성분이 대부분 정제된 탄수화물이다. SAD로 인해 비만, 고혈압, 심장병, 당뇨병이 유행하게 되었다.

스테비아 : 스테비아 식물의 잎으로 만든 저칼로리 감미료. 미국에서는 활성 감미료 화합물을 추출하여 액체 또는 분말로 가공한다.

엄격한 케토 : 설탕, 곡물, 녹말 채소, 가공식품을 먹지 않는 케토제닉 식단을 전적으로 따르면서 탄수화물을 매일 20g 이하로 유지하고 천연 단백질 공급원을 먹는 방식.

시간 제한 식사 : 의도적으로 식사와 단식 상태를 교차하며, 무엇을 먹느냐가 아니라 언제 먹느냐에 초점을 맞춘다. 간헐적 단식이라고도 한다.

총 일일 에너지 소비량(TDEE, Total Daily Energy Expenditure) : 매일 소비되는 총 칼로리.

제2형 당뇨병 : 인슐린 수치가 높고 몸이 인슐린에 저항하는 질환. 혈당이 상승하고 인슐린이 제 역할을 하지 못한다. 몸이 여전히 인슐린을 만들 수 있다는 점에서 제1형 당뇨병과는 다르다.

물 단식 : 물만 먹는 단식 주기.

식사법(WOE, Way Of Eating) : 어떤 사람이 무엇을, 언제, 어떻게 먹는가를 설명한다.

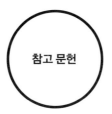

참고 문헌

CHAPTER 1 | 단식의 과학

Calle, E. E., C. Rodriguez, K. Walker-Thurmond, M. J. Thun. "Overweight, Obesity, and Mortality from Cancer in a Prospectively Studied Cohort of U.S. Adults." New England Journal of Medicine 348, no. 17 (April 24, 2003), 1625–38.

Green, M. W., N. A. Elliman, P. J. Rogers. "Lack of Effect of Short-Term Fasting on Cognitive Function." Journal of Psychiatric Research 29, no. 3 (May–June 1995), 245–53.

Lieberman, H. R., C. M. Caruso, P. J. Niro, G. E. Adam, M. D. Kellogg, B. C. Nindl, F. M. Kramer. "A Double-Blind, Placebo-Controlled Test of 2 d of Calorie Deprivation: Effects on Cognition, Activity, Sleep, and Interstitial Glucose Concentrations." American Journal of Clinical Nutrition 88, no. 3 (September 2008), 667–76.

Nassour, J., R. Radford, A. Correia, et al. "Autophagic Cell Death Restricts Chromosomal Instability during Replicative Crisis." Nature 565 (2019), 659–63. doi:10.1038/s41586-019-0885-0.

Singh, R., D. Lakhanpal, S. Kumar, S. Sharma, H. Kataria, M. Kaur, G. Kaur. "Late-Onset Intermittent Fasting Dietary Restriction as a Potential Intervention to Retard Age-Associated Brain Function Impairments in

Male Rats." Age 34, no. 4 (August 2012), 917–33. doi: 10.1007/s11357-011-9289–2.

CHAPTER 2 │ 과학을 넘어서

Judge, T. A., D. M. Cable. "When It Comes to Pay, Do the Thin Win?: The Effect of Weight on Pay for Men and Women." Journal of Applied Psychology (2010).

Roehlin, P. V., et al. "Weight Discrimination and the Glass Ceiling Effect among Top US CEOs." Equal Opportunities Int. 28, no. 2 (2009), 179–96

Roehling, M. V. "Weight-Based Discrimination in Employment: Psychological and Legal Aspects." Personnel Psychology 52 (1999), 969–1016.

Watkins, Ellen, and Lucy Serpell. "The Psychological Effects of ShortTerm Fasting in Healthy Women." Frontiers in Nutrition 3, no. 27 (2016).

CHAPTER 3 │ 호르몬과 배고픔이라는 불량배

Espelund, U., et al. "Fasting Unmasks a Strong Inverse Association between Ghrelin and Cortisol in Serum: Studies in Obese and Normal-Weight Subjects." Journal of Clinical Endocrinology Metabolism 90, no. 2 (February 2005), 741–46.

Natalucci, G., et al. "Spontaneous 24-h Ghrelin Secretion Pattern in Fasting Subjects: Maintenance of a Meal-Related Pattern." European Journal of Endocrinology 152, no. 6 (June 2005), 845–50.

CHAPTER 5 │ 더 건강한 식사로 가는 길

JACC Study Group. "Dietary Intake of Saturated Fatty Acids and Mortality from Cardiovascular Disease in Japanese: The Japan Collaborative Cohort Study for Evaluation of Cancer Risk." American Journal of Clinical Nutrition 92, no. 4 (October 2010), 759–65, https://doi.org /10.3945/

ajcn.2009.29146.

Mozaffarian, D., E. B. Rimm, D. M. Herrington. "Dietary Fats, Carbohydrate, and Progression of Coronary Atherosclerosis in Postmenopausal Women." American Journal of Clinical Nutrition 80, no. 5 (November 2004), 1175–84.

Schulte, E. M., N. M. Avena, A. N. Gearhardt. "Which Foods May Be Addictive? The Roles of Processing, Fat Content, and Glycemic Load." PLoS ONE 10, no. 2 (2015). https://doi.org/10.1371/journal.pone.011795.

CHAPTER 8 | 집을 치우고 가족과 함께 시작하라

Ho, K. Y., J. D. Veldhuis, M. L. Johnson, R. Furlanetto, W. S. Evans, K. G. Alberti, M. O. Thorner. "Fasting Enhances Growth Hormone Secretion and Amplifies the Complex Rhythms of Growth Hormone Secretion in Man." Journal of Clinical Investigation 81, no. 4 (April 1988), 968–75.

후기

Christou, N. V., et al. "Weight Gain After Short-and Long-Limb Gastric Bypass in Patients Followed for Longer Than 10 Years." Annals of Surgery 244, no. 5 (November 2006), 734–40.

Johnson, E. E., et al. "Bariatric Surgery Implementation Trends in the USA from 2002 to 2012." Implementation Science 11, no. 21 (2016).

Smoot, T. M., et al. "Gastric Bypass Surgery in the United States, 1998–2002." American Journal of Public Health 96, no.7 (July 2006), 1187–89.

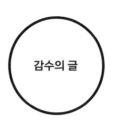
1970년대 세계에서 가장 부유한 나라가 된 미국의 고민은 건강 문제였다. 고혈압, 당뇨병, 비만, 암과 같은 만성질환이 증가하기 시작했고, 의료비 부담 증가가 사회적인 문제가 되었다. 이에 건강 문제를 일으키는 범인을 찾기 위해 정치인들이 나섰다. 대통령 선거에서 닉슨에게 패배한 조지 맥거번 그리고 케네디 대통령의 동생 에드워드 케네디 등이 모여 영양소와 관련된 특별 위원회가 만들어졌다. 여러 국가의 전문가 280여 명이 모여 2년 동안 연구해 1977년 5,000페이지 분량의 보고서인 맥거번 리포트를 발표한다. 이에 따르면 범인은 기름진 음식이었다. 이들이 주목한 것은 일본 겐로쿠 시대의 식사 방식이었는데, 미국의 탄수화물이 주로 정제된 설탕과 밀가루였다면, 아직 정미 기술이 발달하기 전인 겐로쿠 시대의 탄수화물은 복합 당질이었다는 것이다. 그리하여 국가적으로 식단에서 고기와 버터를 줄이고, 통밀과 같은 복합 당질을 늘리고자 했다. 그런데 만성질환은 더 가파르게 증가하기 시작했다. 비만, 고혈압, 당뇨병의 발생이 이전보다 더 많아지기 시작했다. 이유는? 지방이 '범인'

이 아니었기 때문이다.

비만의 범인 찾기

2014년 미국 내분비 학회지《에디토리얼》에서 미국에서 가장 크고 역사가 깊은 조슬린 당뇨병 센터의 오사마 함디 박사는 지난날 잘못된 권고안으로 만성질환이 증가했으며, 이제 비만과 제2형 당뇨병을 예방하기 위해 탄수화물의 시대를 끝내야 한다고 주장했다. 몸속에서 직접적으로 혈당을 높이거나, 과당처럼 직접적으로 혈당을 높이지 않더라도 간에 누적되거나 인슐린 저항성을 초래해 혈당을 높이는 탄수화물이 혈당을 높이고 당뇨병에 이르게 한다는 것은 당연하다. 탄수화물이 주범이라면 쌀을 주식으로 하는 '과거의' 아시아인들은 왜 날씬하고 당뇨병도 적었을까?

돌이켜 보면 300년 전인 겐로쿠 시대의 비밀은 무엇을 먹는지보다 '몇 번 먹는지'일 수도 있다. 대부분의 아시아 국가는 농사를 짓고 쌀과 같은 탄수화물이 주식이지만 주로 두 끼를 먹었다. 고급 식문화를 가진 프랑스와 이탈리아는 저녁 식사는 거창하게 먹지만 정작 아침은 간단하게 먹거나 커피에 간단한 간식으로 때우는 경우가 많다. 사실 식사를 기준으로 하면 두 끼를 먹는 셈이다. 그 결과 영국과 미국에 비해 비만 인구 비율이 훨씬 적다. 영국과 미국의 비만 인구 비율이 각각 23%, 30%인 것에 비해 프랑스와 이탈리아는 모두 10% 미만이다.

조금 더 엄밀히 말하자면, 진짜 범인은 탄수화물보다는 인슐린이다. 인슐린이 얼마만큼 나오는가에 의해 우리의 혈당과 체지방률이 결정된다고 할 수 있다. 가령 스트레스는 탄수화물도 아니고 칼로리도 없지만 인슐린을 높여서 우리를 살찌게 하며, 인슐린 주사를 맞는 당뇨병 환자들은 칼로리를 줄이고 탄수화물을 줄여도 체지방이 증가한다. 다만 인슐린을 분비하는 큰 원인 중 하나가 탄수화물이기 때문에 탄수화물도 범인으로 볼 수 있다.

지방이 오랜 누명을 벗었고, 진짜 범인의 윤곽이 잡혔으니 이제 해결 방법도 보인다. 인슐린이 원인이면 인슐린을 줄이면 된다. 인슐린을 줄여야 하는데, 하루 종일 나오는 인슐린이 얼마만큼일까를 따지려면 한번에 나오는 '양'뿐만 아니라 '횟수'도 중요하다. 최근 유행하는 다이어트의 기본 개념은 여기서 출발한다. 탄수화물을 제한하는 저탄고지 다이어트는 인슐린의 분비량을 줄이는 방법이다. 간헐적 단식은 인슐린의 분비 횟수를 줄이는 방법이다. 두 가지를 병행해도 된다. 탄수화물을 제한하면서 간헐적 단식을 하는 것이다.

간헐적 단식? 간헐적 식사!

20년 가까이 의사 생활을 하면서 무수히 많은 다이어트를 지켜봤다. 세계를 떠들썩하게 만든 노래들이 조용히 사라져 버리는 것처럼, 이런 다이어트도 세상을 떠들썩하게 만들다가 서서히 잊혔다. 유행가가 다른 유행가로 잊히는 것처럼 매번 새로운 다이어트가 등장하고, 더 새로운 다이어트에게 자리를 내주었다. 이런 다이어트들을 미국에서는 fad diet라고 한다. 번역하면 '유행하는 다이어트'쯤 된다. 찰나의 순간 빛을 발하고 사라지는 별처럼 '반짝' 유행하는 이유는 간단하다. 장기적으로 효과가 없거나, 너무 힘들어서 계속할 수 없기 때문이다.

진료실에 있으면 새로 나온 다이어트에 대한 질문을 끊임없이 받는다. 각종 다이어트에 대해 의견을 묻고 본인들이 본 유튜브 방송이나 블로그, 혹은 잡지의 내용과 비교한다. 이런 비교를 통해 때로는 실력 없는 주치의로 낙인이 찍히기도 한다. 의사 입장에서는 다이어트보다 중요한 것이 많다. 여러 분야의 새로 나온 논문들도 읽어야 하고, 새로 나온 약에 대해서도 공부해야 하며, 바뀌는 치료 기준이나 보험 기준도 숙지해야 한다. 유행하는 다이어트는 큰 관심사가 아니다. 사실 예전에 누군가 간헐적 단식에 대해 물었을 때도 내 반응은 시큰둥했다. 환자들이 간헐적 단식을 하겠다고 할 때도, 그저 며칠 하다 말겠지 생각하고 말았다. 다른 유행 다이어트들처럼. 심지어 말도 너무 이상했다. 24시간 중에 먹는 시간이 더 많을까, 먹지 않는 시간이 더 많을까? 간헐적으로 먹는다고 해야 더 맞지 않을까? 거의 대부분 먹지 않고 있다가 가끔 먹으니까. 식사 시간이 1시간이라고 해도 먹는 시간은 고작 24시간 중 3시간이니까. 대수롭지 않게 여기는 사이 간헐적 단식은 점점 더 유행했고, 많은 사람이 이런 생활 습관을 받아들이고 있었다. 2019년에 미국에서 실시한 한 조사에서는 간헐적 단식이 가장 많은 사람이 따라 하는 다이어트 방법으로 나타났다.

책에서도 언급되지만 여러 형태의 간헐적 단식 방법이 있다. 흔히 알고 있는 16/8은 16시간을 굶고 8시간 동안 두 끼를 먹는 방식이다. 이 책에서 가장 많이 언급되는 방식이다. 실제로 아침만 굶어도 우리는 16/8을 하게 된다. 하루 걸러 식사하는 방법도 있다. 워리어(전사) 다이어트라고 하는데 하루씩 교대로 먹는 날과 굶는 날을 반복하는 것이다. 워리어 다이어트가 힘든 경우에는 단식하는 날 500~600칼로리 정도는 허용하는 변형된 워리어 다이어트도 있다. 일주일 중에 2일을 연속으로 굶는 5:2 다이어트도 있고, 72시간에 걸쳐 굶는 방식도 있다. 매일 한 끼만 먹는 방법도 있는데 OMAD라고 한다. 하루 한 끼(One Meal a Day)라는 의미이다. 24시간 중에 30분에서 1시간 정도 식사하고 나머지 시간은 공복으로 지내는 것이다. 완전한 단식은 아니면서 단식과 유사한 효과를 내는 단식 모방 다이어트는 5일에 걸쳐 하는데, 엄밀히 말하면 단식은 아니다. 보통 800칼로리 정도를 먹는데, 그 이유는 800칼로리 정도를 먹으면 굶는 것과 큰 차이가 없더라는 연구 결과 때문이다. 각각의 다이어트가 장단점이 있고 본인에게 가장 적합한 다이어트 방식을 찾으면 된다.

단식과 포식

많은 사람이 간헐적 단식을 라이프스타일로 받아들이고 있다. 따져 보면 하루 식사가 꼭 세끼여야 할 이유도 없다. 다만 너무 오래 지속적으로 단식하는 것은 권하고 싶지 않다. 장기간의 단식은 대사 적응을 초래한다. 미국의 유명한 다이어트 TV쇼인 〈더 비기스트 루저(The Biggest Loser)〉의 참가자들을 추적한 연구 결과가 있었다. 6년 후 이들 대부분은 원래 체중에 가까워졌다. 그 이유는 갑자기 게을러졌거나 많이 먹어서가 아니었다. 심지어 하루에 800칼로리만 먹은 사람마저도 요요는 피할 수 없었는데, 대사 적응 때문이었다. 장기간의 칼로리 제한에 적응하기 위해 몸은 에너지를 아끼는 쪽으로 적응한다. 이를 위해 체온도 낮추고, 심장도 천천히 뛴다. 그 결과 기초대사량이 감소해 하루에 소모하는 열량이 전체적으로 감소하게 된다. 기초대사량이 감소하면 조금만 먹어도 살이 찐다.

그래서 간헐적 단식은, 말 그대로 간헐적이어야 하고, 먹을 때는 잘 먹기를 권하고 싶다. 물론 자신의 목표에 따라 단식하는 기간과 포식하는 기간을 조절할 수는 있지만, 무작정 굶기만 하는 것은 좋지 않다는 의미이다. 간헐적 단식이 극기 훈련이나 일시적인 이벤트가 되기보다는 하나의 생활 패턴으로 자리 잡으려면 자신이 힘들지 않아야 한다. 그래서 서서히 단식 시간을 늘리면서 몸이 적응해 가는 것이 중요하다.

전에는 시큰둥했지만, 이런 과학적 배경에 대해 이해한 뒤에는 '나도 한번 해 볼까?' 하는 생각이 들곤 했다. 그러던 어느 날 우연히 시작하게 되었고, 결과는 좋았다. 지금은 나 스스로도 단식 모방 다이어트와 같은 유형의 간헐적 단식을 하기도 하고, 일주일에 몇 번씩 아침을 거르거나 늦은 아침을 커피로 때우기도 한다. 나름대로 느슨하게 간헐적 단식을 하는 셈이다. 불편함이 별로 없고, 약간 높았던 인슐린 수치도 떨어졌다. 이런 방식의 생활 습관이 도움이 될 수 있는 환자들에게 여러 가지 단식 방법을 제안하기도 한다. 실천하면 대부분 좋은 결과를 동반하지만, 실제로는 실천하지 못하는 경우도 많다. 단순한 두려움이라든지 혹은 사회생활과 관련된 어려움을 겪는 경우가 많다. 식사와 별개로 간식을 동반한 회의라든지, 일정에 없이 갑자기 마련된 회식이라든지, 혹은 애인과 헤어졌다며 술 한잔 마시자는 친구까지, 곳곳에 암초투성이다. 하지만 그런 것들은 별로 문제가 되지 않는다. 다시 시작하면 되기 때문이다. 이 책이 즐거운 이유는 실제로 이런 과정을 경험한 주인공이 자신의 이야기를 들려주기 때문이다. 이 책은 단식의 여정에서 우리가 만날 수 있는 여러 종류의 문제와 궁금증에 대한 답을 유쾌하게 알려 주고 있다.

끝으로, 나는 이 책을 읽는 것만으로도 건강해지는 느낌을 받았다. 그리고 나도 모르는 사이에 이 책에 나온 주인공들처럼 행동하고 있었다. 알고 있는 지식들이 은연중에 의사 결정에 영향을 미친 것이 아닐까 생각해 본다. 독자 여러분들도 열심히 읽다 보면 굳이 간헐적 단식이 아니더라도 선택의 갈림길에서 이 책의 도움을 받을 수 있을 거라 생각한다. 물론 간헐적 단식을 실천하려고 마음을 먹었거나 실천 중이라면 더 큰 도움을 받을 수도 있다.

나는 길게, 자주 단식하는 경우에는 주기적으로 주치의와 상담하기를 권한다. 간헐적 단식에 국한되는 건 아니지만 역설적으로 의사는 더 가까이 할수록 더 멀어지는 것 같다.

김기덕(가정의학과 전문의, 대한비만건강학회 학술이사)

잠시 먹기를 멈추면

초판 1쇄 발행 2021년 6월 20일
초판 3쇄 발행 2024년 4월 15일

지은이 | 제이슨 펑, 이브 메이어, 메건 라모스
옮긴이 | 이문영
감수 | 김기덕

펴낸이 | 정상우
편집주간 | 주정림
디자인 | 석운디자인
인쇄·제본 | 두성 P&L
용지 | (주)이에스페이퍼
펴낸곳 | 라이팅하우스
출판신고 | 제2022-000174호(2012년 5월 23일)
주소 | 경기도 고양시 덕양구 으뜸로 110 오피스동 1401호
주문전화 | 070-7542-8070 팩스 | 0505-116-8965
이메일 | book@writinghouse.co.kr
홈페이지 | www.writinghouse.co.kr

한국어출판권 ⓒ 라이팅하우스, 2021
ISBN 978-89-98075-82-8 (03510)